儿童孤独症绘画艺术治疗实验研究

AN EXPERIMENTAL STUDY OF ART THERAPY FOR CHILDREN WITH AUTISM IN PAINTING

潘罗敏　著

U0242168

中国纺织出版社有限公司

内 容 提 要

本书用一种探索性的艺术治疗实验寻求儿童孤独症艺术干预的可行性和有效性，同时提出"总体艺术治疗"的方案。

本书基于艺术治疗理论，以温州地区孤独症儿童为研究对象，以多维度的艺术治疗视野和手法，就当下孤独症艺术治疗的实践成果，加入当代艺术的最新理念，进而开展研究与探讨。研究的40位对象分干预组和对照组，干预选取对艺术感兴趣的孤独症儿童，对照组则是未参与艺术干预的同地区、同一生活环境的孤独症儿童。

本书的读者对象为孤独症艺术治疗从业人员、本专业师生或爱好者。

图书在版编目（CIP）数据

儿童孤独症绘画艺术治疗实验研究/潘罗敏著 .－－
北京：中国纺织出版社有限公司，2023.5

ISBN 978-7-5229-0468-9

Ⅰ.①儿… Ⅱ.①潘… Ⅲ.①绘画－应用－小儿疾病－孤独症－治疗 Ⅳ.①R749.940.5

中国国家版本馆CIP数据核字（2023）第058191号

ERTONG GUDUZHENG HUIHUA YISHU ZHILIAO SHIYAN YANJIU

责任编辑：华长印 朱昭霖 责任校对：寇晨晨
责任印制：王艳丽

中国纺织出版社有限公司出版发行
地址：北京市朝阳区百子湾东里 A407 号楼 邮政编码：100124
销售电话：010—67004422 传真：010—87155801
http://www.c-textilep.com
中国纺织出版社天猫旗舰店
官方微博 http://weibo.com/2119887771
北京华联印刷有限公司印刷 各地新华书店经销
2023 年 5 月第 1 版第 1 次印刷
开本：710×1000 1/16 印张：15.25
字数：242 千字 定价：98.00 元

　　本书作者潘罗敏于2016～2020年在温州对孤独症儿童进行了为期4年的实地艺术干预研究。孤独症是早期大脑发育的复杂神经生物学疾病，目前的定义和特征是社会互动和沟通的定性障碍，以及行为、兴趣和活动的受限、重复和刻板的模式。艺术治疗能促使孤独症儿童增强自尊与自信，使孤独症儿童能够与周边世界建立正常的沟通交流关系。艺术治疗是一门综合心理健康和人类服务专业，通过积极的艺术创作、应用心理学和心理治疗关系中的人类经验，丰富个人、家庭和社区的生活。艺术疗法，由专业的艺术治疗师推动，有效地支持个人或关系治疗目标以及社区关注。艺术疗法用于改善认知和感觉和运动功能，培养自尊和自我意识，培养情绪弹性，促进洞察力，提高社交技能，减少和解决冲突和痛苦，促进社会和生态变化。

　　在其孤独症艺术治疗项目中，锁定20名进行了4年艺术治疗的孤独症儿童作为干预组对象，另外在未接受干预的孤独症儿童中锁定20名作为对照组对象。同时，对一名轻度孤独症儿童、一名中度孤独症儿童和一名重度孤独症儿童进行了4年的跟踪调查。在孤独症艺术治疗的研究历史中，本书有5个显现特质，这是以往孤独症艺术治疗研究文献中所没有的。第一，针对40位孤独症儿童开展长达4年的调查研究，同时分阶段和层次地进行问卷调查结果分析和作品分析。第二，对轻度孤独症、中度孤独症和重度孤独症个案，进行了计划内和计划外的问卷调查及作品分析。第三，以当代艺术家和艺术治疗师的身份进行艺术干预研究。第四，结合了艺术干预、孤独症社会参与、孤独症展览、政府和社会介入活动，多维度进行艺术治疗，以增加艺术治疗实验维度和治疗效果。第五，根据长期经验，总结概括了孤独症艺术治疗的特点，提出了"总体艺术治疗"的干预设计。以上五点较好地弥补了当下孤独症艺术治疗发展历程中的缺失。

我坚信，这本书将极大地促进这一领域的发展，为孤独症的艺术治疗提供重要的文献参考。

南首尔大学研究生院院长　教授

郑宪龙

2023年1月5日

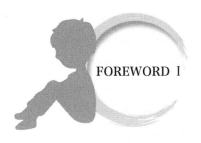

The author Pan Luomin conducted a field art intervention study on children with autism in Wenzhou for four years from 2016 to 2020. ASD is a complex neurobiological disease of early brain development, with its current definition and characteristics being qualitative disorders of social interaction and communication, restriction of behavior, interest, activity, repetition, and fixed patterns. ASD's artistic treatment enhances the self—esteem and confidence of children with ASD and allows children with ASD to communicate normally with the surrounding. Art therapy is also a comprehensive mental health and human services major, it enriches the lives of individuals, families and communities through human experience in active artistic creation, applied psychology and psychotherapy relationships. Art therapy driven by professional art therapists effectively supports individual or relationship therapy goals and community attention. Art therapy is used to improve cognitive and sensory—motor functions, to foster self—esteem and self—awareness, foster emotional resilience, enhance insight, improve social skills, reduce and resolve conflicts and pain, and promote social and ecological change.

In the author's art therapy project for ASD, a study was conducted with 20 children with autism who performed art therapy for 4 years as an intervention group and 20 children with autism who did not. At the same time, a four—year follow—up survey was

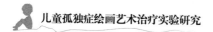
conducted on one child with mild autism, one child with moderate autism, and one child with severe autism. In the history of research on art therapy for autism, this book has five characteristics that are not in the past literature on art therapy for autism. First, survey research was conducted for up to 4 years for 40 children with ASD, and survey results and work analysis were conducted by step and level. Second, in−plan and out−of−plan surveys and work analysis were conducted on cases of mild, moderate, and severe ASD. Third, as a contemporary artist and art therapist, he conducted research on art intervention. Fourth, he combined multidimensional aspects of artistic intervention, solitary social engagement, solitary exhibition, and government and social intervention activities to enhance the experimental dimension and therapeutic effectiveness of artistic therapy. Finally, based on his long experience, he summarized the characteristics of solitary art therapy and propose an intervention design of "total art therapy". The above five characteristics better compensate for the shortcomings in the current development of art therapy for ASD.

I have no doubt that this book will contribute greatly to the development of this field, providing an important biography of art therapy for ASD.

Jung, Heonyong（Professor, Namseoul University）

2023/01/05

他序二

2020年10月10日，潘罗敏在温州永嘉县文化馆文化驿站，以《数码版画的当下释义》为题进行讲座，并与县美术骨干以及艺术爱好者互动交流。讲座中他说到："在我数码版画的创作道路上，中国数码版画开拓者辜居一教授，给了我很大的帮助与启迪。"确实，我在中国数码版画研究领域起步较早。据潘罗敏介绍，他于2008年在上海开始尝试数码绘画，在2011年开始确立以数码版画的样式进行艺术创作。因此，数码版画成了我和潘罗敏多次交流沟通的很好媒材。

2020年我们合作创作的数码版画作品《先锋——浙江省中共一大26位代表群像》先后在浙江展览馆、江西省美术馆、宿迁市博物馆、温州市展览馆、温州美术馆以及龙湾区图书馆等处展出，并被江西省美术馆、宿迁市博物馆等机构永久收藏。同时，数码版画还成为我们与世界相互交流的桥梁。

艺术家通过艺术作品与社会交流。艺术帮助人们记录记忆、体验审美、体悟悲伤、认识自我、升华自我，我想艺术对人的疗愈是隐形且不断持续的。艺术家无时无刻不在用艺术对自我进行疗愈，在不经意间发生和结束，然后转由新的艺术创作开启新的心灵旅程。

潘罗敏《儿童孤独症绘画艺术治疗实验研究》一书是他在郑宪龙（정헌용）教授的指导下，基于多年的田野调查实践，在韩国南首尔大学研究生院完成的博士学位论文的基础上修改而成。据我所知，这本书是国内对儿童孤独症艺术治疗

最详尽的梳理、讨论和实践。他在先前研究理论的基础上设计了针对孤独症儿童开展了"总体艺术治疗"的解决方案，这些尝试和创新在这一领域有比较重要的意义。

国内的艺术治疗师大部分由心理学专业出身，而西方艺术治疗专业则在美术学院中开设，因为这样可以将艺术治疗中的艺术效果最大化。潘罗敏从艺术家视角展开的孤独症儿童"总体艺术治疗"解决方案，我想是本书内容的一个亮点。本书以西格蒙德·弗洛伊德（Sigmund Freud，1856—1939）精神分析和卡尔·古斯塔夫·荣格（Carl Gustav Jung，1875—1961）的分析式心理治疗为基础，结合玛格丽特·南姆柏格（Margaret Naumberg，1890—1983）等艺术治疗师的实操理论和经验为理论依据提出了"总体艺术治疗"，并结合理查德·瓦格纳（Richard Wagner，1813—1883）的"总体艺术作品"（德文：Gesamt—Kunstwerk）这个特殊的美学概念，同时在已有的治疗取向上，整合出"总体艺术治疗取向"，在当代艺术语境和当代艺术理论与方法下实施艺术干预。

本书将当代艺术理念和艺术材料干预到儿童孤独症治疗中。治疗师对艺术的认知与实践能力间接地决定了艺术干预的疗效，在这种治疗扩充方法中，治疗师是关键。沉浸式空间是当代艺术中一个重要的载体，在多年的艺术治疗实践中，将这一特质进行了充分的理解和运用。书中同时提及区域民族艺术在艺术治疗中的运用价值，我认为这在国内艺术治疗实践方面具有导向作用。

本书的学术性和实践性都很强，特别在国内艺术治疗的方法上有所突破。所引用的先前研究状况和理论资料都相当全面。如果本书得以公开出版，将会引起更多自闭症艺术治疗研究者的注意并推动我国艺术治疗的进步。

中国美术学院　教授

辜居一

2023年1月8日

序言

　　艺术疗法是一个综合性的精神卫生与人文关怀的学科，它通过艺术创作，运用心理学与精神疗法的相互联系，丰富个人、家庭和社区的生命。艺术治疗的对象是有困难的来访者，孤独症谱系障碍（Autism Spectrum Disorder，ASD）儿童属于这类群体的子类别，也是本书的研究对象。本书梳理了艺术治疗的理论和发展进程，进而对温州地区儿童孤独症艺术治疗开展实证研究。重点围绕着西格蒙德·弗洛伊德（Sigmund Freud）思想和卡尔·古斯塔夫·荣格（Carl Gustav Jung）理论以及玛格丽特·诺姆伯格（Margaret Naumberg）的艺术治疗实践基础上，围绕着如何用当代艺术中最先前的艺术思想和表达手法，对孤独症艺术治疗中"艺术"元素的使用、艺术作品的解读和艺术材料的理解进行进阶式的实践拓展。基于4年的田野调查实践，对温州地区儿童孤独症艺术治疗中的作品，从行为常模理论和艺术当代性角度进行分析；分别以1年和4年两个时间节点，对艺术治疗的成果进行统计分析。

　　总体来说，本书在艺术治疗理论支持的前提下，以温州地区儿童孤独症为研究对象，以多维度的艺术治疗视野和手法，基于当下孤独症艺术治疗的实践成果，加入当代艺术的最新理念，进而展开全文。研究的40位对象分干预组和对照组，干预组选取对艺术感兴趣的孤独症儿童，对照组则是未参与艺术干预的同地区、同一生活环境的孤独症儿童。在研究方法上主要以田野调查为主，结合文本分析法和理论分析法。全文共分八章来阐述温州地区儿童孤独症艺术治疗的历史渊源、理论依据、实证研究成果。

第一章介绍了以温州地区儿童孤独症艺术治疗为研究主题的背景和依据，说明了研究的目的与意义，阐明了研究的必要性，指明了未来的研究空间，指出研究的方向和创新点，提出研究方法和思路。

第二章阐述了艺术治疗的理论及研究方法。首先，对国内外关于艺术治疗和孤独症艺术治疗的现状进行综述。其次，对艺术治疗的概念进行界定，确定艺术治疗的对象范围。再次，以"艺术即治疗"为切入点，阐述了艺术治疗中"象征能力"和"观看方式"作为基本元素的重要性；以"治疗中的艺术"为中心，阐述了艺术治疗的5种常用方法。最后，阐述了弗洛伊德思想及艺术治疗的七个理论，以及荣格取向艺术治疗。

第三章以"艺术治疗的历史演变"为题，阐述了西方艺术治疗的历史和中国艺术治疗的起源及发展进程。以"艺术治疗中的儿童孤独症艺术治疗"为题，对孤独症的概念和理解，以及孤独症的理论发展进行讨论。同时，对美国、英国等地区儿童孤独症艺术治疗情况和中国儿童孤独症艺术治疗情况进行阐述。

第四章介绍温州地区儿童孤独症艺术治疗的干预方案设计与方法探讨。首先，介绍艺术治疗干预方案设计，包含研究目的及假设、研究对象、研究设计、准备及实施。其次，介绍艺术治疗干预取向、方法与应用。

第五章阐述温州地区儿童孤独症艺术治疗的案例实践，包含整体治疗方案实施概况和干预实施核心内容。

第六章对温州地区儿童孤独症艺术治疗的干预结果进行分析，以"艺术作品"和"问卷调查"为切入点进行分析，包含各研究阶段对比分析和总体对比分析两部分。

第七章对艺术治疗干预中的典型个案进行分析，包含1例轻度孤独症、1例中度孤独症和1例重度孤独症，对其展开4年的艺术治疗干预跟踪分析。

第八章对温州地区儿童孤独症艺术治疗实践研究进行研究总结和相关问题探究。探讨影响发展的社会性因素和家庭因素，艺术治疗资源问题和其他相关问题。提出应变和策略，同时构建本土化艺术治疗模式。重点对当下艺术治疗在艺术当代性上的缺陷，结合多年孤独症艺术干预积累，针对孤独症儿童的干预特点，提出的全新概念"总体艺术治疗"，进行探讨。

　　本书以本人的长期田野调查为基础，得到了实际可靠的研究数据，同时干预作品分析部分也是以"在场"的视角进行描述。在孤独症艺术治疗领域的研究，还存在极大的探索和发展空间。从艺术家的角度，在长期的研究基础上，针对孤独症儿童艺术干预，提出了"总体艺术治疗"的概念。我相信，本书能对儿童孤独症艺术治疗研究做出有益的探索。

南昌工学院 艺术与传媒设计学院

潘罗敏　博士

2022年于南昌

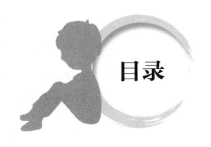

目录

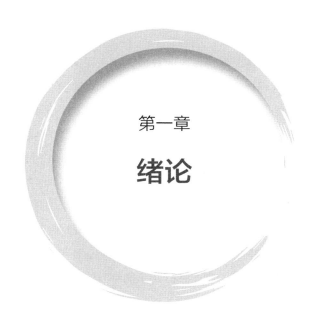

第一章

绪论

第一节 研究背景

孤独症（Autism Spectrum Disorder，ASD）是早期大脑发育的复杂神经生物学疾病，目前的定义和特征是社会互动和沟通的定性障碍，以及行为、兴趣和活动的受限、重复和刻板的模式。[1][2]根据美国疾病控制与预防中心（Centers for Disease Control and Prevention，CDC）2020年3月27日（美国时间）的最新数据，孤独症的综合流行率为每1000名8岁儿童中有18.5人。男孩的孤独症患病率高于女孩（29.7∶6.9）。[3]每54个美国儿童中就有1名患有孤独症，患病率相比2014年提高了10%。以此推算，全球约7000万孤独症患者。根据2022年出版的《中国孤

[1] Frazier T W, Youngstrom E A, Speer L, et al. Validationof proposed DSM−5 criteria for autism spectrum disorder［J］. Journal of the American Academy of Child & Adolescent Psychiatry, 2012, 51(1): 28−40.

[2] Mandy W P L, Charman T, Skuse D H. Testing the construct validity of proposed criteria for DSM−5 autism spectrum disorder［J］. Journal of the American Academy of Child & Adolescent, 2012, 51(1): 41−50.

[3] Maenner M. J, Shaw K A, Baio J. Prevalence of autism spectrum disorder among children aged 8 years—autism and developmental disabilities monitoring network, 11 sites, United States, 2016［J］. MMWR Surveillance Summaries, 2020, 69(4): 1−12.

独症教育康复行业发展状况报告Ⅳ》的数据统计，我国孤独症人士数量超过1000万，孤独症儿童数量超过200万❶。孤独症无法实现治愈，目前全世界公认最有效的治疗方法是康复训练。根据统计，目前有33种孤独症干预理论与方法，应用行为分析疗法（Applied Behavior Analysis，ABA）、结构化教学法（Treatment and Education of Autistic and Related Communication Handicapped Children，TEACCH）、感觉统合训练法（Sensory Integration Training，SIT）、艺术治疗法（Art Therapy）为四种重要的常用方法。部分高功能的孤独症儿童通过干预有望接近正常，甚至基本达到康复。近年来艺术治疗方式逐渐被使用到孤独症儿童的教育和发展中。艺术干预作为主要手段中的一种被国内外康复机构运用并实践。艺术干预能促使孤独症儿童增强自尊与自信，使孤独症儿童能够与周边世界建立正常的沟通交流关系。因为艺术治疗属于心理学范畴，同时对艺术的理解深度直接影响到心理学研究的程度。所以，艺术知识和实践，以及心理学知识和实践在艺术治疗中显得尤为重要。

艺术治疗是由1930～1940年精神医学运动发展而来，与西格蒙德·弗洛伊德（Sigmund Freud）的精神分析和卡尔·古斯塔夫·荣格（Carl Gustav Jung）的分析心理学有关。1880年，意大利精神病学家切萨雷·隆布罗索（Cesare Lombroso）对精神病人也就是我们所认为的"疯子"和创造性能力之间的关系进行了深入的分析和研究，出版了《天才与疯狂》（Genio e Follia，1880～1882）❷。然后开始尝试在医院里通过对艺术活动加以应用来纾解患者的病症和心理障碍。1899年11月，弗洛伊德的《梦的解析》（Die Traumdeutung），该书是弗洛伊德的精神分析理论的展现，被作者本人描述为"理解潜意识心理过程的捷径"❸。1912年荣格出版了《转化的象征》（Symbols of Transformation，德文原名为 Wandlungen und Symbole der Libido）❹。1922年，汉斯·普林茨霍恩（Hans Prinzhorn）出版了《精神病人的艺术》（Bildnerei der Geisteskranken）一书，认为表达的冲动、游戏的冲动、装饰的冲动、归类的倾向、模仿的倾向、象征的需要这六种基本的心理驱力

❶ 五彩鹿孤独症研究院.中国孤独症教育康复行业发展状况报告Ⅳ［R］.北京:光明日报出版社，2022:372.

❷ Cesare Lombroso. Genio e Follia［M］. Milano：David De Angelis，2021:191.

❸ 西格蒙德·弗洛伊德.梦的解析［M］.北京:国际文化出版公司，2007:276.

❹ 卡尔·古斯塔夫·荣格.转化的象征［M］.北京:国际文化出版公司，2011:520.

或冲动决定了绘画构造的性质。20世纪40年代，英国美术学家阿德里安·希尔（Adrian Hill）开始使用"艺术治疗"一词来描述图像创作方面的治疗。1940年玛格丽特·诺姆伯格（Margaret Naumberg）建立了运用艺术的表达作为治疗的模式，鼓励在心理治疗中运用各种艺术材质来处理个人内心的恐惧、矛盾等。至此，艺术治疗成为一种基本的心理疗法。❶ 此外，房树人测验（House-Tree-Person Technique）开始于心理学家巴克（John Buck，1906—1983）于1948年发明的"画树测验"，受测者只需在三张白纸上分别画屋、树及人。❷

20世纪50年代，诺姆伯格为美国艺术治疗事业的开展做了大量工作。她以精神分析理论为基础，强调"分析"和"动力"，鼓励住院儿童自发性地绘画。20世纪60年代初，1960年美国成立了"音乐治疗学会"。1961年美国创建了专业理论杂志《美国艺术治疗杂志》（*American Journal of Art Therapy*）。1965年成立了"美国舞蹈治疗联合协会"。1969年美国艺术治疗协会（American Art Therapy Association，AATA）宣告成立。玛格丽特·诺姆伯格（1966）❸ 提出了"动力取向艺术疗法"。她认为患者无意识的心理问题可以通过"自发的"艺术表达出来，艺术可以表达压抑的冲动。患者对图像的洞察可以让无意识进入意识层面，患者一旦了解心理问题的所在，真正和持久的改变就可能发生。克莱默（Kramer，1977）❹ 则强调弗洛伊德理论的"升华"（Sublimation）概念。她认为艺术活动可以具有升华的作用，患者内部驱力可以通过艺术升华从而使其心理问题得到解决。她认为升华不是简单的心理行为，涉及置换、符号化、驱力能量中性化、识别和整合等心理机制。1981年艺术治疗这个行业开始被越来越多的人承认并在健康服务领域获得官方正式的认可。

进入21世纪，阿瑟·罗宾斯（Robbins，2008）❺ 在《作为治疗师的艺术家》

❶ 李晓倩. 艺术治疗历史起源探究［J］. 知识文库，2017(7)：9–11.

❷ 毕重增. 心理测量学［M］. 重庆：西南师范大学出版社，2015.

❸ Naumburg M. An introduction to art therapy：studies of the "free" art expression of behavior problem children and adolescents as a means of diagnosis and therapy［M］. New York：Teachers College Press，1973：240.

❹ Kramer E, Ulman E. Postscript to Halsey's "Freud on the nature of art"［J］. American Journal of Art Therapy，1977，17(1)：21–22.

❺ Rubin J A. Approaches to Art Therapy：Theory and Technique［M］. New York：Routledge，2016：528.

（*The Artist as Therapist*）（2000）一书中指出，艺术反映患者的内部客体关系、相关的防御和发展问题。2009年荣格的《红书》（*The Red Book*）出版，该书是荣格通过图像、象征和集体无意识的探索个人内在心路历程的经验。同时是荣格在1914～1930年形成关键理论概念的研究依据。

孤独症的治疗的几个主流方法：画人测验（Draw-A-Person，DAP）艺术评估；房—树—人（House-Tree-Person Test，HTP）艺术评估；八张卡片重复绘画测验（Eight Card Redrawing Test，8CRT）艺术评估；曼陀罗艺术治疗艺术评估；罗夏墨迹测验（Rorschach Inkblot Test，RIT）中的艺术评估。

在艺术治疗中，对于"艺术"作为基本元素的研究有：象征的能力，恩斯特·卡西尔（Ernst Cassirer）在其《人论》（*An Essay on Man*）一文中提及，与其把人定义为理性的动物，不如定义为象征的动物；现象学艺术治疗—观看，在艺术治疗师的引导下，患者以意向性（Intention）的知觉来探究艺术创作，真实地观看他自己的绘画或雕塑。

当下艺术治疗的研究成果主要集中在：美感邂逅心理学、修正对美的理解、挑战惯有的心理治疗看待艺术治疗观点的实践；个案、治疗师或两者的美感研究。由此，我们可以总结出艺术治疗当下的困境：艺术治疗理论本身停滞不前；心理学出身的艺术治疗师在对艺术理解和使用的有限性。基于此，笔者以当代艺术家和艺术治疗师的双重身份，于2015～2021年在温州地区开展孤独症儿童艺术治疗实地研究和调查。从日常接触的300多名的孤独症儿童中，选取20名孤独症儿童作为干预组对象，20名孤独症儿童作为对照组对象，开展为期4年的实验研究，从中观察、了解和认识孤独症儿童的日常生活特点和艺术治疗对孤独症儿童的效用，非常有利于笔者针对儿童孤独症艺术治疗的深入研究和剖析。提出全新的概念"总体艺术治疗"进行探讨，在艺术治疗实施过程中对艺术当代性的缺位和艺术治疗材料研究提出新的观点。

第二节　研究的必要性

现阶段，艺术治疗的实践仍然以弗洛伊德思想和荣格理论为主要依据，艺术治疗理论还未有突破性的进展。针对艺术治疗的研究更多的也还是以实践案例为主。在医学界，关于孤独症的病因还存在争议，同时未找到根治的方法。艺术治疗作为孤独症康复最有效的方法之一，得到业界普遍推崇。

孤独症儿童艺术治疗的先前研究中已有一些案例分析，但整体上呈现出以下问题：个案较多，抽样研究较少；实施时间较短，维度较窄；与特校合作收集数据较多，野田调查较少；过度分析艺术治疗的结果，而忽略艺术治疗的过程。

针对以上存在的问题，本书重点使用田野调查的研究方法，针对以下几个问题做出深入探讨：①通过长达4年的针对孤独症艺术治疗的实践，来证实艺术治疗对孤独症儿童康复的有效性。②从艺术和心理学双重角度对艺术治疗过程中产生的作品进行分阶段、分层次的深入分析。③在艺术治疗的实践中，运用当代艺术理论和各种新材料的介入来进行艺术干预。④针对孤独症儿童艺术治疗提出"总体艺术治疗"的干预模式。

第三节　研究的目的与意义

一、设计与目标

本书在艺术治疗理论支持的背景下，以温州地区孤独症儿童为研究对象，以多维度的艺术治疗视野和手法，基于当下孤独症艺术治疗的实践成果，介入当代艺术的最新理念，进而展开全文。首先，通过深入的田野调查实践研究，致力于孤独症儿童艺术治疗的成果展示；其次，探析孤独症儿童的艺术表达，进而证明艺术治疗除治疗本身外的价值和意义；最后，探析孤独症儿童作品和艺术家作品之间的内在关系，力求说明孤独症艺术治疗和其作品的艺术有效性。研究的40位对象分干预组和对照组，干预选取对艺术感兴趣的孤独症儿童，对照组则是未参与艺术干预的同一地区、同一生活环境的孤独症儿童。在研究方法上主要以田野调查为主，同时伴随文本分析法和理论分析法。本书共分八章来阐述温州地区儿童孤独症艺术治疗的历史与现状、理论依据、实证研究与成果。

本书阐述了艺术治疗的五种常用方法、弗洛伊德思想及艺术治疗的七个理论，以及荣格取向艺术治疗。对美国、英国等地区儿童孤独症艺术治疗情况和中国儿童孤独症艺术治疗情况进行介绍。同时，指出创新点、研究方法和思路，明确了未来的研究方向。本书重点对温州地区儿童孤独症艺术治疗的田野调查实践案例进行分析，以"艺术作品"和"问卷调查"为切入点。最后，提出应变策略，构建起本土化的艺术治疗模式，弥补当下艺术治疗在艺术当代性上的缺陷。结合多年孤独症的艺术干预经历，针对孤独症儿童的干预特点，提出了全新的概念——"总体艺术治疗"。

二、意义与价值

首先，通过查阅艺术治疗相关文献，了解国内孤独症儿童艺术治疗应用现状，整理出孤独症儿童艺术治疗成果，对艺术治疗的绘画作品进行内容分析，提出将艺术治疗用于孤独症儿童美术兴趣的培养。艺术治疗目前成为孤独症儿童群体具有一定应用价值的治疗方式和教育方式之一，它促使孤独症儿童增强自尊与自信，使孤独症儿童能够与正常儿童、教师建立起正常的交际关系。超越语言沟通障碍来实现孤独症儿童的发展，培养孤独症儿童的艺术兴趣，并且通过兴趣的培养来实现孤独症儿童行为的改善。基于前人关于艺术治疗的理论基础和研究成果，本书将艺术治疗用于孤独症儿童美术兴趣的培养，探究以艺术发展为干预取向的目标。

其次，通过对孤独症家长的问卷调查来反映以"总体艺术治疗"为取向模式的应用效果，构思孤独症艺术治疗与孤独症艺术发展的共享机制、创新服务模式，使艺术治疗能够更好地为孤独症儿童服务。

最后，探究以艺术发展为取向的目标，构建孤独症儿童艺术教育和艺术作品推广的发展模式。通过对孤独症儿童的艺术治疗及其绘画作品的价值研究，第一，使大众更加全面地了解孤独症儿童和其绘画作品的实际内涵，扩大孤独症儿童绘画作品的影响力，间接推动大众对孤独症儿童的了解和认知。第二，通过理论层面的深入研究，力求拓宽艺术治疗以"艺术发展"为主线的部分。第三，用"艺术+医学"跨学科体验，丰富现代人类的精神世界。

第四节　研究的思路与方法

一、田野调查法

从 2016 年至 2020 年，4 年时间对温州地区的儿童孤独症开展实地艺术治疗研究。在 4 年孤独症艺术治疗项目中锁定 20 名坚持艺术治疗的孤独症儿童作为干预组，另外在温州地区中未接受治疗的孤独症儿童中锁定 20 名作为对照组。同时锁定 1 名轻度孤独症、1 名中度孤独症和 1 名中度孤独症作为个案进行 4 年的跟踪调查研究。因此，田野调查法是本书的基础方法。

二、文本分析法

本书首先确定了研究的范畴和路线，在此框架下选取与研究紧密相关的艺术治疗史进行解读和分析，从中发掘出艺术治疗所具有的当代性和可持续发展性。以艺术治疗理论和实践成果作为文本案例进行分析的方法是本书采用的主要研究方法。

三、理论分析法

不论是在研究的方法或孤独症儿童作品的分析上，文章都采用了学科理论进行解读，佐证研究的真实性和有力性。本书的理论不仅涉及心理学和艺术治疗，同时涉及当代艺术和当代美学，从整体上有效地呈现了理论研究的多元性，也使本书具有跨学科视角的多层次性和丰富性。

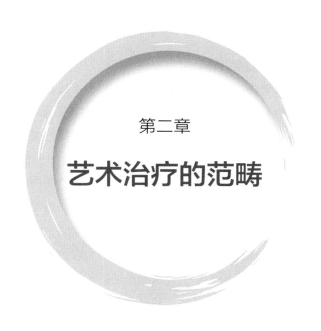

第二章

艺术治疗的范畴

第一节　艺术治疗的概念

一、艺术治疗的概念和定义

艺术治疗作为艺术学和应用心理学交叉的综合性分支学科，具有特定的学术含义。正确地认识艺术治疗的基础概念非常重要，它是反映人们对艺术治疗基本认识的一个重要尺度。要弄清艺术治疗的基本概念，应当首先从艺术学和心理学入手。

艺术创作是人类一种与生俱来的倾向，因此有人认为，像语言和工具制作一样，这种活动可以用来定义我们的物种。艺术创作的过程让世界慢下来，让艺术家有时间反省思考，从而看到人生的意义。创造艺术作品将普通事件转化为有生命力的经验，这是艺术治疗师带到临床领域的伟大礼物，促成艺术创作和探索灵魂的能力。当无目的的事件被转化为有意义的经验，灵魂就存在了，因此，艺术创作就是唤醒灵魂的过程。同时运用艺术在艺术治疗中具有穿透整体的、身体的、情感的、思考的、行为的、结果的过程。❶

美国艺术治疗协会对艺术治疗的定义：艺术治疗是一门综合心理健康和人类

---

❶ 香茬聪.抽象艺术新视角：抽象艺术的心理疗愈功能探究［D］.北京：中央美术学院，2021：42.

服务专业，通过积极的艺术创作、应用心理学和心理治疗关系中的人类经验，丰富个人、家庭和社区的生活。艺术疗法，由专业的艺术治疗师推动，有效地支持个人或关系治疗目标以及社区关注。艺术疗法用于改善认知和感觉—运动功能，培养自尊和自我意识，培养情绪弹性，促进洞察力，提高社交技能，减少和解决冲突和痛苦，促进社会和生态变化。

艺术治疗师是精通水平的临床医生，在广泛的实践范围内与所有同龄的人一起工作。在道德标准和实践范围的指导下，他们的教育和监督培训使他们能够在不同的环境下与不同的人群进行精通文化工作。为了尊重个人的价值观和信仰，艺术治疗师为那些受到医疗和心理健康问题调整的人以及寻求情感、创造力和精神成长的人工作。通过综合的手法，艺术治疗法以不同于单纯口头表达的方式来调动大脑、身体和精神。动觉、感觉、知觉和符号机会带来了可以选择的接受和表达交流模式，这可以绕过语言的限制。视觉和符号表达表达了经验，并赋予个人、社区和社会变革力量。

二、艺术治疗的对象

艺术治疗的对象是有困难的来访者，这里所有的有困难的来访者的定义常常是基于治疗师的信仰、道德、偏见和担忧而形成的：它们是治疗师投射到病人身上的治疗师自己的自我概念，或是当治疗师面对那些治疗过程中表现出阻抗的病人时，由于自己的无助感而使用的，用于防卫自己无助感而设定的标签。治疗师常常根据以下人群的类型给来访者分类：特殊儿童、特殊成人、罪犯、精神病人、边缘性人格障碍患者等。这些有困难的来访者也有可能属于这些群体的子类别：拒绝谈话的孩子、不接受责任的成年人、强奸犯、退行的精神病人、既爱又恨的边缘性人格障碍患者。❶

世界各国经济发展水平上的差异也体现在对特殊儿童的范围设定及其类型划分上。美国将特殊儿童分为特定智力落后、学习困难、情绪和行为障碍、交流（言语和语言）障碍、听力损伤、盲和低视力、身体和健康损伤、脑外伤、重度

---

❶ 莫斯奇里.绘画心理治疗——对困难来访者的艺术治疗［M］.北京:中国轻工业出版社,2012:353.

和多重障碍、孤独症、天才和特殊儿童等11类，日本将特殊儿童分为视觉障碍、听觉障碍、智能不足、肢体残伤、病弱虚弱、语言障碍6类。

在我国，对于特殊儿童一直使用"残疾人"一词。例如，1990年《中华人民共和国残疾人保障法》第二条将残疾人定义为"在心理、生理、人体结构上，某种组织、功能丧失或不正常，全部或部分丧失以正常方式从事某种活动能力的人"，并将残疾人的种类分为视力残疾、听力残疾、语言残疾、肢体残疾、智力残疾、精神残疾、多重残疾或其他残疾8类。2008年4月24日，修订后的《中华人民共和国残疾人保障法》仍然沿用了"残疾人"这一名称。显然，在中国，特殊儿童（Exceptional Child）指的就是"残疾人"（Disabled Child）。换言之，残疾人是我国关于特殊儿童的狭义理解。近年来，"特殊儿童"一词越来越多地出现在了相关学术论著（文）中，正逐步替代"残疾人"而成为规范的学术概念。❶

自20世纪中叶以来，特殊儿童所涉类别范围越来越广，其概念的内涵与外延已发生了很大变化，不再局限于"残疾"的概念，越来越多的国家将天赋异禀、具有特殊才能的儿童也归类为特殊儿童。❷孤独症儿童属于这类群体的子类别，也是本书研究的艺术治疗的主要对象群体。孤独症儿童通常被归类于特殊儿童。孤独症患者群体庞大，其影响了千万人的生活和幸福感，对社会保障、教育、医疗系统构成了严重的挑战。遗憾的是，目前科学家和医学界只解开了孤独症的部分奥秘，也只提供了效果有限的干预手段。迄今为止，我们还没有直接、简单的医学诊断手段，而是主要依赖专业人员的临床观察和家长访谈，我们没有根除这种复杂的精神类疾病的行为学疗法，或者药物和基因疗法，我们甚至没有统一的认知和神经学理论来解释孤独症。❸

三、艺术即治疗

艺术治疗中最重要的是艺术。在治疗的过程中艺术认知的维度决定治疗的深度。艺术治疗源于心理疾病患者在艺术家工作室创作。艺术治疗工作在过去几十年来慢慢回归艺术家工作室。正因为艺术治疗中的艺术如此重要，因此艺术治疗

---

❶ 连赟.中国特殊音乐教育：历史与现状研究［D］.南京：南京艺术学院,2010:10.

❷ 连赟.中国特殊音乐教育：历史与现状研究［D］.南京：南京艺术学院,2010:11.

❸ 乌塔·弗里思.牛津通识读本：孤独症［M］.南京：译林出版社,2018:2-3.

师，有必要学习和了解人类心理的发展历程。说到艺术时，就有好几个不可或缺的重要元素。其中，不论何种理论取向，在治疗中使用艺术时，"象征"和"观看"是被我们认为是理所当然的基本元素。❶

（一）象征的能力

人与万物之别在于人有形成和使用象征的能力。卡西尔❷认为，与其把人定义为理性的动物，不如定义为象征的动物。如此一来我们便能标识人的特别之处，也能对人迈向文明的方式有新的了解。大卫·贝尔斯❸提出三个可以看见象征历程的病理学临床领域：自我发展迟缓、思觉失调症和器质性大脑疾病。总而言之，共同点是自我的现实感觉无法正常协调运作。

"视觉想象力"和"象征的精髓"是艺术治疗的基本素材。当我们鼓励困难的来访者进行艺术创作时，便是在激发他们象征能力的发展，而此种能力关乎他们的多种重要功能。在这个过程中，有困难的来访者发展出象征的能力，唤醒内心缺席的心灵寄托本体。此时，它也变得较有弹性，有困难的来访者的安全感现在是象征性的物品而非缺席客体的具体提醒物。❹

诺诺（化名），轻度孤独症，2015年出生于浙江省温州市，目前就读于某儿童成长中心融合班。孤独症儿童母亲提供的信息：喜欢画画（画些小人，一串一串，说是小朋友手拉手），最喜欢吃蛋糕、冰激凌，睡觉抱着娃娃，去超市能够自主购买自己喜欢的东西。

这是笔者作为艺术治疗师接诊的一位孤独症儿童，她的画面长期固定地出现一个点、线、圆形和一些不清晰物象的象征图像以涂鸦图式呈现。在这个模式下她创作了半年的时间，积累了大量的同样式的作品，绝大部分以暖色为主，喜欢明亮的色彩。虽然她愿意更换绘画媒介（马克笔、丙烯颜料、纺织颜料等），但是图像和色彩则极少有变化。在经过治疗师和家长不断地肯定和赞美。半年后，她的艺术表达和整个行为有了进步，开始选择其他同色系色彩，画面逐步有几何图形图像。在此案中，治疗师提供协助的关键之处在于我们是否能了解她艺术创

❶ Rubin, J. A. 艺术治疗取向大全：理论与技术［M］. 新北：心理出版社，2019：21—22，28.

❷ Cassirer, E. An essay on man［M］. New Haven, CT: Yale University Press, 1974：250.

❸ Beres D. Symbol and object［J］. Bulletin of the Menninger Clinic, 1965, 29：3—23.

❹ Rubin, J. A. 艺术治疗取向大全：理论与技术［M］. 新北：心理出版社，2019(3)：29—30.

作里的心理意涵。当她在艺术上和个人层面的某些需求上得以满足时，她就渐渐变得比之前在创作上有弹性和独立，最终开始主动且自发性地创作（图2-1）。

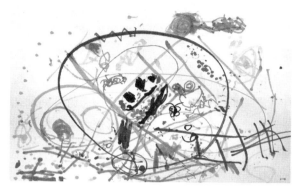

图2-1　无题　渃渃　520mm×370mm　2018
来源：潘罗敏慈善艺术工作室

半年后，她的图像语言开始丰富了，画面能清晰可见具体物象。如阳光下的冰激凌、梅树、蘑菇、鹿和一只审视的眼睛等。两幅作品对比研究后，我发现她第一幅画面中模糊的图案意识，是因为象征功能未彰显。通过半年的艺术治疗她发展出象征的能力，用来作为过渡客体的替代品（等同作品）转变为原始客体——母亲的象征（表征作用）了（图2-2）。

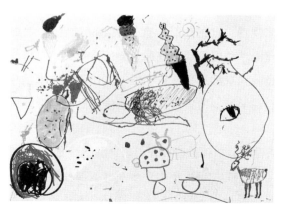

图2-2　冰激凌、梅树、蘑菇和鹿　渃渃　520mm×370mm　2018
来源：潘罗敏慈善艺术工作室

在艺术治疗疗程中持续不断地创作视觉图像，视乎真的刺激了她象征能力的发展。第一幅作品中那些轮廓不明的形状涂鸦是她向往生活物的替代，它们是无比重要、千金不换的。半年后她发展出象征的能力，唤起了这些缺席的物象，她的安全感现在是象征性的物品而非缺席客体的具体提醒物。我们可以看到画面中象征物象的展现给她提供了安全感和自信心。

通过例子我们学会透过视觉图像的创作发展象征能力，我们可以帮助有困难的来访者恢复受损的象征功能。语言是人们共享的一个象征系统，是人类发展和经验的核心。当使用语言有困难或者因害怕而有口难言时，通过创作视觉图像的象征练习，就能有更进一步的发展。发展受损的病患就如同幼儿，可以先训练其视觉能力、动作能力，以达到更高层次的以语言形式来象征的能力运用。由于艺术治疗师学习象征构成的特质和他们与自我功能发展之间的关系，我们能进行较好的介入来促进有困难来访者的成长。

拥有发展构架的精神分析式自我心理学，对艺术治疗师最为有用。将大卫·贝尔斯的象征和心理再现的理论陈述加以应用，我们对一些艺术治疗的功能有更多的了解。一方面，创作视觉图像有助于自我功能不足和象征发展受损的患者们发展出象征的能力，这能力几乎是所有文明活动的基础。另一方面，当我们能了解艺术中象征表达所扮演的某种角色时，我们便能更有效、更清楚地知道如何解释我们辛劳的结果。

（二）意向性观看

用意向性知觉来观看自己的作品，会带来不同的启发。"观看"是极其重要的。艺术治疗对心理治疗和现象学领域最重要的贡献之一，可能就在于艺术治疗相当看重人类真实经验的双重意义。有困难的来访者在艺术治疗时是第一重的直接经验。此时，他们在学习如何看待，需要一些协助，以便能巨细无遗地观看这件艺术作品。❶

笔者尝试用现象学来分析孤独症儿童轩轩（化名）的艺术作品。

轩轩，女，中度孤独症，2009年出生于浙江省温州市，目前就读于某特殊教育学校，父亲无职业，母亲为学校志愿者。2016年6月参与艺术治疗干预，2020年12月结束艺术治疗干预（包居家艺术创作）。

来自轩轩母亲的描述：现阶段轩轩在课堂中学会了青蛙、鸡等绘画造型，创

---

❶ Rubin, J. A. 艺术治疗取向大全：理论与技术［M］. 新北：心理出版社，2019(3)：37-38.

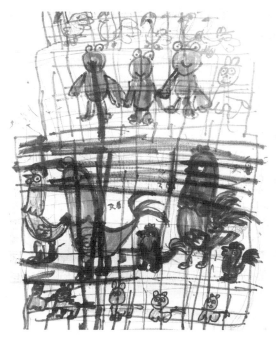

图2-3　小鸡、青蛙和其他动物符号
轩轩 520mm×370mm　2020
来源：潘罗敏慈善艺术工作室

作主题比较丰富，色彩以亮色系为主，能看出近期的心理活动。工具方面，铅笔和马克笔使用较多（图2-3）。大运动方面，愿意跑，但是速度很慢，只能蹦蹦跳跳地跑几步，蹲起做起来很费力，举双手挥动，手臂会弯，广播操不会，压腿不会，双脚交替跳很慢。手部精细动作方面，可以拿笔写字，但是控笔还是有点问题，写字、画画的时候，有时会特别有耐心，可以一个早上或者下午都坐在位置上画画或者写字。规则意识比之前有进步。不怎么与妹妹玩，但是妹妹有需求，会主动帮忙。

视觉展示（Visual Display）：轩轩完成自发性创作后，我们一起将作品挂在墙上，请轩轩母亲一起观看。拉开距离（Distancing）：我提议我们与作品保持一定的距离，以便进一步观看。如此一来这件艺术作品就成了独立存在的现象。它与轩轩分开后有了自己的属性，成为世界的一部分。现在可以有距离地、不带偏见地、客观地来审视它了。这幅蕴含着强烈情绪的视觉作品，可以从某种客观的角度来观看了。意向性观看（Intentional Looking）：当作品近在眼前时，我们常会有所忽略，而往往在过一会儿之后，又会看到一些先前没看到的部分。我对轩轩和她母亲说，静静地观察作品，先研究它，然后看看你能看到什么。

现在轩轩正专注地、不受打扰地观看作品，她正与她创作的作品做沟通。艺术创作者变成了接受信息的观者，作品对她来说是似懂非懂的。现在作为观看者的轩轩，接受了已成为现象场的艺术表现之中所隐匿的信息。新的观察带来深层丰富的了解，仿佛进入一个全新的界域。

治疗师要注意的是，绝大部分的时候，这些事情是默默进行的，所以一定要让轩轩有充裕的时间去审视作品。更重要的是治疗师要学会安静，习惯在静默中仍能感到自在，不要轻易地给出一些评价，以免影响轩轩。

在经过前面三个步骤后，笔者问轩轩：你看到了什么？这个问题包含现象学的两大重点。第一个是个人观点和意义的重要性。身为创作者的你，不需要跟着别人的角度来看这件作品。你的看法是必要的，也是我们现在所在意的。这个问题强调了主观真实的正当性和价值。从现象学的角度来看，每个人内在的真实才是最重要的。第二个重点则与现象学的证据有关。所有能观看到的都是从艺术的表达本身中所见到，而非从任何既有理论假设或推敲而来。从这个点能引导轩轩留意作品中特定结构性元件（Component）和其所传讯的感觉而来，某些画面元素与其他多种元素之间的相关性，它们是彼此突出、互补或是和平共存的，有什么条理，作品内容的各个元素是否有某种归类的方式，这些组合有什么共通点。可否从艺术作品本身看到。当模糊的感觉渐渐清晰明朗后，就有能力重新辨识这些感觉了。

现象学整合，这是最后一个程序。包含三个自我发现的面向：轩轩对艺术创作过程的反思、寻找轩轩一系列作品之间的相似处和差异处、寻找轩轩在艺术表达历程中的挣扎，与在真实生活经验中所因的努力两者的相似之处（图2-4）。

从轩轩观看自己的艺术表现开始，新样貌显而易见地呈现，艺术表现与轩轩观看的主观经验之间开始进行新的沟通。轩轩学习以更清晰和细腻的方式来看待作品中形式构成要素以及她们之间的互动。然后将她们与之内在的心理能力链接，并应用到观看（外在和内在现象）自己和他人的世界。当轩轩发现自己在与他人互动的样貌时，有些事情发生了：轩轩不

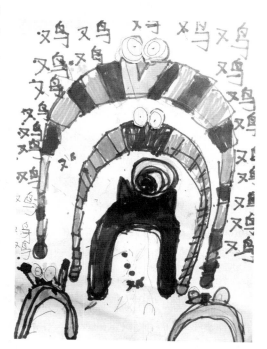

图2-4　小鸡的符号　轩轩
520mm×370mm　2020
来源：潘罗敏慈善艺术工作室

再那么以自我为中心，在日常生活中成为世界的一分子。轩轩先是负起对自己创作的责任，然后积极地参与知性且艺术性的历程，以修通那些自己与他人在互动中所遇到的困难。这就是以现象学为导向的艺术治疗的特殊贡献——通过随后与艺术创作及其结构的接触，使完全的意向性从前意向性的运作中存活下来。❶

四、治疗中的艺术

艺术治疗师将艺术的创造性表达整合进一个心理治疗的体系中，比如心理力学、荣格学派、认知—行为、叙事、家庭系统、以人为中心及超个人心理学，等等。艺术治疗不仅可用于评估，也能运用到对试图解决问题的治疗干预中，比如自我价值感、焦虑、抑郁、创伤、创伤后压力、发展延迟、精神病、认知损伤、精神性问题、成瘾、进食障碍、愤怒管理、冲突解决和其他一些精神健康方面的困扰。艺术治疗师在医学艺术治疗领域也很特殊（马尔基奥迪，Malchiodi，1999）❷，这是一种健康和疗愈方面的应用方法。另外，艺术治疗也被运用到灵性和冥想的练习中（艾伦，Allen，2005；法雷利—汉森，Farrelly-Hanson，2001；弗兰克林，Franklin，等，2000；Franklin，2001）。❸❹❺❻除了临床应用，艺术治疗也被用于灾后救助、社会运动、缔造和平的工作。❼

画人测验（DAP）艺术评估：凯伦·马乔夫（Karen Machover）所设计的DAP技术用于反映个体的自我概念。这一自我概念不仅投射到了白纸之上，同时通过

---

❶ Rubin, J. A. 艺术治疗取向大全：理论与技术［M］. 新北：心理出版社，2019：608.

❷ Malchiodi C A. Medical Art Therapy with Adults［M］. Philadelphia：Jessica Kingsley Publishers，1999：272.

❸ Allen P. Art is a Spiritual Path［M］. Boston：Shambhala，2005：260.

❹ Farrelly-Hanson M. Spirituality and Art Therapy：Living the Connection［M］. London and Philadelphia：Jessica Kingsley Publishers，2001：286.

❺ Franklin M, Farrelly-Hanson M, Marek B, et al. "Transpersonal art therapy education"［J］. Art Therapy：Journal of the American Art Therapy Association，2000，17. 2：101-110.

❻ Franklin M. "The yoga of art and the creative process：listening to the divine." In M. Farrelly-Hanson（ed）Spirituality and Art Therapy：Living the Connection［M］. London and Philadelphia：Jessica Kingsley Publishers，2001：97-114.

❼ 劳里·拉帕波特. 聚焦取向艺术治疗——通向身体的智慧与创造力［M］. 北京：中国轻工业出版社，2019：55.

来访者的语言表达出来。房—树—人艺术评估：HTP艺术检测由巴克于20世纪40年代引入，开始被"设计来帮助治疗师获取关于个体灵敏性、成熟度、效率、人格整合程度和与环境互动的一般性和特定性的信息"❶。HTP的形态细节为艺术投射测验增加了更大的广度，它把个体与环境的关系也包含了进来。在解释HTP的时候，治疗师必须评估绘画中所有相关联的部分，检测它们之间的关系以及基本细节的水平。八张卡片重复绘画测验（8CRT）艺术评估：8CRT实施测验前，要先准备好一个测验用的小册子，可使用8张22.9cm×30.5cm（A4）的纸（卡利格建议使用21.6cm×27.9cm，但是这个不是标准的纸的尺寸）。另外准备一张同样尺寸的白纸，用于遮挡画面三层及以下图像透层。❷曼陀罗艺术治疗艺术评估：现代心理学范畴中的曼陀罗绘画技术源于分析心理学创始人荣格。荣格尝试从分析心理学角度解读曼陀罗的图像内容，他在这个过程中获得治愈并发展了曼陀罗绘画治疗技术［唐利维（Donlevy）1996］。❸荣格认为曼陀罗绘画具有整合心理分裂，增强心理和谐和人格完整的功能。佩里（Perry，1953）❹提出了曼陀罗十大功能理论，凯洛格（Kellogg，1977）❺提出了曼陀罗原型大圆理论并制定了评估工具，苏珊提出了曼陀罗的颜色象征理论，把颜色分为基本颜色、次要颜色及互补颜色三个部分❻❼。研究者认为，曼陀罗边界可以把个体同外界分开，创作安全的心理空间（1996）❽，帮助当事人进行自我探索，促进意识和潜意识内容的整合（2018）。❾

❶ 莫斯奇里.绘画心理治疗——对困难来访者的艺术治疗［M］.北京:中国轻工业出版社,2012:121.

❷ 莫斯奇里.绘画心理治疗——对困难来访者的艺术治疗［M］.北京:中国轻工业出版社,2012:147.

❸ Donlevy J G. Jung's contribution to adult development：The difficult and misunderstood path of individuation［J］. The Journal of Humanistic Psychology,1996,36(2):92–108.

❹ Perry J W. The self in psychotic process; its symbolization in schizophrenia［M］. Berkeley, Calif.：University of California Press,1953:214.

❺ Kellogg J, Rae MM, Bonny HL, et al. The use of the mandala in psychological evaluation and treatment［J］. American Journal of Art Therapy,1977,16(4):123–134.

❻ 苏珊·芬彻.曼陀罗的创造天地:绘画治疗与自我探索［M］.台北:生命潜能文化事业有限公司,1998:256.

❼ Susanne F. Fincher. The Mandala Workbook：A Creative Guide for Self–Exploration［M］. Boston：Balance, and Well–Being, Shambhala Publications Inc,2009:256.

❽ Smitheman–Brown. V, Church R P. Mandala Drawing：Facilitating creative growth in children with ADD or ADHD［J］. Art Therapy,1996,13(4):252–262.

❾ Kim TH, Li EOI. Mandala Art Therapy：Intervention for Individual With Autism Spectrum Disorder (ASD)［J］. Jurnal Psikologi Malaysia,2018,32(1):97–113.

同时，曼陀罗作为自我探索工具（2015）[1]，提供了一个减少消极能量，保持积极能量的途径（2011）。[2] 罗夏墨迹测验（Rorschach Inkblot Test）中的艺术评估：罗夏墨迹测验是由瑞士精神科医生、精神病学家罗夏（Hermann Rorschach）创立。罗夏测验因利用墨渍图版而又被称为墨渍图测验，现在已经被世界各国广泛使用。[3] 罗夏测验是由10张经过精心制作的墨迹图构成，这些测验图片以一定顺序排列，其中5张为黑白图片，墨迹深浅不一，2张主要是黑白图片，加了红色斑点，3张为彩色图片。这10张图片都是对称图形，且毫无意义。罗夏测验除10张墨渍图外，还包括标准化的罗夏诊断表、记号记录表、记号总计表、数量关系纪要表和分析与评价表。通过大量的临床研究，罗夏测验的研究者们提出了一系列对结果进行分析与解释的学说。罗夏测验的解释主要包括量的分析、序列分析和内容分析。

第二节　艺术治疗已有研究综述

所及文献表明，以儿童孤独症为对象的艺术治疗研究可概括为五类：生理机制研究、干预观点研究、临床心理干预研究、艺术作品文本文和艺术媒介研究。首先，儿童孤独症艺术治疗在不断发展的过程中，既运用了艺术治疗的所有理论和研究实践经验，又在孤独症特有的病症上展开研究，同时与当代艺术思想、观念和理念进行融合探究。

其次，在广泛的研究中，主要是针对儿童孤独症临床绘画干预实践的研究，大多从绘画入手，采用拼贴、泥塑等多材料的方式。同时，对儿童孤独症的艺术治疗的研究显现了地域艺术文化融入的特点。

最后，在孤独症艺术治疗方面，中国和亚洲其他地区呈现出的研究相对滞后，美国和欧洲的研究更加有脉络和深刻，研究思路更为大胆和开阔，研究成果

[1] Babouchkina A，Robbins，Steven J. Reducing Negative Mood Through Mandala Creation：A Randomized Controlled Trial［J］. Art Therapy，2015，32(1)：34–39.

[2] 禄晓平. 自闭症儿童"涂鸦—曼陀罗绘画干预模式"建构及其效应机理的实证研究［D］. 西安：陕西师范大学，2019：25–27.

[3] 陈歌，严万森. 罗夏墨迹测验在临床心理诊断中的效用［J］. 中国健康心理学杂志，2022，30(3)：475–480.

更加丰硕。

本书对已有研究现状的论述，按五个研究类别进行综述。由此梳理出与本书内容有关的成果，以显清晰。

一、生理机制研究

大脑半球分工和交互作用机制研究认为：经生理学的裂脑实验证实，大脑两半球的分工不同，音乐、绘画和情绪等心理机能属右半球掌控。美国心理学家大卫·莱伊（David Ley）认为"一个人不能用左半球的钥匙去打开右半球的锁"，在处理情绪冲突、创伤等心理问题方面，控制语言的左半球显得无能为力，需要控制情绪和艺术的右半球解决。艺术对于个体神经系统的影响和作用机制也是复杂而交互的。目前关于心理机制研究观点包含情绪中介机制研究观点、图像调节机制研究观点、脑波与艺术治疗机制研究观点。

神经科学家卡尔·弗里斯顿（Karl Friston）和艺术家劳（Law）（1995）[1]探索绘画动作的脑机制发现，过PET扫描技术发现，即使是最简单的画图活动也依赖大脑多个系统之间复杂的交互作用（2005）。[2]丁宁（Tinnin）由神经心理学观点推论人有透过图像认知事物的智慧（1990）。[3]知觉神经学家哈思（Harth）提出神经机制模型，揭示心理图像与外在事物图像激活的相同神经通路（1993）。[4]美国的艺术治疗师贝尔科费尔（Belkofer）运用脑波仪（EEG），分别测量了艺术创作前和创作后脑波变化的情况。他以自己为被试进行了一个小时的艺术创作活动，并对比了前后的脑波变化，通过数据分析显示，艺术创作后，α（8～13Hz）波和β（14～30Hz）波段频率的发生显著提升，θ（4～7Hz）波和δ（1～3Hz）波频率则

[1] Lewis V, Boucher J. Generativity in the play of young people with autism［J］. Journal of Autism & Developmental Disorders, 1995, 25(2)：105–121.

[2] 孟沛欣，郑日昌，蔡焯基，等. 精神分裂症患者团体绘画艺术干预［J］. 心理学报，2005(3)：403–412.

[3] Tinnin L. Biological processes in nonverbal communication and their role in the making and interpretation［J］. American Journal of Art Therapy, 1990, 29(1)：9–13.

[4] Harth E. The Creative Loop：How the Brain Makes a Mind［M］. Boston：Reading, MA：Addison-Wesley, 1993：196.

明显减少，研究说明艺术能带来更多放松的感觉。❶古斯萨克（Gussak）和维斯诺拉（Visnola）指出艺术治疗能改善个体的抑郁、焦虑等消极情绪。❷❸有关研究指出，孤独症患者存在左脑异常（尤其是颞叶区域），由于这种缺陷使孤独症者的语言和动作也陷于缺陷之中，并被右脑所代偿❹，由此出现孤独症"右脑优势"假说。

奎尔（Quill）研究发现相对于语言信息，孤独症患者能够更好地加工视觉信息，对其理解也更全面。❺华莱士（Wallace）等人用核磁共振成像技术扫描具有优秀绘画能力的孤独症儿童脑部，结果发现孤独症儿童前额内侧区、运动前区和颞中区皮质厚度显著低于正常人，而顶上小叶皮质厚度显著高于正常人，他们认为可以解释孤独症儿童较低的社会认知能力和较高的视觉空间能力。❻还有研究发现，孤独症儿童在理解语义时，图片比词汇形式具有明显优势。❼❽绘画治疗实践的内容即视觉信息的加工和表达，孤独症儿童思维的视觉空间性和视觉加工优势同时为绘画治疗提供了理论和实践的可行性。

费恩（Fein）等认为，孤独症患者超常的绘画能力不是训练的结果，而是因他们神经系统的特质和认知加工特异性带来的一种能力。❾孟沛欣等认为，绘画

❶ Belkofer C, Konopka L. Conducting Art Therapy Research Using Quantitative EEG Measures［J］. Art Therapy, 2008, 25(2): 56–63.

❷ Gussak D. The effectiveness of art therapy in reducing depression in prison populations［J］. International Journal of Offender Therapy and Comparative Criminology, 2007, 51(4): 444–460.

❸ Visnola D, Sprūdža D, Ārija Baķe M, et al. Effects of art therapy on stress and anxiety of employees［J］. Proceedings of the Latvian Academy of Sciences. Section B. Natural, Exact, and Applied Sciences., 2010, 64(1–2): 85–91.

❹ 曹漱芹, 方俊明. 自闭症儿童汉语词汇语义加工和图片语义加工的实验研究［J］. 中国特殊教育, 2010(10): 57–62.

❺ Quill K A. Instructional considerations for young children with autism: The rationale for visually cued instruction［J］. Journal of Autism and Developmental Disorders, 1997, 27(6): 697–714.

❻ Wallace G L, Happé F, Giedd J N. A case study of a multiply talented savant with an autism spectrum disorder: neuropsychological functioning and brain morphometry［J］. Philosophical Transactions of the Royal Society B: Biological Sciences, 2009, 364(1522): 1425–1432.

❼ 同❹.

❽ 冯会, 雷江华. 我国自闭症儿童心理研究的进展［J］. 现代特殊教育, 2015(4): 22–27.

❾ Fein D, Lucci D, Waterhouse L. Brief report: Fragmented drawings in autistic children［J］. Journal of Autism and Developmental Disorders, 1990, 20(2): 263–269.

本身就是形象的直接呈现，通过象征性的符号表达情感。[1] 阿特金（Atkin）和洛奇（Lorch）认为，许多孤独症天才都具有某种特定孤岛能力（Islets of Ability）/学者样技能（Savant Skills）。[2] 严虎、陈晋东（2011）[3] 认为，绘画能增加积极情绪，且对情绪控制具有较为明显改善效果，而持续体验良好情绪可以增加个体的认知能力、社会成就，甚至使个体获得良好的机体免疫能力。[4] 曹漱芹认为，孤独症与孤岛现象联系极为密切，是典型的孤岛能力（Islets of Ability）群体。人类一半的孤岛能力都产自孤独症谱系障碍。[5] 神经科学研究指出，人脑皮层受"想象意象"激活的方式与接受"真实图像"刺激时所做出的反应相同，即大脑不能区分真实图像与非真实图像，对两者会做出相同反应。[6] 这种情况在精神病患者身上更为显著，他们对绘画具有一种病理性信仰，在正常人看来，作画、看画，或者看电影是一种客观观看，对实际生活没有太大影响，而在精神病人那里，这些画面中的行动与实际行动具有相同效力。[7] 贾会宾对孤独症谱系障碍患者脑成像信号的时空间特征进行分析。[8] 王磊等依据社会动机理论从行为表现、神经科学和生物学三个方面对孤独症谱系障碍者的社交缺陷进行解释。[9]

二、干预观点研究

儿童孤独症艺术治疗的观点讨论主要集中在以下五个方面：艺术投射了孤独

---

[1] 孟沛欣，郑日昌，蔡焯基，等.精神分裂症患者团体绘画艺术干预[J].心理学报，2005，(3)：403–412.

[2] Atkin K, Lorch M P. Hyperlexia in a 4-year-old boy with Autistic Spectrum Disorder[J]. Journal of Neurolinguistics, 2006, 19(4)：253–269.

[3] 严虎，陈晋东.绘画艺术疗法在心理治疗中的疗效及应用现状[J].中国民康医学，2011，23(17)：2173–2175.

[4] 李爱梅，李晓萍，高结怡，等.追求积极情绪可能导致消极后果及其机制探讨[J].心理科学进展，2015(6)：979–989.

[5] 曹漱芹.孤独症群体的孤岛能力[J].心理科学进展，2013，21(8)：1457–1465.

[6] 阳怀.美术的疗愈功能探究[D].北京：中央美术学院，2015：18.

[7] 邱鸿钟，梁瑞琼，陈琳莹，等.绘画治疗在心理康复中的作用研究进展[J].中国健康心理学杂志，2015，23(5)：788–792.

[8] 贾会宾.孤独症谱系障碍患者脑成像信号的时空间特征分析[D].南京：东南大学，2020：109–123.

[9] 王磊，贺荟中，毕小彬，等.社会动机理论视角下孤独症谱系障碍者的社交缺陷[J].心理科学进展，2021：1–15.

症儿童的心理活动特征、艺术间接促进了孤独症儿童的语言表达和交流、艺术有效发挥了孤独症儿童特有的视觉优势、艺术有利于激发孤独症儿童心理和生理潜能、艺术可以提升孤独症儿童的心理健康水平。

　　由于孤独症儿童有特殊心智发展问题，在评价其心理能力时一般标准化测验无法得出真正结果[1]，因此有必要开发非语言智力测验。由于艺术作品和儿童心理世界的异形同构关系，对绘画作品探索就是对儿童心理世界的探究。施测困难一部分基于孤独症儿童本身，一部分则受限于评量工具。[2][3] 孤独症心理评定中常用的丹佛发育筛查测验（Dencer Developmental Screening Test, DDST），心理教育评定量表（Psychoeducational Profile, PEP）在测量孤独症儿童精细动作能力上，都使用了一些绘画的方式。巴伦-科恩（Baron-Cohen）研究发现孤独症儿童存在听觉信息处理障碍。[4][5] 克兰茨（Krantz）和麦克兰纳汉（Mclannahan）认为，孤独症儿童能够理解图片指令，却很难理解语言指令。[6] 格雷（Gray）和加兰德（Garand）认为，图画呈现方式让孤独症儿童更容易接受。[7] 平克（Pink）认为，视觉艺术作品的质量可以反映个体的发展状况。[8]

　　科恩（Cohen）和沃尔克马尔（Volkmar）认为，语言交流和社会交往障碍是孤独症儿童的核心症状，25%～50%的孤独症儿童有终身失语症状或只能说有限的单词。[9] 相关资料显示，70%孤独症儿童可以通过替代性沟通增进沟通能

[1] 刘芝栎，梁碧明 . 标准化智力测试在孤独症儿童诊断之探讨［J］. 特教论坛，2008(5)：14-26.

[2] 张正芬 . 孤独症儿童发展测验之应用［J］. 特殊教育研究学刊，2003，25：131-146.

[3] Edelson M G. Are the majority of children with autism mentally retarded? A systematic evaluation of the Data［J］. Focus on Autism and Other Developmental Disabilities，2006，21(2)：66-88.

[4] 刘学兰 . 自闭症儿童的教育与干预［M］. 广州：暨南大学出版社，2012：230.

[5] Baron-Cohen S. The autistic child's theory of mind：a case of specific developmental delay［J］. Journal of child psychology and psychiatry，and allied disciplines，1989，30(2)：285-297.

[6] Krantz P J, McClannahan L E. Social interaction skills for children with autism：A script-fading procedure for beginning readers［J］. Journal of Applied Behavior Analysis，1998，31(2)：191-202.

[7] Gray C A, Garand J D. Social Stories：Improving Responses of Students with Autism with Accurate Social Information［J］. Focus on Autistic Behavior，1993，8(1)：1-10.

[8] 禄晓平 . 自闭症儿童"涂鸦—曼陀罗绘画干预模式"建构及其效应机理的实证研究［D］. 西安：陕西师范大学，2019：14.

[9] Cohen D J, Volkmar F R. Handbook of autism and pervasive developmental disorders［M］. New York：John Wiley & Sons Inc，1997：1200.

力。❶ 缺乏社会交流的技能和愿望，他们无法理解社会沟通线索，也无法表达自己愿望，在社会交往中常处于孤立或游离状态，绘画治疗主要目的是通过艺术创作过程，帮助孤独症儿童疏导负面情绪，提供生动有趣的社会交往机会，促进儿童的社会性功能发展。同时，绘画是一种特殊的"视觉陈述"，可借此表现对于世界的观察与摄取。孤独症儿童作品中看似混乱的元素和随意的空间关系，是他们经历过的"场景"和对外界的"认知"，而创作正是他们对"认知"的表达。❷ 挖掘孤独症患者情绪发展的内在联动机制，并提出切实可行的工作建议。❸ 以孤独症谱系障碍群体的整体生活质量为出发点，提出孤独症谱系障碍患者及其家庭的精神压力能够通过干预进行缓解，孤独症谱系障碍患者是能够被教导的，认为社会各方对孤独症谱系障碍群体的人文关怀必不可少，并从建立社会支持体系的视角提出发展策略。❹ 傅佳丽对1例孤独症儿童实施游戏干预，探讨游戏干预对孤独症儿童情绪行为的影响。❺ 正如劳拉·施赖布曼（Laura Schreibman）所说："只要艺术家和艺术教师相信，每一件艺术品都是对某件事情的陈述，他们（孤独症儿童）就会将才能充分发挥出来。"❻❼ 此外，奥斯本（Osborne）认为，团体绘画中有利于交流动机激发❽；施莱因（Schlein）等认为，团体绘画创作过程既有独立性，又有合作性的方式使他们忽略了交流压力。❾

埃文斯（Evans）和杜伯斯基（Dubowski）认为，在纸上创作形象正是儿

❶ 韦小满，刘宇洁，杨希洁. 单一被试实验法在特殊儿童干预效果评价中的应用［J］. 中国特殊教育，2014(4)：27-30.

❷ 周鲒，关小蕾. 扫描与拼图：自闭症儿童绘画的两个维度［J］. 美术观察，2018(7)：129-130.

❸ 王维. 艺术治疗在自闭症患者情绪发展中的应用研究［J］. 美与时代（上），2020，(12)：65-68.

❹ 孙丽娟，朱怡霏. 社会支持对孤独症谱系障碍群体生活质量的影响［J］. 重庆大学学报（社会科学版），2020，26(3)：227-238.

❺ 傅佳丽. 游戏疗法对提升自闭症儿童情绪管理能力的效果［J］. 心理月刊，2021，16(24)：215-216，221.

❻ Mesibov G B. Book reviews—autism by laura schreibman/autism：Strategies for change edited by gerald groden and M. grace baron［J］. Journal of Clinical Child Psychology，1989，18(3)：273.

❼ 劳拉·施赖布曼. 追寻自闭症的真相［M］. 上海：上海人民出版社，2013：224.

❽ Osborne J. Art and the Child with Autism：Therapy or education?［J］. Early Child Development & Care，2003，173(4)：411-423.

❾ Schleien S J，Mustonen T，Rynders J E. Participation of children with autism and nondisabled peers in a cooperatively structured community art program［J］. Journal of Autism and Developmental Disorders，1995，25(4)：397-413.

童表达内部形象的过程，此过程能帮助儿童增进想象力和抽象思考。❶ 埃莫里（Emery）认为，艺术源于与世界连接的需要，有意识的绘画可以激励孤独症儿童对于对象的依恋。❷ 塞尔韦斯特（Sylwester）认为，长期绘画训练可以使大脑得到发展的潜在动力，最大程度帮助并创造性地解决复杂生活的难题。❸ 马丁（Martin）认为，艺术品具有具体实在的特性，可以促进孤独症儿童的自我意识。研究者认为，相对于其他人群，一旦 I 型心理创伤发生在孤独症儿童身上，更容易向 II 型心理创伤转化，❹ 因此孤独症儿童对于心理健康有着更强烈的诉求，绘画作为替代手段可以帮助他们完成负面情绪的表达和发泄，为孤独症儿童带来积极的情绪体验。❺ 同时，绘画干预的投射、情绪能够扩展表达途径，使其内心愿望以外化形式表现出来，借助绘画干预活动的宣泄和升华途径，疏导和解决孤独症儿童内心无法处理的负面情绪，使其心理健康水平得到提高。

三、临床心理干预研究

临床心理干预研究着眼于改善社交障碍，改善情绪障碍及相关行为问题，改善多动、共同注意等相关障碍，改善孤独症儿童整体心理功能的研究四方面内容。

卡纳拉弗（Kanareff）认为，团体绘画干预能有效激发孤独症儿童的社交动机，改善社交技能。❻ 梅琳达（Melinda）对1例6岁孤独症儿童进行了7个月的艺

❶ Evans K，Dubowski J. Art therapy with children on the autistic spectrum：Beyond words［M］. Philadelphia PA：Jessica Kingsley Publishers，2001，20(20)：263-269.

❷ Emery JM. Art therapy as an intervention for autism，Art Therapy［J］. Journal of the American Art Therapy Association，2004(21)：143-147.

❸ 孟沛欣，郑日昌，蔡焯基，等. 精神分裂症患者团体绘画艺术干预［J］. 心理学报，2005(3)：403-412.

❹ 雷秀雅. 孤独症儿童教育心理学的理论与技术［M］. 北京：清华大学出版社，2012：262.

❺ Christopher S. Nicole martin：Art as an early intervention tool for children with autism［J］. Journal of Autism and Developmental Disorders，2011，41(5)：685-685.

❻ Kanareff R L. Utilizing group art therapy to enhance the social skills of children with autism and Down syndrome(Unpublished doctoral dissertation)［D］. Cleveland：Ursuline College，2002.

术干预，干预后个案的视线接触有明显改善，交流、语言能力有显著提高。❶ 埃普（Epp, K. M.）运用了绘画干预和认知行为结合的方法，有效改善了孤独症儿童的社交能力，降低多动行为等问题。❷ 乔纳森（Jonathan）和伊萨罗（Isserow）对1名孤独症女童和1名典型发展男童的研究发现，艺术干预有助于孤独症儿童共同注意能力发展，并从精神分析角度就其机制进行了探讨。❸ 杜拉尼（Durrani）的个案研究中，孤独症儿童汤姆（Tom）由于早期依恋关系受损形成了不安全依恋，表现为社交困难。通过一年干预，汤姆的感觉调节和自我控制能力明显提高，降低了焦虑、改善了社会交往能力。❹ 哈里斯（Harris C.）研究采用"肖像画"方法，对2名孤独症儿童进行6周的干预。形式包括"自我肖像画""治疗师肖像画"等，有效促进被试者的交流技巧，提升他们面部表情和社会信息的理解。❺ 李（Lee）对有严重社交障碍和频繁情绪爆发的孤独症儿童进行了每周1次，共17次艺术干预，研究者以作品分析及家长、老师报告为依据得出结论：艺术治疗促进了儿童的情绪表达和社会互动能力。❻ 达米科（D'Amico）运用绘画手段对6名孤独症儿童（10～12岁）进行每周1次，持续21周干预，采用SSIS（Social Improvement System Rating Scales）进行测量，统计显示干预前后"多动／注意力缺陷"分量表得分差异有统计学意义，家长量表"多动／注意力缺陷"分量表、"陈述"分量表得分差异有统计学意义。上述研究认为，艺术治疗对孤独症多动

❶ Melinda J, Emery ATR-BC, LMFT. Art Therapy as an Intervention for Autism［J］. Art Therapy, 2008, 21(3)：143–147.

❷ Epp K M. Outcome-based evaluation of a social skills program using art therapy and group therapy for children on the autism spectrum［J］. Children & Schools, 2008, 30(1)：27–36.

❸ Jonathan, Isserow. Looking together：Joint attention in art therapy［J］. International Journal of Art Therapy, 2008, 13(1)：34–42.

❹ Durrani H. Facilitating attachment in children with autism through art therapy：A case study［J］. Journal of Psychotherapy Integration, 2014, 24(2)：99–108.

❺ Harris C. Portrait drawing：An art therapy intervention for adults with autism spectrum disorder［D］. Tallahassee：Master's degree dissertations, Florida State University, 2015：94.

❻ Lee G T, Chou W C, Feng H. Social engagements through art activities for two children with autism spectrum disorders［J］. International Journal of Education through Art, 2017, 13(2)：217–233.

症状的干预效果良好。[1] 基姆（Kim）等运用曼陀罗绘画对1名23岁的孤独症患者进行了6周干预，结果发现该名患者的SIS（社交互动能力）有所提高，研究认为曼陀罗绘画治疗可以作为有效手段广泛运用。[2]

廖建桥等认为，绘画可以充分发挥孤独症儿童的视觉优势，促进整体心理功能提高。人类接受信息的主要通道是视觉和听觉。[3] 张雯对60名孤独症儿童实施每周2次，共计32次绘画干预，并用CARS和ABC量表对效果进行评估，结果干预组儿童的感知觉发展、思维能力提高、创造能力增强、情绪情感稳定，社会适应能力显著改善。[4] 崔建华和谢小璐等对8名孤独症儿童进行了6阶段艺术干预，时间延续13周，结果显示实验组儿童在认知、行为、身体及ATEC量表总分有明显改善，语言、社交因子无显著变化。[5] 卜凡帅等认为，孤独症儿童在视觉信息加工、搜索方面存在优势。[6] 陈言凯对10名孤独症儿童结合团体辅导进行了12次艺术干预，干预活动显著降低了孤独症儿童的焦虑状态，促进了情绪的稳定。[7] 梁永峰等对9名孤独症儿童的研究显示，艺术干预能改善孤独症儿童的认知能力，降低刻板、自伤等行为发生的频率。[8] 慎玮对1名情绪困扰孤独症进行了15次艺术干预，每次干预结束后分析个案作品，并与家长进行访谈，结果显示在干预

[1] D'Amico M, Lalonde C. The Effectiveness of Art Therapy for Teaching Social Skills to Children With Autism Spectrum Disorder [J]. Art Therapy, 2017, 34(4): 176–182.

[2] Kim TH, Li EOI. Mandala Art Therapy: Intervention for Individual With Autism Spectrum Disorder (ASD) [J]. Jurnal Psikologi Malaysia, 2018, 32(1): 97–113.

[3] 廖建桥, 李克志, 王文弼. 视觉和听觉阅读方式对人接收信息效率的比较 [J]. 人类工效学, 1997: 24–27.

[4] 张雯. 自闭症儿童多因素调查分析及绘画艺术治疗干预 [D]. 太原: 山西医科大学, 2009: 12–19.

[5] 崔建华, 谢小璐. 对自闭症儿童进行绘画治疗干预的实验研究 [J]. 唐山师范学院学报, 2013, 35(4): 127–130.

[6] 卜凡帅, 赵微, 荆伟. 学前自闭症谱系障碍儿童视觉搜索优势: 来自眼动和瞳孔测量的联合证据 [J]. 中国特殊教育, 2016(6): 52–58.

[7] 陈言凯. 绘画艺术及团体心理游戏的干预对孤独症儿童情绪影响的研究 [J]. 都市家教月刊, 2016(4): 167.

[8] 梁永峰. 自闭症儿童多因素调查分析及绘画艺术治疗干预解析 [J]. 艺术科技, 2016, 29(1): 9–10.

后，其情绪反应、社会交往、注意力和自我意识均有明显改善。❶ 余姝和林琳对 8 名孤独症儿童进行了 12 周艺术治疗，结果显示干预组 ABC 量表总分、感觉、语言和交往因子分均有显著下降，运动、自理因子分无显著性变化。❷ 李月月和冯斯君采用单一被试实验，研究绘画干预中强化物的运用，结果发现强化物使被试的创造力总体提高，但精细维度有所下降。❸ 黄冬梅和张清茹认为，对于孤独症患儿，在家庭康复管理的基础上联合表达性艺术疗法可提高其临床疗效，有助于增强患儿的正性情感，减轻负性情感，促进病情转归和生活质量的提高。❹ 李姗姗和王育新认为，在绘画期间儿童的全身心投入不但能够在创作的过程探索自我，获得正向的情绪体验，而且情绪表达问题能够得到疏解。❺ 邓欢和马梓熙认为，孤独症儿童的健康成长离不开正常的社交环境，同伴介入法可以有效地提升孤独症儿童的社交能力。❻

四、艺术作品文本文

孤独症艺术作品文本文包含，文本特征研究和作品评定研究。

安布罗斯·塔迪厄（Ambroise Tardieu）的《精神病人的法医学研究》（*Étude médico-légale sur la folie*，1872）中，病人的绘画作品被视为诊断依据。隆布罗斯（Lombros）也指出可通过精神病人的素描和油画观察其心理状态。❼ 之后随着

❶ 慎玮. 情绪困扰儿童艺术教育治疗的个案研究——以一个 4 岁自闭症儿童为例［D］. 南京：南京师范大学，2017：97–100.

❷ 余姝，林琳. 自闭症儿童绘画干预治疗实验研究［J］. 艺术科技，2017，30(6)：396,409.

❸ 李月月，冯斯君. 强化物使用对自闭症儿童绘画创作力影响的个案研究［J］. 教育导刊，2018(1)：58–62.

❹ 冬梅，张清茹. 表达性艺术治疗结合家庭康复管理对自闭症患儿心理行为、病情转归的影响［J］. 中国健康心理学杂志，2021，29(7)：961–965.

❺ 李姗姗，王育新. 绘画治疗在自闭症儿童中的可实施性研究［J］. 鞋类工艺与设计，2021(5)：27–29.

❻ 邓欢，马梓熙. 同伴介入法提升自闭症儿童社交能力的个案研究［J］. 山西能源学院学报，2021，34(5)：27–29.

❼ Farnfield S. Expressive Therapies，Cathy A. Malchiodi(ed.)，The Guilford Press，New York，2005［J］. British Journal of Social Work. 2005. 35：1428–1430.

恩格（Eng，1931）❶、哈里斯（Harris，1963）等众多研究者深入探索，标准化和多样化的绘画评定体系逐渐发展起来，其中包括科皮兹（Koppitz，1968）的画人测验（Human Figure Drawing，HFD）、巴克（buck，1948）的房—树—人测验（House-Tree-Person Drawing，HTP）、伯恩斯和考夫曼（Burns，Kaufman，1972）的家庭动力图画测验（Kinetic Famiily Drawing，KFD）、兰德加滕等的杂志拼贴测验等（Landgarten，1993）。❷ 此外，李雪等对比了35例高功能孤独症儿童和70例典型发展儿童的S-HTP（统合型房树人）绘画测验，结果发现孤独症儿童绘画特征反映出其社会性发展滞后于正常儿童，主要表现在社交互动、人际关系、自我概念和家庭关系。❸ 李雪等在高功能孤独症儿童统合型房树人绘画中发现，孤独症儿童绘画的尺寸小于普通儿童。❹

费恩（Fein）、卢奇（Lucci）、沃特豪斯（Waterhouse）通过对比孤独症和典型发展儿童在"画一个设计"（Draw-a-Design）和"画一个孩子"（Draw-a-Child）任务中表现，发现孤独症儿童作品中有较多"碎片化"和"重叠"特征，费恩等认为这种现象是由其特殊的认知方式导致。❺ 伊姆斯（Eames）等运用系列绘画任务对比了孤独症、典型发展和唐氏综合征儿童的绘画作品，发现孤独症儿童作品的视觉真实性得分明显低于心理年龄匹配的典型发展儿童，稍高于唐氏综合征儿童，和典型发展儿童相比无任何优势。❻ 塞尔夫（Selfe）报道了一名叫纳迪娅（Nadia）的孤独症儿童，存在社交、语言等多种障碍，却具有惊人的绘画天赋；萨克丝（Sacks）报道同样具有绘画天赋的史蒂文（Steven）和亚迪亚

❶ Eng H. The psychology of children's drawings：From the first stroke to the coloured drawing［J］. Nature Publishing Group volume，1932，129：745.

❷ Landgarten H B. Magazine photo collage：A multicultural assessment and treatment technique［M］. New York：Routledge，2017：204.

❸ 李雪，曹白丹，杨文，等.高功能孤独症儿童的统合型房树人绘画测验特征［J］.中国心理卫生杂志，2014，28(4)：260-266.

❹ 同❸.

❺ Fein D，Lucci D，Waterhouse L. Brief report：Fragmented drawings in autistic children［J］. Journal of Autism and Developmental Disorders，1990，20(2)：263-269.

❻ Eames K，Maureen V Cox. Visual realism in the drawings of autistic，Down's syndrome and normal children［J］. British Journal of Developmental Psychology，1994，12(2)：235-239.

（Aadia）。❶ 纳迪娅、史蒂文和亚迪亚都擅长线条画，对颜色画不感兴趣，绘画有浓厚的写实风格，绘画过程中具有强大的专注力。❷ 洛（Low）的研究结果与费恩一致，洛指出："孤独症儿童的几何图形绘画有零碎的绘画风格。"❸ 梅厄（Meaux）等对比了孤独症、听障和典型发展儿童的人脸画，发现前者在绘制人脸时，对耳朵和非脸部特征比较感兴趣，对于眼睛描绘较少。研究者认为这是孤独症儿童感觉加工缺陷导致的特有现象。❹

克雷格（Craig）等运用想象性绘画任务研究发现，孤独症儿童在任务中的表现滞后于典型发展儿童、亚斯伯格症（AS）儿童和中度学习困难儿童。此外，李维斯（Leevers）和哈里斯（Harris）运用了"可能—不可能"绘画❺，李（Lee）运用了"自我和他人"肖像画❻，理查德·乔利（Richard P. Jolley）等运用了"高兴—悲伤"情绪绘画；❼ 运用了"互动绘画"❽ 等方式进行研究。温红通过长时间的临床观察，提出孤独症儿童的绘画中存在整体或细节把控障碍问题。有的儿童善于表现细节忽略整体，有的儿童只能表现整体而无法表现细节。❾ 罗炜和张宇琦的

❶ Sacks O. An anthropologist on Mars：Seven paradoxical tales［M］. New York：Vintage Books，1996：327.

❷ Shah A, Frith U. An islet of ability in autistic children：A research note［J］. Journal of child Psychology and Psychiatry, 1983, 24(4)：613–620.

❸ Low Jason. Generativity and imagination in autism spectrum disorder：Evidence from individual differences in children's impossible entity drawings［J］. British Journal of Developmental Psychology, 2009, 27(2)：425–44.

❹ Meaux E, Bakhos D, Bonnet–Brilhault F, et al. "Please Draw Me a Face…" Atypical Face Mental Concept in Autism［J］. Psychology, 2014, 5(11)：1392–1403.

❺ Leevers H J, Harris P L. Drawing impossible entities：A measure of the imagination in children with autism, children with learning disabilities, and normal 4–year–olds［J］. Journal of Child Psychology and Psychiatry and Allied Disciplines, 1998, 39(3)：399–410.

❻ Lee A, Hobson R P. Drawing self and others：How do children with autism differ from those with learning difficulties?［J］. British Journal of Developmental Psychology, 2010, 24(3)：547–565.

❼ Jolley R P, O'Kelly R, Barlow C, et al. Expressive drawing ability in children with autism［J］. British Journal of Developmental Psychology, 2013, 31(1)：143–149.

❽ Backer van Ommeren T, Koot H M, Scheeren A M, et al. Reliability and validity of the interactive drawing test：A measure of reciprocity for children and adolescents with autism spectrum disorder［J］. Journal of Autism and Developmental Disorders, 2015, 45(7)：1967–1977.

❾ 温虹. 美术馆自闭症儿童绘画干预治疗项目研究［J］. 现代特殊教育, 2016(15)：52–55.

研究都提到孤独症儿童绘画中有重复构型、刻板作画的现象。**❶❷** 金（Kim TH）和李（Li EOI）对1名孤独症患者（23岁，有绘画能力）进行6周干预治疗，对比干预前后作品色彩特征和AQ（Autism-Spectrum Quotient）得分变化，显示干预有效促进了该患者社会互动能力的发展。**❸**

　　亨利（Henley）认为，涂鸦活动有明显的动作发展特征，是建立在成熟的高级神经系统和肌肉系统基础上。**❹** 梅琳达（Melinda）报告过1例6岁孤独症男童的个案，研究所使用的方法就包括了涂鸦。**❺** 乔纳森（Jonathan）和伊萨罗夫（Isserow）报告的个案中，研究者运用绘画干预促进孤独症儿童共同注意能力的发展，使用的方法是涂鸦。**❻** 心理分析学派的观点则认为，涂鸦和婴儿的许多有意识行为一样，其心理动力是为了吸引母亲注意，并表达对控制的反抗和报复。**❼** 涂鸦画是"儿童画"，其特点是无细节、无透视，多表现物体的原始特征和形状，多以圆形、椭圆形等简单形状概括形体。**❽** 作为运动形式，涂鸦以个体运动神经系统和肌肉组织协调运动为前提，对于尚不具备手眼协调、肌肉控制等能力的个体而言，涂鸦更多是一种不受控制的肌肉肢体运。**❾** 禄晓平等运用涂鸦画为对象的研究中发现，孤独症儿童与普通儿童在"绘画概念"等四个维度和"不当用纸"等15个项目上存在显著性差异，并认为其涂鸦画存在群体性的形式特征。**❿**

❶ 罗炜. 星星的孩子——孤独症儿童绘画与艺术治疗个案分析［J］. 中国美术教育，2013(1)：8–11.

❷ 张宇琦. 美术在自闭症儿童教育中的作用研究［D］. 西安：陕西师范大学硕士论文，2015：37.

❸ Kim TH, Li EOI. Mandala Art Therapy：Intervention for Individual With Autism Spectrum Disorder (ASD)［J］. Jurnal Psikologi Malaysia，2018，32(1)：97–113.

❹ Henley DR. Five Scribbles：An Inquiry Into Artistic Intention and Critical Empathy［J］. Journal of Art & Design Education，1994，13(3)：241–250.

❺ Melinda J, Emery ATR–BC, LMFT, Art Therapy as an Intervention for Autism［J］. Art Therapy，2004，21(3)：143–147.

❻ Jonathan, Isserow. Looking together：Joint attention in art therapy［J］. International Journal of Art Therapy，2008，13(1)：34–42.

❼ 陆雅青. 从涂鸦看治疗中的危机与转化［J］. 台湾艺术治疗学刊，2009，1(1)：1–13.

❽ 陈雪影. 儿童涂鸦中的视知觉分析［J］. 长江大学学报(社科版)，2013，36(6)：190–191.

❾ 文丽. 浅谈儿童涂鸦过程中的无意识状态［J］. 美术教育研究，2014(2)：175.

❿ 禄晓平，罗青然，陈青萍. 现象学精神下的自闭症儿童绘画研究——孤独症涂鸦画评定模式的建构［J］. 陕西学前师范学院学报，2017，33(1)：63–68.

还有研究者尝试寻找"涂鸦画"等适合孤独症儿童的评定视角。❶❷

陈灿锐等发现，曼陀罗绘画具有改善情绪的功能，可以用于自我和谐的评估，曼陀罗作品预测孤独症的严重程度。❸❹❺ 禄晓平制定了"孤独症儿童涂鸦特征评定指标""曼陀罗阶段划分标准"，验证了孤独症儿童"涂鸦—曼陀罗绘画干预模式"的有效性。❻ 张亚敏认为，版画作为艺术治疗的媒介研究，可以进一步拓宽艺术治疗的实践形式。❼ 杨开颜认为，以湿水彩作为材料媒介切入孤独症特殊儿童美术疗育的探索和实施。❽ 香莅聪认为，对抽象艺术的心理疗愈功能探究，有利于当代艺术或抽象艺术的教育与发展。❾

五、艺术媒介研究

霍洛维茨（Horowitz）认为，低结构化的媒材（如水彩、油彩、彩色粉笔等）具有流动性，不易控制，但是这类媒材更有利于情感的体验和表达。❿ 玛考尔蒂（Malchiodi）认为，高结构化媒材（如石墨铅笔、彩色铅笔、钢笔、马克笔等）材质坚硬，更有利于控制和精确性的实现，能够给人安全和控制感，适合用在治疗

❶ 周念丽，方俊明.利用绘画区分自闭症谱系障碍儿童功能的探索［J］.心理与行为研究，2012，10(4)：301-306.
❷ 禄晓平，陈青萍，郭海锟，等.自闭症儿童涂鸦画特征研究［J］.中国特殊教育，2017(4)：53-59,71.
❸ 陈灿锐，周党伟，高艳红.曼陀罗绘画改善情绪的效果及机制［J］.中国临床心理学杂志，2013，21(1)：162-164.
❹ 陈灿锐，高艳红.曼陀罗绘画对自我和谐的评估与干预［J］.教育导刊，2014(1)：35-38.
❺ 陈灿锐，尚鹤睿.曼陀罗绘画对孤独症儿童的心理评估效果［J］.医学临床研究，2016，33(8)：1460-1462.
❻ 禄晓平.自闭症儿童"涂鸦—曼陀罗绘画干预模式"建构及其效应机理的实证研究［D］.西安：陕西师范大学，2019：187.
❼ 张亚敏.版画作为艺术治疗的媒介研究［D］.武汉：武汉理工大学，2020：151.
❽ 杨开颜.学前中重度自闭症儿童湿水彩之美术疗育［J］.艺术教育，2021(6)：163-166.
❾ 香莅聪.抽象艺术新视角:抽象艺术的心理疗愈功能探究［D］.北京:中央美术学院，2021：187.
❿ Horowitz E G. The Art Therapists' Primer：A Clinical Guide to Writing Assessments，Diagnosis and Treatment［M］. Springfield, IL：Charles C Thomas Publisher，2020：408.

开始阶段，或者适用于有焦虑表现的个体。❶阮晋勇（Minh-Anh Nguyen）认为，较小纸张给人以安全感，较大纸张能鼓励自由和表达，根据具体情况选用。❷

意象（Image）是人的内心世界与客观现实互通的桥梁，也是艺术治疗实践与研究中的核心问题。周显宝和黄迪梳理了"意象"及传统意象对话技术的应用与发展，并致力于探讨表现艺术治疗过程中的"意象"在多种艺术形式的创造性联结中如何对人的心理层面进行干预，进一步影响其个性塑造与人格形成。❸郑玉贤（정옥현）和朴恩善（박은선）对1994～2016年在韩国发表的91篇文章进行分析，研究以黏土媒介为重点的艺术治疗趋势。研究表明，术语的定义存在问题，并在讨论中强调了以黏土为媒介的艺术治疗的需求和局限性。❹金良子（김양자）等对首尔地区工作的103名艺术治疗师进行问卷调查。结果发现，他们对"非典型艺术媒介"和"湿式艺术媒介"的偏好较低，因为难以处理。艺术治疗师普遍喜欢"干式艺术媒介"，因为它易于处理，并能安全地保护客户和治疗师自己。研究还发现，治疗师的治疗媒体偏好受到社会和文化方面的时间变化的反映和影响。❺张亚敏认为，版画作为艺术治疗的独特性根源于版画艺术的非确定性特征及其所体现的心理意境，"主要表现为版画艺术""主体在场"的审美语境、"非主体性"的审美体验、"内心关照"的移情倾向、"印迹色彩"的情感表达等方面。实践中，版画制作的艺术特质彰显出较为独特的艺术治疗功能，版画艺术颜色材料的丰富性有助于培养个体情趣，制版方式的多样性有助于愉悦个体心境，印制过程的间接性有助于激发个体心理潜能，呈现形式的复数性有助于平复个体心态。❻

秦曼和管雪松针对室内设计作为媒介干预艺术治疗的理论及实践可能性进行相关探讨研究。❼刘承恺从空间设计的角度，分析了养老空间的场所精神，探讨

---

❶ Malchiodi C A. Handbook of art therapy［M］. New York：Guilford Press, 2011：496.

❷ Minh-Anh Nguyen. Art Therapy – A Review of Methodology［J］. Dubna Psychological Journal, 2015(4)：29–43.

❸ 周显宝,黄迪. 意象与对话——表现艺术治疗中的媒介转换与心灵表达［J］. 黄钟（中国. 武汉音乐学院学报）, 2013(3)：143–151.

❹ 정옥현 , 박은선 . 점토매체를 중심으로 한 미술치료 연구동향(1994 년 ~2016 년 국내논문을 중심으로)［J］. 미술치료연구, 2017, 24(3)：845–870.

❺ 김양자, 최윤희, 김태완 , 권젬마 , 김광웅 . 미술치료자의 선호매체에 관한 연구［J］. 인문사회, 2019, 10(4)：781–792.

❻ 张亚敏 . 版画作为艺术治疗的媒介研究［D］. 武汉：武汉理工大学, 2020：151.

❼ 秦曼,管雪松 . 室内设计艺术治疗研究［J］. 家具与室内装饰, 2018(9)：96–98.

了以公共艺术作品作为媒介的艺术治疗以及实施方法。❶ 林岩从公共空间的场所精神与公众参与的视角，探讨以当代艺术为媒介在社会公共空间中进行艺术治疗的可行性以及展开的方式。❷ 郝祎珩和李文凤以《人民日报》"点亮武汉"交互设计为例，通过艺术治疗的基础理论对新媒体艺术（New Media Art）在大型突发公共事件期间的运用进行阐述，探讨新媒体艺术作为艺术治疗新型媒介的实践可行性。❸ 孙昌培（손창배）和郑汝州（정여주）在现象学研究的基础上，探索数字艺术治疗的潜力和适用性。作为研究结果，体验结构被推导为"创造稳定的治疗环境""探索媒体和获得媒体操作技能""数字媒体的治疗促进""数字媒体的治疗限制""数字媒体的功能和治疗目标之间的互动"以及"数字媒体的应用和其应用的扩展"。对经验结构的描述是"数字艺术治疗所需的准备工作""数字艺术治疗的治疗特点"和"数字艺术治疗的补充方面"。❹

六、其他方面

林成允（임성윤）和金秀景（김수경）通过文献调查艺术治疗和艺术治疗的概念，并研究韩国文化政策支持和艺术治疗之间的关系。❺ 金道熙（김도희）通过共词分析加拿大艺术治疗协会（CATA/ACAT）1985～2019年期间在《加拿大艺术治疗协会期刊》上发表的195篇论文。通过信息计量学建立了艺术治疗的学术结构。❻ 崔润英（최윤영）通过分析美术、音乐、戏剧、文学、舞蹈/运动、电影

❶ 刘承恺. 空间的艺术治疗——论公共艺术在养老空间中的介入研究[J]. 美术大观，2019(4)：140-141.

❷ 林岩. 构建治愈性景观：当代艺术在公共空间的艺术治疗[J]. 内蒙古艺术学院学报，2020(2)：130-136.

❸ 郝祎珩，李文凤. 艺术治疗理论在新媒体艺术中的实践运用——以"点亮武汉"交互设计为例[J]. 大众文艺，2020(11)：23-24.

❹ 손창배，정여주. 디지털 미술치료 적용을 위한 미술치료사의 디지털 매체 체험 연구[J]. 미술치료연구，2021，28(3)：607-634.

❺ 임성윤·김수경. 한국 정부의 미술치료 지원 정책에 대한 고찰[J]. 예술인문사회 융합멀티미디어 논문지，2018，8(5)：503-512.

❻ 김도희. 캐나다 미술치료학회지의 연구동향(1985-2019)：논문 제목에 대한 동시출현단어분석기법을 중심으로[J]. 예술심리치료연구，2020，16(2)：165-195.

和摄影等特定艺术媒介的治疗功能，对整合艺术疗法进行理论研究。❶

王红江和张同认为，儿童疗愈环境的空间交互式公共艺术具有空间沉浸性、内容叙事性和形式游戏性三大特征，可成为辅助艺术治疗的道具和空间容器。❷刘玮等通过文献研究法发现，在孤独症儿童"美术治疗"实践过程中，存在有治疗师专业程度不高、治疗途径单一、治疗内容选择不够切合实践主体等问题。❸王玉凤认为，在绘画治疗活动中，社会工作者应该鼓励儿童积极主动地参与，大胆发挥自己的主观能动性，提高绘画治疗的效果。❹马博森等建议在与孤独症儿童交际过程中，交际对象尽可能创设共享沟通情境，有意识辨别不同类型的会话障碍，并采取具有恰当修正引发力度的策略，从而提升孤独症儿童的会话修正能力。❺

在新型冠状病毒感染期间，许多形式的治疗不能再亲自进行，而转向了网上。利亚特·沙姆里·泽维（Liat Shamri-Zeevi）和阿亚·卡茨（Aya Katz）让16位艺术治疗师以他们在屏幕上的形象为模型画出自画像，然后参加访谈。出现了三个主要的主题：在艺术治疗的在线环境中定位自己，艺术治疗师的形象反映在屏幕上和自画像上以及治疗师与客户的关系。治疗师们认为，在在线空间中定位自己的需要，需要治疗师和客户的控制力、灵活性和对变化的快速适应。这些主题被概念化为一面四面反射镜，治疗师、他们的形象、客户和他们的形象都在其中互动。❻洪恩珠（홍은주）和金瑞贤（김서현）利用概念图法分析在艺术治疗经理和治疗师之间对艺术治疗身份的认知。这项研究能够确定，在临床环境中的艺术治疗项目管理者和实际执行项目的艺术治疗师之间，对艺术治疗身份的认

❶ 최윤영.통합예술치료를 위한 예술의 매체별 특성 연구［J］.한국예술연구,2020,28：305-326.

❷ 王红江,张同.儿童疗愈环境的空间交互式公共艺术设计新趋势［J］.公共艺术,2019,(1)：62-67.

❸ 刘玮,涂燊,涂平,等.自闭症儿童"美术治疗"实践中存在的问题及对策［J］.绥化学院学报,2019,39(7)：79-83.

❹ 王玉凤.浅述绘画疗法在特殊儿童社会工作中的运用［J］.美术教育研究,2021(14)：56-57.

❺ 马博森,倪文君,曾小荣.孤独症儿童与正常儿童的他发自我修正策略对比研究［J］.语言战略研究,2021,6(6)：23-32.

❻ Liat Shamri-Zeevi, Aya Katz. The four-sided reflecting mirror：art therapists' self-portraits as testimony to coping with the challenges of online art therapy［J］. International Journal of Art Therapy,2021：112-120.

知存在差异。研究结果显示，专业性是对艺术治疗身份认知的最重要因素。❶ 劳拉·桑托斯（Laura Santos）等对28名健康被试者进行了测试，对一名 ASD 儿童进行了初步的采集。测试表明，机器人镜像执行取决于动作的复杂性和标准化，以及机器人的技术特征，反馈系统评估了动作阶段并成功地估计了练习的完成情况。❷

第三节　艺术治疗主流理论

精神分析取向的治疗师们遵循西格蒙德·弗洛伊德和卡尔·荣格的精神分析路线，把有困难来访者创作的艺术品看成是其心理问题的无意识表达，注重自发性并鼓励其自由表达自我意象，通过绘画艺术治疗过程回溯过去发生的心理问题。很多治疗师都受到精神分析学派的影响，并将心理分析理论的不同分支与精神分析技术、艺术治疗理论及实践相结合。弗洛伊德和荣格的观点主要有三点分歧。首先是对里比多概念的解释，弗洛伊德认为里比多是性能量，早年里比多冲动受到伤害会引起终生的后果；荣格认为里比多是一种广泛的生命能量，在生命的不同阶段有不同的表现形式。其次，荣格反对弗洛伊德关于人格为童年早期经验所决定的看法。荣格认为，人格在后半生能由未来的希望引导而塑造和改变，这是两人对人性本身看法上的原则分歧。最后，荣格更强调精神的先定倾向，反对弗洛伊德的自然主义立场，认为人的精神有崇高的抱负，不限于弗洛伊德在人的本性中所发现的那些黑暗势力。

一、弗洛伊德思想的特质

弗洛伊德的理论称为精神分析理论，弗洛伊德是精神分析理论的创立者。在

---

❶ 홍은주·김서현. 미술치료 기획자와 운영자의 미술치료 정체성 인식에 대한 개념도 연구 [J]. 예술심리치료연구, 2021, 17(1)：75-100.

❷ Laura Santos, Alice Geminiani, Paul Schydlo, et al. Design of a Robotic Coach for Motor, Social and Cognitive Skills Training Toward Applications With ASD Children [J]. IEEE TRANSACTIONS ON NEURAL SYSTEMS AND REHABILITATION ENGINEERING, 2021, 29：1223-1232.

弗洛伊德之后，精神分析理论经过上百年发展，已经形成一个比较复杂的理论体系，具体来说，弗洛伊德最初所创立的精神分析理论，在精神分析学派内部，又称之为经典精神分析。弗洛伊德的理论大致包括如下几个要点。

潜意识理论。弗洛伊德认为人的心理世界是由意识、潜意识和无意识三种成分构成的。其中，无意识和潜意识占据了心理世界的大部分空间，并且无意识的冲突、愿望在很大程度上决定了人类心理世界的发生和发展。也就是说，人类之所以产生各种各样的心理现象、心理的发展变化、心理的疾病及其治疗，都与无意识和潜意识有关，并且无意识和潜意识才是这些现象或问题的根源。

人格结构理论。弗洛伊德认为人格是有自我、本我、超我三部分构成的，本我的功能主要体现的是人的本能愿望，遵循快乐原则，就是怎么高兴怎么舒服怎么来。超我的功能主要体现的是人类文明所带来的道德约束，遵循道德原则，也就是说要看怎么符合道德怎么来。这样一来，本我和超我之间就是相互冲突的，那么自我就是负责来协调本我和超我之间的冲突，自我遵循现实原则，就是根据实际情况来。一个人的自我功能成熟的很重要一点就是看能不能在本我和超我之间找到既符合道德约束，又满足个人本能的最佳方式。

弗洛伊德把人格发展的过程划分为五个阶段：口欲期、肛欲期、性器期、潜伏期、青春期。每个阶段都存在其主要的潜意识冲突，这些冲突的顺利解决才能带来该阶段人格的正常发展，否则，就会导致心理疾病、精神疾病乃至人格障碍。❶❷

弗洛伊德的经典精神分析理论并没有在他有生之年形成完整清晰的体系和界限，弗洛伊德是一位先驱者，开拓了人类对于潜意识的研究领域。这个影响已超出心理学本身，已经给现代哲学、精神医学、艺术、教育学、社会学、人类学以及大量的人文社会科学带来影响和冲击。对于精神分析本身，它的发展虽经百年但仍然还在发展阶段，在未来，精神分析将是"不可思量"的。

❶ 弗洛伊德.梦的解析［M］.亦言,译.北京:中国友谊出版公司,2021:558.

❷ 弗洛伊德.自我与本我［M］.林尘,张唤民,陈伟奇,译.上海:上海译文出版社,2019:274.

二、荣格取向艺术治疗

艺术治疗实践取向非常繁多，以下概述总结一下常见的艺术治疗导向。人本主义导向的艺术治疗、存在艺术治疗、完形取向艺术治疗、个人中心取向表达性艺术治疗、正向艺术治疗、开放式艺术工作室取向艺术治疗、聚焦导向艺术治疗、认知行为取向艺术治疗、叙事艺术治疗（创伤处境）、关系神经科学取向艺术治疗、家族艺术治疗、团体艺术治疗、发展取向艺术治疗、创意教育中的艺术治疗、想象力的整合艺术治疗、折中取向艺术治疗等。不同的艺术治疗取向有着不同的出发点，同时会得到差异化的治疗效果。下文将介绍荣格取向艺术治疗，其他取向会在后面几个章节结合案例出现。

荣格的理论大致包括如下几个要点。

1. 象征

荣格让患者一边讲述自身的梦和幻想，一边寻找其中的象征内容。通过这种象征信息，可以找到个人无意识中所发生的某个事情的蛛丝马迹。他经常与患者讨论象征，观察他们的反应，逐步把无意识要素引入意识层面，从而能够觉察到患者痛苦的真正原因。荣格对象征的理解与弗洛伊德对象征的理解是不同的，荣格理解的象征可用于将隐秘的思想揭示出来，而弗洛伊德强调象征将潜意识的情感与幻想隐藏起来。

2. 原型信息

本质上，无意识中所发现的无数象征信息属于原型信息。荣格常常通过扩充过程，以建设性方法研究象征。这意味着，为了达到明确而鲜明的意义，必须考察神话、民俗和宗教领域中象征成果的纽带。但是，荣格不是立足于个别观点解释梦和幻想，而是深入底层，力图揭示其集体内容。

3. 联想

在治疗过程中，荣格赋予患者独创性信息和概念，使患者一路追随继之而来的一系列思考。这种方法行之有效，可应用于各类神经症、早期精神分裂症等患者的临床诊断与治疗，借助于此，不仅可以测定患者的能力和情绪，也有助于发现无意识情结。

4. 能动想象

荣格的理论主要建立在日常精神疾病诊断与治疗的临床经验上。他的心理学体系富于灵性、充满张力，与机械论取向的现存主流心理学相去甚远。他确信，在治疗过程中，最重要的是追寻当事者的心灵生活，而重中之重是解析个人生平履历和病理报告。荣格动员人们通过画画、演戏、写字等创造性方法，寻找见之于无意识中的象征性。能动想象过程无异于有趣的游戏，它使患者自由自在、无遮无拦地表现无意识，使其重返孩子般天真无邪的状态。❶❷❸

三、艺术治疗的七个理论

玛格丽特·诺姆伯格帮助建立了艺术治疗学科，并开发了一种"动力调整的艺术治疗"。她强调作品中的心理动力的无意识（Dynamic Unconsciousness）投射概念。诺姆伯格著有《艺术疗法简介》（*An Introduction to Art Therapy*，1973）❹ 一书，她的工作对于艺术疗法在美国最初的形成起了很大的作用，推动了早期艺术疗法在美国的发展。

此书在1947年发表时的名字是《作为诊断和疗法的问题行为儿童与青少年的自由艺术表现》（*Studies of the Free Art Expression of Behavior Problem Child and Adolescents as a Means of Diagnosis and Therapy*），她在书中分析了六个个案，试图以自发性绘画或称为自由绘画的过程帮助进行诊断和治疗。在治疗过程中，她承担的角色更多的是一位分析者，而艺术家的角色相对不是很鲜明。她认为有困难来访者无意识的心理问题可以通过"自发性"（Spontaneous）绘画艺术活动表达出来，作品可以表达压抑的冲动。有困难来访者对图像的洞察可以允许无意识信息进入意识层面，有困难来访者一旦了解心理问题的所在，真正和持久的改变就

❶ C. G. Jung (Author), Gerhard Adler (Translator), R. F.C. Hull (Translator). Symbols of Transformation［M］. Princeton: Princeton University Press, 1977：590.

❷ C. G. Jung (Author), R.F.C. Hull (Translator). The Archetypes and The Collective Unconscious (Collected Works of C.G. Jung Vol.9 Part 1)［M］. Princeton: Princeton University Press, 1981：470.

❸ C. G. Jung. Collected Works of C.G. Jung, Volume 9 (Part 2): Aion: Researches into the Phenomenology of the Self (G. ADLER & R. F. C. HULL, Eds.)［M］. Princeton：Princeton University Press. 1959：360.

❹ Naumburg, M. An introduction to art therapy：studies of the "free" art expression of behavior problem children and adolescents as a means of diagnosis and therapy［J］. New York：Teachers College Press, 1973：240.

有可能发生了。这种方法强调有困难来访者自发性绘画，自己对绘画进行领悟和洞察。她建议治疗师不要随意对绘画进行解释。诺姆伯格还受到荣格分析理论的影响（1966）[1]，提出了以弗洛伊德的无意识理论为基础的"心理动力取向的艺术疗法"（Dynamic-Oriented Art Therapy）。

伊迪丝·克莱默（Edith Kramer）强调艺术过程的升华对心理健康的作用。克莱默（2001）[2]强调弗洛伊德理论的"升华"概念。她认为艺术活动可以具有升华的作用，患者内部驱力可以通过艺术升华从而使其心理问题得到解决。她认为升华不是简单的心理行为，涉及置换、符号化、驱力能量中性化、识别和整合等心理机制。因此，升华不能经过计划或者策划而获得，治疗师所能做的工作就是创造一种有利于升华的物理环境和心理氛围，参与到患者的创造性努力中，促成艺术升华。

里德·威尔逊（Reid Wilson）是治疗焦虑症的国际专家，他则强调艺术作为象征（Symbolism）时起到的心灵治愈性功效。威尔逊（1985）[3]的治疗方法基于"象征主义"理论的概念。象征主义是"用某个事物代表、象征或表示其他事物"。威尔逊认为创作视觉意象，发展了符号能力，使受损的符号功能得到帮助。他发现自我发育迟缓的儿童和大脑损伤的成人可以通过绘画发展符号能力，其他心理功能也得到促进。在分析性治疗中，治疗师的工作是寻求患者绘画背后或下面的意义。

阿瑟·罗宾斯（Arthur Robbins）是有60多年临床经验的心理学家和心理分析师。他强调通过创作中呈现出的客体关系（Object Relations），帮助个案洞悉自我形成过程中存在的问题。罗宾斯的治疗方式以精神分析派的客体关系理论为基础。罗宾斯认为，艺术能够反映患者的内部客体关系、相关的防御和发展问题。艺术形式提供了一个既非内心世界也非外部客观世界的空间，这个空间成为主观现实和客观现实的桥梁。治疗中当患者的症状空间出现时，应该鼓励其搜索出隐藏的客体关系，找到在客体关系方面存在的问题。绘画艺术形式有助于将症状

[1] Naumburg M. Dynamically oriented art therapy［J］. Current psychiatric therapies. 1967(7)：61–68.

[2] Kramer E, Ulman E. Postscript to Halsey's "Freud on the nature of art"［J］. American Journal of Art Therapy，1977，17(1)：21–22.

[3] Wilson L. Symbolism and art therapy：I：Symbolism's role in the development of ego functions［J］. American Journal of Art Therapy，1985，23(3)：79–88.

空间转换为治疗空间。治疗师要鼓励患者发现适当的艺术形式，重新产生客体关系。治疗师的作用是提供支持性的环境，使得症状空间得以出现，空间转换就此发生。

拉赫曼·肖班（Mildred Lachman–Chapin）是美国艺术治疗协会艺术委员会成立的先驱力量，并在协会中担任过许多职务。她强调根据自体心理学（Self–Psychology）对作品进行分析。肖班的治疗方法以科哈特（Kohut）的自我客体理论为基础。科哈特认为，具有自恋特征的患者承受着内部空虚感，他们缺乏自尊、在社会生活和性生活上存在困难，造成这些困难的主要原因是在生命头几个月里与看护者的共情遭到失败。拉赫曼·肖班（2000）❶认为，治疗师对患者的共情反映（Mirroring）是重要的治疗手段和技术。绘画艺术治疗中，这种共情反映技术是以绘画对话的形式进行。患者完成绘画后，治疗师依据患者绘画所表现出的需要水平，用绘画的方式做出共情回馈，这个过程为患者提供了体验最初经验的机会，个体通过这个过程能更加成功地参加到相互关系中。

迈拉·莱维克（Myra F.Levick）是美国费城艺术治疗专业的创始人，他注重的是防御机制（Defense Mechanisms）作用下的绘画艺术。

大卫·爱德华斯（David Edwards）是英国HCPC注册艺术治疗师，他强调图像和图形对于个案具有的心理意义。爱德华斯强调图像的意义和作用，他认为艺术品、患者和治疗师这个三角关系中，艺术品调节患者与治疗师的关系，在某种程度上治疗师与患者的每个关系都是间接的。自发性绘画揭示了人格中的另一面，是与"意识自我"相对抗的隐藏的人格方面。治疗师要告诉来访者图像有自己的生命，无论出现什么都是对的，促进患者与图像进行对话，学习信任内部的形象，整合人格中不被接纳的方面。

❶ Lachman–Chapin M. Is art therapy a profession or an idea?［J］. Art Therapy，2000，17(1)：11–13.

第三章

艺术治疗的
历史演变

第一节　艺术治疗史

　　艺术治疗的起源可以追溯到史前时代，人类出于对自然现象的畏惧与恐慌在岩洞中留下壁画以表达敬畏之心。现代艺术治疗起源与本土文化、工业革命、西格蒙德·弗洛伊德的精神分析和卡尔·古斯塔夫·荣格的分析心理学、艺术教育家的探索、现代艺术的冲击有关。艺术治疗是由1930～1940年精神医学运动发展而来。在本土文化中艺术被用作疗愈和沟通的一种渠道，最早被整合进了日常生活中，如洞穴壁画、宗教曼陀罗、部落面具、非洲的服饰等。在工业化的社会中，病人被放到了"精神病院"接受治疗。艺术家则用艺术给精神病相关机构的病人焦虑的心绪找到表达的出口，艺术能通向病人的内心世界，这是语言难以做到的。艺术治疗也是现代精神分析发展的自然结果，它的理论基础有心理分析、心理动力学的概念，弗洛伊德的潜意识、自由联想和梦的解析，直接影响了艺术治疗早期的方法。荣格对集体无意识、原型、象征的强调，为深度心理探索铺设了道路。此外，艺术教育家凯洛格（Rhoda Kellogg，1967）和罗恩菲尔德（Viktor Lowenfeld，1987）观察到，孩子的艺术创作中呈现的模式，对应着人类的发展。

19世纪中期的现代艺术流派中的浪漫主义、印象主义、表现主义、超现实主义与艺术治疗的起源和发展有重要的关联。后印象派的代表凡·高（Vincent Willem van Gogh）是一名精神病患者，后来的艺术史学家、精神病学家把他当作经典案例进行研究分析，试图探究艺术创造力与精神疾病之间的关系。挪威画家爱德华·蒙克（Edvard Munch）17岁时就意识到自己需要通过创造性的过程来达到自我表现的欲望。米罗、达利（Salvador Dali）等艺术家尝试在梦境和幻想中找寻与创造所谓真正的美与真实。达利是绘画领域里潜意识意向的探索者，是弗洛伊德精神分析心理学在艺术上的实践者。当代法国心理学家G·H·拉克（G·H·Laquet）把绘画疗法分为"客观的现实主义"（Objectiverealism）和"心灵的现实主义"（Mentalrealism）两种，认为精神病人在发病时"他的意识往往会与客体不相一致"，使他心灵中的现实变成为非客观的现实。但这种"心灵的现实主义"正是精神病人天才绘画的最大特征。❶

1880年，意大利精神病学家切萨雷·隆布罗索对精神病人也就是我们所认为的"疯子"和创造性能力之间的关系进行了深入的分析和研究，出版了《天才人物》（1882），然后开始尝试在医院里通过对艺术活动加以应用来纾解患者的病症和心理障碍。很多人都认为，病人的绘画可以用于心理病理学诊断（MacGregor，1989）。在这个时期，大多数医生相信精神病人的艺术作品可以证明他们对病人的诊断，特别是对精神分裂症的诊断。例如，在塔迪厄（Tardieu，1872）在《精神病人的法医学研究》一书中，认为让病人绘画是诊断精神疾病的一种方法；西蒙（Simon，1876）在《想象与精神病》一文中讨论了对精神病人绘画作品进行的一系列研究。

19世纪90年代，隆布罗索提出，可以通过精神病人的素描和油画作品观察到他们的心理状态。1899年11月，西格蒙德·弗洛伊德出版《梦的解析》，该书是弗洛伊德精神分析理论的展现，被作者本人描述为"理解潜意识心理过程的捷径"。弗洛伊德的理论核心之一为潜意识。19世纪西方主流思潮为实证论，相信人可取得关于自身及其所处环境的真实认知，并以明智判断予以掌握。弗洛伊德则认为自由意志本为幻念，人无法全然意识到自我。弗洛伊德提出了意识的层次之说，"在表层之下"另有思绪运作。弗洛伊德称梦为"通往潜意识之王道"，提

❶ 周小佩.艺术心理治疗：历史与现状［J］.浙江艺术职业学院学报,2009,7（1）：116–119.

供参与潜意识生活的最佳途径。弗洛伊德《梦的解析》中论证潜意识的存在。❶

1906年，荣格读了弗洛伊德的《梦的解析》之后，受到很大鼓舞，因此将自己发表的《字词关联测》（*Word Association Experiment*）研究寄给弗洛伊德。两人之间从相识、欣赏，再到1912年荣格出版了《转化的象征》后关系决裂。弗洛伊德和荣格自此在"原欲"议题上分道扬镳。❷

诺姆伯格在1915年成立Walden学校时是认同荣格理论的。❸ 诺姆伯格和凯思两人都接受过美国首位心理分析师辛科（Beatrice Hinkle）的荣格心理分析，Hinkle之所以舍弃弗洛伊德理论是因为弗洛伊德理论对女性和女性心理的看法。❹

20世纪20年代。1916年，辛科是荣格《转化的象征》（1912）一书的首位翻译者，出版时称为《潜意识的心理学》（*Psychology of the Unconscious*），这无疑也影响了诺姆伯格和凯思，也形塑和孕育了艺术治疗的开端。❺荣格也十分重视绘画疗法对精神病人的积极作用。他强调："画出我们内心所视的和画出我们眼前所见的，是两种不同的艺术。"根据临床经验荣格相信，以绘画作为表达潜意识经验的工具，要比语言更加直接，是对精神病人进行"心理治疗"的有效手段。荣格所说的这种更直接表达内心经验的手段，后来经过其他医学家和心理学家的系统化，已经发展成为"动力调整的艺术治疗"（dynam ically oriented art therapy）方法。❻

20世纪30年代，德国精神病学家和美术史论家汉斯·普林茨霍恩注意到表现主义的作品和精神病患者的美术作品具有某些形式上的相似性，于是他开始收集德国精神病医院内精神分裂症患者的美术作品，并试图以此来研究艺术灵感的来源。1922年，他出版了《精神病患者的美术作品》一书。普林茨霍恩认为，表达的冲动、游戏的冲动、装饰的冲动、归类的倾向、模仿的倾向、象征的需要这六种基本的心理驱力或冲动决定了绘画构造的性质。普林茨霍恩第一次给予精神病患者的作品这种边缘化艺术形式及其创作者以积极的评价。

---

❶ Richard W. Freud［M］. London：Fontana Press，1971：240.

❷ Rubin，J. A. 艺术治疗取向大全：理论与技术［M］. 新北：心理出版社，2019：194.

❸ Edwards M. Jungian analytic art therapy［M］. New York：Brunner/Mazel，1987：81~94.

❹ Rubin，J. A. 艺术治疗取向大全：理论与技术［M］. 新北：心理出版社，2019：195.

❺ Rubin，J. A. 艺术治疗取向大全：理论与技术［M］. 新北：心理出版社，2019：196.

❻ 维娜蕾·卡斯特. 人格阴影——起破坏作用的生命力量［M］. 上海：上海译文出版社，2003：148.

20世纪40年代，英国美术学家阿德里安·希尔开始使用"艺术治疗"这一词来描述图像创作方面的治疗，希尔认为，在艺术活动中患者的精神高度集中在绘画创作上有助于释放出其压抑的创造力，他着重强调艺术创作过程里其根本的治疗作用。1940年诺姆伯格建立了运用艺术的表达作为治疗的模式，鼓励在心理治疗中运用各种艺术材质来处理个人内心的恐惧、矛盾等。至此，艺术心理治疗成为一种基本的心理治疗疗法。1950年，美国的绘画教师埃利诺·尤曼（Elinor Ulman）工作在残疾儿童的艺术教育的领域里，她致力于发展艺术治疗在不同团体里的作用形式。后来她被美国一间综合医院聘请，进一步为艺术评估的工作添砖加瓦。1925年，诺尔蒙（Nolam）和雷维斯（Lewis）开始着手对神经官能症患者实施艺术治疗。❶ 房树人测验开始于心理学家巴克于1948年发明的"画树测验"，受测者只需在三张白纸上分别画屋、树及人。❷

20世纪50年代，诺姆伯格作为一名教育心理学家为美国的艺术治疗事业的开展做了大量工作。她以精神分析理论为基础，强调"分析"和"动力"，鼓励住院儿童自发性地绘画。她认为艺术创作既然是情感转移关系的一种表达，那么艺术作品也就具有了诊断的价值。艺术作品被看成是心理分析阐释的延伸，患者创作出来的作品是患者和治疗师之间的一种沟通方式，是他们之间的象征性会话，所以艺术治疗的内容着重强调患者、艺术作品与治疗师之间的互动联系。同时有一些艺术家自愿进入精神病院参与治疗和研究，最终得出艺术治疗的方法可以治疗一些疑难患者心理疾病的结论。❸

20世纪60年代初。1960年美国成立了"音乐治疗学会"。1961年美国创建了专业理论杂志《美国艺术治疗杂志》。1965年成立了"美国舞蹈治疗联合协会"。1969年美国艺术治疗协会宣告成立。它组织每年的学术研讨会议，提供专业培训，并组织发表理论文章，协会还建立了艺术治疗课程标准，专业资格登记制度，开始培养专业的艺术治疗师。这个协会的成立使得艺术治疗不再局限于心智残障者和特殊儿童的局限范围，而扩展为一般人追求自我、实现自我、完善自我的一种积极有益的成长途径。

艺术疗法创始人之一诺姆伯格（1966）提出了以弗洛伊德的无意识理论为基

❶ 李晓倩．艺术治疗历史起源探究［J］．知识文库，2017(7)：9—11.

❷ 毕重增．心理测量学［M］．重庆：西南师范大学出版社，2015：244.

❸ 同❶.

础的"动力取向艺术疗法"。她认为患者无意识的心理问题可以通过"自发的"艺术表达出来，艺术可以表达压抑的冲动。患者对图像的洞察可以让无意识进入意识层面，患者一旦了解心理问题的所在，真正和持久的改变就可能发生。

20世纪70年代，奎克斯伕（Kwiakowska）将艺术治疗与家族治疗相结合；雷恩（Rhyne）则将激发参与者的自我表达、自我察觉和团体成员之间的互动发挥到最大。❶动态房树人分析学（Kinetic House-Tree-Person Drawings）由伯恩（R.C.Burn）在1970年发明，受测者要在同一张纸上画屋、树及人。❷这个时期，著名的美国芝加哥艺术学院，首先开设了艺术治疗的硕士课程，并授予相应学位。从那以后，很多美国大学都相继开设这方面的课程，授予学士、硕士以及博士学位，由美国艺术治疗认证委员会（ATCB）进行资质核准和授予证书。❸

1981年，艺术治疗行业开始被越来越多的人承认并在健康服务领域获得官方正式的认可。美国著名的艺术理论家鲁·阿恩海姆（R.Arnheim）在他的艺术心理学中把"作为治疗手段的艺术"作为艺术民主化的一个新进展。他认为作为过去只是取悦少数人的属于贵族阶级的艺术，应该随着民主的发展，让艺术为每一个人而存在、而服务，每一个人都可以是艺术家，每一个人也都有创作艺术的权利和能力并从中获益。这种信念使艺术教育、艺术欣赏有了可能性。他号召艺术必须为现实的人类服务，它应该变得更丰富和有成效。而艺术治疗就是其中一个典范。❹

20世纪90年代，"在诺姆伯格后期的著作中似乎把荣格的理论融入自己艺术治疗的理论中了，她毅然坚决地以较精简的取向来对照。"❺诺姆伯格从未否认荣格心理学对她的影响，只是她偏好弗洛伊德的专有名词，也许她要跟上美国当时的趋势而选择弗洛伊德理论。❻

1992年初，第一届国际艺术医学大会在美国纽约召开，标志着"艺术医学已经进入一个具有历史意义的新阶段"。艺术治疗在技术方面越来越系统和完善，

---

❶ 李晓倩.艺术治疗历史起源探究［J］.知识文库，2017（7）：9-11.

❷ 毕重增.心理测量学［M］.重庆：西南师范大学出版社，2015：374.

❸ 李欧.当代美国的艺术治疗［J］.世界文化，2007（11）：6-7.

❹ 同❶.

❺ Rubin, J. A.艺术治疗取向大全：理论与技术［M］.新北：心理出版社，2019：608.

❻ 同❺.

但是，理论基础仍然较为薄弱。艺术医学的主要理论基础是艺术学与心理学。因而，在这个领域里，关于操作技术的文献很多，而对其进行理论探讨的文献则较少。❶

进入21世纪，克莱默（2001）则强弗洛伊德理论的"升华"概念。她认为艺术活动可以具有升华的作用，患者内部驱力可以通过艺术升华从而使其心理问题得到解决。她认为升华不是简单的心理行为，涉及置换、符号化、驱力能量中性化、识别和整合等心理机制。

罗宾斯的方法以客体关系理论为基础。罗宾斯（2001）认为艺术反映患者的内部客体关系、相关的防御和发展问题。艺术形式提供了一个既非内心世界也非外部客观世界的空间，这个空间成为主观现实和客观现实的桥梁。治疗中患者症状空间出现时，鼓励搜索出隐藏的客体关系，找到在客体关系方面存在的问题。艺术形式有助于症状空间转换为治疗空间，鼓励患者发现适当的艺术形式，重新产生客体关系。治疗师的作用是提供支持环境，使症状空间得以出现，空间转换得以发生。2009年荣格的《红书》出版，该书是荣格通过图像、象征和集体无意识的探索个人内在心路历程的经验，同时是荣格在1914~1930年形成关键理论概念的研究依据。近期，艺术治疗出版物持续强调以下四个主题：美感邂逅心理学、修正对美的理解、挑战惯有的心理治疗看待艺术治疗观点的实践和个案、治疗师或两者的美感研究。❷

可以说，我国是世界上最早运用"艺术疗法"的国家。中医虽无"艺术医学"这门学科，但艺术疗法的思想早已有之，其起源甚至可追溯至史前人类的岩洞壁画。当时所谓的艺术疗法是医疗人员利用艺术活动了解病人的内心意识，帮助情绪受困的病人表达内心感受，如以绘画让病人投射其想法、内心矛盾、人际关系以及因疾病引发的不安情绪等。

20世纪90年代，中国的绘画艺术治疗初显端倪。绘画艺术治疗在中国有漫长的过去，却只有短暂的历史。在中国其真正的学术研究空白至少在20世纪90年代才被打破。1994年龚鉥发表在《临床精神医学杂志》的名为《艺术心理治疗》的文章，此文也是20世纪90年代唯一一篇绘画艺术治疗的理论研究文章。该文

❶ 李欧. 当代美国的艺术治疗［J］. 世界文化，2007（11）：6-7.

❷ Rubin, J. A. 艺术治疗取向大全：理论与技术［M］. 新北：心理出版社，2019.

介绍了西方艺术治疗的心理动力学、人本心和行为心理学流派，同时指出中国画与艺术治疗的关系，认为"作画时能回到与时空合一的境界，把自我及时空的意念全部消灭，达到禅家所谓的'无心'的境界，作画的过程也能帮助人感到松弛，使心灵平静"❶。上海市精神卫生中心贾明等人在1989年8～10月对17例住院精神病人开展了集体艺术治疗，经20次绘画技能训练，作业取得提高，并用BPRS量表前后对照，反映精神症状有所缓解。❷他们在1990年9～1991年7月对38例精神分裂症患者在药物治疗的同时合并绘画疗法，并设立对照组进行对比分析，结果表明：实验组患者较之对照组在改善意志缺乏、愉快感缺乏等阴性症状方面有明显效果。❸2000年后，对外文化交流的增多、资源获得的便捷及西方心理学理论影响的扩大使绘画艺术治疗在中国的传播有了一个新契机，其在国内发展呈现新特点。山东人民出版社2007年出版了由高颖等人所著的《艺术心理治疗》，此外，孟沛欣等人借助新媒介，创办了国内第一家绘画艺术网站——中国艺术心理网。

学术报道增多，理论介绍涉及作用机制。伴随理论介绍的引入增多，绘画艺术治疗在精神科的实施方法有所变化，应用面也从逐渐扩大到学校，并在不同的年龄层次中开展。精神分析导向的艺术治疗模式在精神科病人中得到初步应用，精神分析导向的艺术治疗模式已初露端倪。2003年3～9月，孟沛欣等人在北京进行了团体绘画艺术干预试验，干预围绕一定主题展开，并在团队中让患者依次讲述个人作品，表达主观体验和讲述个人生命故事。治疗师可通过作品洞悉问题所在，共情患者的心理体验，找到干预的契机。❹此外，2016～2021年，笔者在浙江温州地区开展以多维度取向的"总体艺术治疗"。在艺术治疗"艺术"元素上进行拓展尝试，同时介入当代性的艺术思维对作品进行分析。

❶ 龚钚.艺术心理治疗［J］.临床精神医学杂志,1994(4):231–233.

❷ 费明,梁国伟,范振玉,等.精神病人集体艺术治疗的初步探讨［J］.中国康复,1991(1):22–24.

❸ 费明,范振玉,梁秀兰,等.绘画疗法对慢性精神分裂症的康复效果［J］.上海精神医学,1992(4):219–221.

❹ 孟沛欣,郑日昌,蔡焯基,等.精神分裂症患者团体绘画艺术干预［J］.心理学报,2005(3):403–412.

第二节　艺术治疗中的儿童孤独症艺术治疗

一、孤独症概念

孤独症谱系障碍被认为是一种精神发展障碍。尽管人们提出了孤独症谱系障碍在基因上起源假设，但它的起源一直不为人知。加拿大精神病学家彼得·斯萨特马利（Peter Szatmari）博士说，孤独症谱系障碍是所有精神发展障碍中最复杂的；按照劳伦特·默特朗（Laurent Mottron）的看法，这里涉及的问题是大脑结构，该结构的信息处理功能与精神学经典者的大脑功能相比，呈现出某种基因变异。

关于孤独症还有这样一种理解。哈里森等人认为，孤独症者拥有与所有人相同的身体，但他的大脑以不同的方式进行连接。孤独症者的大脑与众不同的连接性导致了他与众不同的神经发展，以及与此差异性相适应的内在管理，这就使患者的身体不得不做出特定行为举止。这些行为举止被称为孤独症的症状，并且人们在全世界的大部分孤独症那里都发现了这些症状。这些症状经常与行为障碍相混淆，但它们并不是行为障碍，这些症状拥有它们自身的功能：它们反映了患者的身体为了帮助其大脑企图，大脑特定的连接性并不能使它持续而稳定地处理信息。为了帮助孤独症者更好地发展，人们与其试图在孤独症者身上消除这些症状，还不如放任他们。❶

二、孤独症概念理解的历史演变

在缺乏坚实的科学证据证明孤独症的有组织性的情况下，孤独症的早期概念化是基于根深蒂固但被误导的信念系统。随着时间的推移，孤独症被概念化为一种行为、分类和维度定义的发育障碍。❷孤独症是早期大脑发育的复杂神经生物学疾病，目前的定义和特征是社会互动和沟通的定性障碍，以及行为、兴趣和活动

---

❶ 布里特·哈里森，丽莎·圣–查尔斯，金·翠．一起聊聊自闭症：与自闭症密切相关的 55 个问题［M］．北京：中国工人出版社，2019：17–18.

❷ Wing, L. Autism：A Neurological Disorder of Early Brain Development, International Child Neurology Association［M］．London：Mac Keith Press，2006：1–18.

的受限、重复和刻板的模式。❶❷由于构成孤独症诊断的特征普遍不在和非特异性，孤独症群体在生物学和神经上多样，具有一系列潜在的生物学亚表型。然而，早期描述孤独症的历史尝试是被掩盖的不知道其生物学、病因学。即使在今天，人们仍然坚持在一种精神健康障碍的框架内对孤独症进行分类，因为孤独症的诊断仍然在精神障碍诊断和统计手册（DSM）内，从DSM-Ⅲ开始，然后继续到最新的重复版本，DSM-5。❸❹❺因此，孤独症的诊断可以被分配，而不考虑刺激的生物学机制、原因和贡献。将ASD分类为一种精神健康障碍有许多实际问题，从污名化、服务条款、研究队列的定义、保险范围到特定的个人和政府权利。❻❼

利奥·坎纳（Leo Kanner）是20世纪30年代和40年代在约翰·霍普金斯医院管理一家诊所的精神病医生，他通常被认为是第一个描述孤独症的临床医生。❽❾坎纳对11名咖啡因障碍儿童进行了观察和研究，在随后的15年，他的研究获得了延迟回声，维也纳儿科医生汉斯·阿斯伯格（Hans Asperger）描述了一种孤独

❶ Frazier T W, Youngstrom E A, Speer L, et al. Validationof proposed DSM-5 criteria for autism spectrum disorder[J]. Journal of the American Academy of Child & Adolescent Psychiatry, 2012, 51(1):28-40.

❷ Mandy W P L, Charman T, Skuse D H. Testing the construct validity of proposed criteria for DSM-5 autism spectrum disorder[J]. Journal of the American Academy of Child & Adolescent, 2012, 51(1):41-50.

❸ American Psychiatric Association. Diagnostic and Statistical Manual of Mental Disorders. 4th ed[M]. Washington, DC: American Psychiatric Association, 1994:943.

❹ American Psychiatric Association. Diagnostic and Statistical Manual of Mental Disorders. 4th ed.-text revision(TR)[M]. Washington, DC: American Psychiatric Association, 2000:943.

❺ American Psychiatric Association. Diagnostic and Statistical Manual of Mental Disorders. 5th ed[M]. Washington, DC: American Psychiatric Association, 2013:991.

❻ Volkmar F R, Reichow B, McPartland J. Classification of autism and related conditions: progress, challenges, and opportunities[J]. Dialogues in clinical neuroscience, 2012, 14(3):229-237.

❼ Volkmar F R, State M, Klin A. Autism and autism spectrum disorders: diagnostic issues for the coming decade[J]. Journal of Child Psychology and Psychiatry, 2009, 50(1-2):108-115.

❽ Kanner L. Autistic disturbances of affective contact[J]. Nervous child, 1943, 2(3):217-250.

❾ Olmsted D, Blaxill M. Leo Kanner's mention of 1938 in his report on autism refers to his first patient[J]. Journal of autism and developmental disorders, 2016, 46(1):340-341.

症精神病，最终以他的名字命名，阿斯伯格综合征（Asperger syndrome）。❶❷❸❹在20世纪40年代，精神病学家和精神分析学家坚持认为，孤独症行为模式是儿童精神分裂症的一种表现。❺在20世纪50～60年代，孤独症的概念化的儿童精神分裂症导致病因假设孤独症是由于情绪障碍深深植固于异常的亲子精神动力学，如婴儿的反应情绪冷漠和遥远的母亲（所谓的冰箱母亲）。❻在20世纪60年代和70年代，随着科学证据出现，表明孤独症是一种神经生物学障碍的理论开始增加，孤独症的心理源性理论开始消退。这包括观察到在同卵双胞胎中出现孤独症的高一致性率，孤独症中癫痫发作和癫痫的发病率和患病率增加，以及孤独症与精神分裂症的真正区别。❼❽❾❿直到1980年，随着DSM-Ⅲ的出版，孤独症才被视为一个单独的类别。DSM-Ⅲ规定了对孤独症的诊断，称为广泛性发育障碍，在30个月前的表现是对人缺乏兴趣的迹象，沟通的严重障碍，以及对环境刺激和互动的奇怪反应。⓫1987年，修订版DSM-Ⅲ-R取消了对发病年龄的要求，并为不完全符合标准的儿童创建了一个类别。

❶ Asperger H. Die "Autistischen Psychopathen" im Kindesalter. [The "Autistic Psychopaths" in Childhood]. Archiv für Psychiatrie und Nervenkrankheiten, 1944, 117: 76–136.

❷ Heilpädagogik AH. Einführung in die psychopathologie des KindesfürÄrzte [M]. Lehrer, psychologen und Fürsorgerinnen. Wien: Springe, 1968: 326.

❸ Fellowes S. Did Kanner actually describe the first account of au–tism? The mystery of 1938 [J]. J Autism Dev Disord, 2015, 45: 2274–2276.

❹ Frith U, Morton J, Leslie A M. The cognitive basis of a biological disorder: Autism [J]. Trends in neurosciences, 1991, 14(10): 433–438.

❺ Volkmar F R, State M, Klin A. Autism and autism spectrum disor–ders: diagnostic issues for the coming decade [J]. J Child Psychol Psychiatry, 2009, 50: 108–115.

❻ Baker JP. Autism at 70—redrawing the boundaries [J]. N Engl J Med, 2013, 369(12): 1089–1091.

❼ Volkmar F R, Nelson D S. Seizure disorders in autism [J]. Journal of the American Academy of Child & Adolescent Psychiatry, 1990, 29(1): 127–129.

❽ Folstein S E. Genetic aspects of infantile autism [J]. Annual review of medicine, 1985, 36(1): 415–419.

❾ Rutter M. Childhood schizophrenia reconsidered [J]. Journal of Autism & Childhood Schizophrenia, 1972, 2(4): 315–337.

❿ Kolvin I. Studies in the childhood psychoses I. Diagnostic criteria and classification [J]. The British Journal of Psychiatry, 1971, 118(545): 381–384.

⓫ American Psychiatric Association. Diagnostic and statistical man–ual of mental disorders. 3rd ed [M]. Washington, DC: American Psychiatric Association, 1980: 494.

谈论广泛、异质性、维度和主观的孤独症诊断已经不够了。相反，重要的是定义和描述孤独症的生物亚表型，这样受影响的结果和生活质量可以改善个人和他们的家庭，在提供有针对性的和多模式治疗基础上了解各种临床概况和表现，潜在的生物学机制和相关的共病。❶

对儿童或成人孤独症的评估应该不再停止 DSM 分类，但应该触发持续和警惕的生物亚表型和临床分析。此外，随着遗传学、神经病学和其他医学领域知识的不断变化，应重新审视以前的非诊断性评估，并考虑到对生物学原因和对患者病情贡献的重新评估和重新调查。

对孤独症是一种神经生物学障碍的缓慢认识，以及医学界逆转孤独症进展或核心特征的能力有限，创造了一个容易受到江湖骗子操纵和欺骗的人群。或者，正如保罗·奥菲特所写的，孤独症患者和他们的家人可能会成为假先知的猎物。❷然而，我们对孤独症的理解已经处于一个十字路口，可以通过遗传学、表观遗传学、代谢组学、神经生理学、神经病学、免疫学、内分泌学和消化学来理解和定义，这可以解释孤独症的异常行为、神经发育和智力表现。尽管需要更多的研究和进展，但对于许多应对孤独症灾难的个人和家庭来说，他们漫长而令人沮丧的诊断旅程和对有效、实用的治疗方法的追求正开始结束，希望改善结果和生活质量。

三、孤独症的理论研究发展

1911 年，瑞士精神病学家尤金·布鲁勒（Paul Eugen Bleuler）第一次使用了"孤独症"这一术语，它源于古希腊词 autos，意思是"自身"，意为天生的。1943年美国精神病学家、物理学家列奥·肯纳（Leo Kanner）总结了孤独症患者的两个特征：孤独（极端孤立）和相同（单调或不变性，维持持久性）。1980 年，英国精神病学家洛娜·温（Lorna Wing）基于一个三重环节对孤独症进行界定，即孤独症三个常见领域的整体：交往、互动以及一成不变的行为与局限的兴趣。2013 年，美国精神医学学会出版了第五版《精神疾病诊断与统计手册》，这本手

❶ Mintz M, Chadehumbe M, Barabas R, et al. The clinical utility of relevant exome panels for autism spectrum disorders and intellectual disabilities [J]. Annals of Neurology, 2014, 76: 246.

❷ Offit P. Autism's false prophets [M]. New York: Columbia University Press, 2008: 328.

册本着协调的精神在整体层面建立了以下标准：社会和社会互动的持续性缺陷，行为、兴趣或活动的受限性和重复性特征，在生命早期出现，在日常生活中导致严重的困难。

过去的30多年中，同时出现了很多持反对意见的理论。法国社会学家布里吉特·查马克（Brigitte Chamak）所谈论的孤独症，与精神学典型者所谈论的不是同一个事物。这里涉及的主要问题表现在感知、信息处理和情感的特殊性上。美国孤独症患者和知名动物学家坦普·葛兰汀（Temple Grandin）给出了最直观的描述，她认为孤独症患者是视觉思维者。

从肯纳起，一直到如今的神经学科，中间经由西蒙·贝伦·科汉（Simon Baron-Cohen）的精神理论、乌塔·弗里思（Uta Frith）的连贯性之说，或是莎莉·奥佐诺夫（Sally Ozonoff）的运行功能紊乱之说，孤独症的历史给我们提供了一系列模型或理论，这些模型或理论仍然在不断增加或丰富。❶

四、儿童孤独症治疗方法综述

对儿童孤独症的治疗方法主要集中在几个主流的方法。

艺术治疗训练，艺术治疗（Art Therapy），从广义上讲，当艺术活动用于心理建设的领域时，包括各种各样的以开发创造性为目标的活动，如音乐、舞蹈等，以这些主题为内容的艺术活动除了有宣泄情绪、疏导压力的作用之外，还可以调节心情。❷狭义上讲，绘画治疗，艺术治疗可以作为一种有效的辅助性干预方法，对孤独症儿童进行治疗。通过绘画，可以让孤独症儿童表达出潜意识中所要表达的内容，并且治疗者可以通过观察拟定相应的治疗方法，起到辅助的作用。绘画疗法同时刺激了孤独症儿童的感知觉，以各种媒介作为材料，提高了孤独症儿童的感知能力。但是由于目前绘画疗法理论的局限，使得绘画艺术治疗师忽略了绘画艺术治疗活动本身对患者心理机能的促进。❸

游戏疗法（Play Therapy）是基于心因论的一种心理治疗方式，起源于精神分

---

❶ 布里吉特·哈里森,丽莎·圣-查尔斯,金·翠.一起聊聊自闭症:与自闭症密切相关的55个问题[M].北京:中国工人出版社,2019:1-9.

❷ 孟沛欣.艺术疗法——超越语言的交流[M].北京:化学工业出版社,2009:1-2.

❸ 孟沛欣.艺术疗法——超越语言的交流[M].北京:化学工业出版社,2009:90-91.

析学派。1919年梅兰妮·克莱因（Melanie Klein）把游戏技巧用于分析6岁以下的儿童，形成精神分析游戏治疗，各种心理学派根据自己的理论不断发展形成了自己的游戏疗法。❶ 对儿童本身来说，游戏疗法能够促进儿童身心健康发展。游戏对于儿童来说是必不可少的，它有助于发展孤独症儿童的"象征"概念。在游戏的过程中，孤独症儿童可以通过玩具来象征生活中的一些物体，通过游戏让孩子去体验生活，进入生活，培养生活中的技术，学会与周围的环境进行交流。因为在游戏时，可以为孤独症儿童创造一个可以接纳他们的环境，可以充分表达他们的情绪，表达喜怒哀乐。并且在进行团队游戏时，如接力跑，游戏可以为孤独症儿童提供团队合作的机会，通过游戏让孤独症儿童知道如何与别人进行配合，增进社交能力，使治疗过程更为真实有效。❷

应用行为分析（Applied Behavior Analysis，ABA）是指基于刺激—反应—强化为基本原理尝试理解、解释、描述和预测为基础，运用行为改变的方法，对行为进行干预，使其具有一定社会意义的过程。一般来说，对孤独症儿童的行为疗法，可以包括基于功能分析上的环境改造、效果调控以及技能训练等。❸ ABA使用的是经典行为主义疗法，主要是以一步步地行为矫正，配合刺激、强化、泛化等手段最终达到改变行为的目的。ABA采用的是一对一的训练方法，一般是由一个训练师（或者是由训练师指导下的家长）对一个孤独症儿童，每周都要进行30～40小时的强化训练，故这个方法也被称为强化训练，或称离散单元教法。❹

感觉统合训练法，感觉统合（Sensory integration）这一概念是由美国南加州大学的心理学博士Jean Ayres（简·艾尔斯）于1969年提出的。感觉统合是指个体进人大脑的各种感觉刺激（视觉、听觉、触觉等）在中枢神经系统中形成有效组合的过程。❺ 也就是说，孤独症儿童通过不同的感觉通道，对接受到的感觉信息进行加工、联系和统一，使个体在外界环境的刺激中和谐有效地运作。

心理理论训练：孤独症的研究在20世纪80年代后期到20世纪90年代，有两大理论占主导地位，一个是"感情认知障碍说"，另一个就是"心的理论"

❶ 刘敏娜, 黄钢, 章小雷. 儿童游戏治疗的研究进展方式［J］. 中国临床康复, 2004: 2908–2909.

❷ 沈玉龙. 儿童自闭症治疗方法综述. 医学信息, 2009, 1 (11): 223–224.

❸ 同❷.

❹ 同❷.

❺ 同❷.

（Theory of Mind）。Baton Cohne（1989）等研究认为，孤独症儿童的人际关系障碍，主要是对他人的心理状态不能推测。❶有人就希望运用心理理论的方法对孤独症儿童进行治疗，特别是在社会交往能力方面。Hadwin（哈德温）等（1997）对孤独症儿童进行心理状态、理解能力以及谈话技巧等的研究表明，心理理论训练有一定的效果。❷

精神统合疗法：精神统合疗法是名古屋大学丸井文男教授所组织的"名古屋大学孤独症研究小组"经过20年研究出的治疗方法。❸精神统合是以帮助孤独症儿童能在集体中接受教育为中心阶段的治疗方法，其具体的经验内容主要限于孤独症儿童在人生初期与成年人形成的人际关系上。此方法充分考虑到了孩子的特殊性，充分利用了不同孩子的特点。

第三节　儿童孤独症艺术治疗现状

一、国际上儿童孤独症艺术治疗的研究情况（2014～2021）

关于孤独症艺术治疗的文献较少，笔者通过Web of Science整理了2014～2021年的期刊文献，主要集中在美国、荷兰、新加坡、塞浦路斯、印度和韩国。关于孤独症儿童艺术治疗的研究和讨论主要集中在：艺术投射了孤独症儿童的心理活动特征，艺术间接促进了孤独症儿童的语言表达和交流，艺术有效发挥了孤独症儿童特有的视觉优势，艺术利于激发孤独症儿童心理、生理潜能，艺术可以提升孤独症儿童的心理健康水平。研究主要以案例分析为主，研究主题涉及孤独症艺术治疗的方法、孤独症艺术治疗师的工作方式和艺术治疗对孤独症儿童康复的有效性进行验证，对孤独症艺术治疗的理论和艺术治疗材料的研究比较少。

孤独症儿童绘画治疗生理机制研究主要包括孤独症儿童的右脑优势研究、孤独症儿童的视觉优势研究、孤独症儿童的孤岛能力研究。有关研究指出，孤独症

---

❶ 沈玉龙．儿童自闭症治疗方法综述．医学信息，2009，1（11）：223-224．

❷ 同❶．

❸ 同❶．

患者存在左脑异常（尤其是颞叶区域），由于这种缺陷使孤独症者的语言和动作也陷于缺陷之中，并被右脑所代偿（曹漱芹，方俊明，2010），由此出现孤独症"右脑优势"假说。基于此，孤独症患者对绘画艺术的接受和运用就具有了神经、生物学优势，而孤独症患者视觉优势是右脑优势的体现。

研究发现相对于语言信息，孤独症患者能够更好地加工视觉信息，对其理解也更全面（Quill，1997）。Wallace等人用核磁共振成像技术扫描具有优秀绘画能力的孤独症儿童脑部，结果发现孤独症儿童前额内侧区、运动前区和颞中区皮质厚度显著低于正常人，而顶上小叶皮质厚度显著高于正常人，他们认为可以解释孤独症儿童较低的社会认知能力和较高的视觉空间能力（Wallace，Francesca，Giedd，2009）。还有研究发现，孤独症儿童在理解语义时，图片比词汇形式具有明显优势（曹漱芹，方俊明，2010；冯会，雷江华，2015）。绘画治疗的实践内容即视觉信息的加工和表达，孤独症思维的视觉空间性和视觉加工优势同时为绘画治疗提供了理论和实践的可行性。

孤岛能力（Islets of Ability）又被称学者样技能（Savant Skills），指说有障碍的个体在一般能力普遍滞后的情况下，某一个或几个领域表现出与其整体能力极不匹配的超常能力（曹漱芹，2013）。孤独症与孤岛现象联系极为密切，是典型的孤岛能力群体。人类一半的孤岛能力都产自孤独症谱系障碍（曹漱芹，2013），甚至许多孤独症天才都具有某种特定孤岛能力（Atkin & Lorch，2006）。在孤岛现象中，绘画是非常引人注目的研究领域，孤独症绘画天才的案例在生活中和媒体中均有所见。有研究认为，孤独症患者超常的绘画能力不是训练的结果，而是因他们神经系统的特质和认知加工特异性带来的一种能力（Fein，Lucci，Waterhouse，1990）。

美国威斯康星州密尔沃基市玛丽山大学艺术治疗学的杜拉尼（Huma Durrani）博士认为，艺术治疗的多感官性和艺术创作的关联性，是艺术治疗的核心。艺术治疗的多感官性和艺术制作的关联性，在艺术治疗师的心理学知识背景下，呈现出一种艺术治疗师的心理学专业知识，为艺术治疗提供了强有力的支持（2019）。❶ 美国达拉斯得克萨斯女子大学职业治疗系克里斯汀·马斯（Christene

---

❶ Durrani，H. A case for art therapy as a treatment for autism spectrum disorder［J］. Art Therapy，2019，36（2）：103–106.

Maas），讨论当前与使用即兴演奏有关的孤独症文献以及在职业治疗实践中即兴创作技术如何解决社会参与问题（2019）。❶ 美国玛丽伍德大学艺术系艺术治疗助理教授阿什利·L.哈特曼（Ashley L.Hartman），玛丽伍德大学艺术系校友佩奇·E.奥温斯（Paige E.Owings），玛丽伍德大学萨克斯顿综合健康中心艺术治疗师泰勒·古特斯曼（Taylor Guttesman），通过融合讲故事和视觉艺术治疗的方法，将视觉艺术、叙事过程、故事讲述和其他表达性疗法融入青少年孤独症群体中进行案例思考（Ashley L.Hartman，Paige E.Owings，Taylor Guttesman，2020）。❷ 美国的塞耶（Thayer, F.）和布龙菲尔德（Bloomfield, B.S.）在一由家长创办的私立日间学校里开展由21名学生（5～21岁）参加的以发展、个体差异、基于关系为基础的综合创造性艺术疗法项目，其中包括每周一次的个人和团体舞蹈、音乐和艺术治疗课程，为期六个月。该研究发现，有适度的证据支持这样的观点：参加基于综合创造性艺术疗法的创意艺术治疗项目的儿童的社会、情感技能得到了提高和改善。❸ 有学者通过对文献的系统性检索，得出了86项研究，这些研究在参与者、基于艺术的干预、社会和参与变量、结果和证据质量方面进行了编码和总结。结果表明，基于音乐的干预措施可以改善孤独症谱系障碍和发育及获得性沟通障碍的儿童和成人的社会和参与结果。❹

有学者在英格兰西北部的两所特殊教育需求学校中，开发并实施了基于协议的集体DMP干预。26名年龄在8～13岁（平均年龄10.65岁）的ASD儿童被随机分配到DMP和标准护理的对照组，采用交叉研究设计。结论为：DMP试验性干预对ASD儿童的社会和情绪健康显示出有希望的结果，无论他们是喜欢语言还是非

❶ Maas C. Improvisational theatre and occupational therapy for children with Autism spectrum disorder［J］. International Journal of Disability，Development and Education，2021，68(1)：10–25.

❷ Hartman A L，Owings P E，Guttesman T. Integrating Storytelling and Visual Arts Therapy：Case Reflections with Young Adults with autism［J］. 신체심리연구，2020，6(1)：57–73.

❸ Thayer F，Bloomfield B S. An evaluation of a developmental individual differences relationship–based（DIR）– creative arts therapies program for children with autism［J］. The Arts in Psychotherapy，2021，73：101752.

❹ Boster，Jamie B Spitzley，Alyson M Castle，et al. Music Improves Social and Participation Outcomes for Individuals With Communication Disorders：A Systematic Review［J］. Journal of Music Therapy，2021，58(1)：12–42.

语言的交流方式。❶

　　荷兰斯坦德应用科学大学艺术治疗师席琳·施韦泽（Celine Schweizer），荷兰格罗宁根大学儿童心理学家埃里克·J.诺思（Erik J.Knorth），荷兰斯坦德应用科学大学社会学家马吕努斯·斯普林（Marinus Spreen）在1985~2012年，选取18个描述性案例研究，并根据"情境结果艺术治疗"（COAT）模式进行了分析。结果表明，艺术治疗可以使儿童的态度更加灵活和放松，自我形象更加良好，沟通和交流能力得到提高。❷席琳·施韦泽和荷兰格罗宁根大学汤姆·A.范·伊佩伦（Tom A.van Yperen）对被诊断为孤独症谱系障碍的儿童进行艺术治疗过程的评估，开发和测试两种用于评估儿童和治疗师行为的观察工具。❸席琳·施韦泽、马吕努斯·斯普林、埃里克·J.诺思为了研究艺术治疗对孤独症儿童的作用，他们通过访谈探讨了8位有经验的艺术治疗师的隐性知识。根据受访者的说法，对患有孤独症的儿童进行艺术治疗有助于他们变得更加灵活和富有表现力，更加放松，更能够在治疗环境和家庭环境中谈论他们的问题。❹

　　西班牙学者分析了沉浸式虚拟绘画作为孤独症谱系障碍儿童的前驱干预的潜力，目的是帮助控制非任务行为。通过对一个4岁的孩子进行干预，比较了他在没有任何干预的情况下的非任务行为，与传统绘画的前驱干预，以及与另一个沉浸式虚拟绘画的干预。研究者使用了一个单例反转设计和一个经过测试的方法来量化干预的效果。本实验在以往文献的基础上增加了新的结果，表明虚拟绘画作为一种前因干预，可以成为控制破坏性和重复性行为的有效工具，帮助ASD儿童

---

❶ Aithal S, Karkou V V, Makris S, et al. A dance movement psychotherapy intervention for the wellbeing of children with autism spectrum disorders: a pilot intervention study [J]. Frontiers in Psychology, 2021,12:2672.

❷ Schweizer C, Knorth E J, Spreen M. Art therapy with children with Autism Spectrum Disorders: A review of clinical case descriptions on 'what works' [J]. The Arts in Psychotherapy,2014,41(5): 577–593.

❸ Schweizer C, Knorth E J, van Yperen T A, et al. Evaluating art therapy processes with children diagnosed with autism spectrum disorders: development and testing of two observation instruments for evaluating children's and therapists' behaviour [J]. The Arts in Psychotherapy,2019,66: 101578.

❹ Celine Schweizer, Marinus Spreen, Erik J Knorth. Exploring What Works in Art Therapy With Children With Autism: Tacit Knowledge of Art Therapists [J]. Art Therapy,2017:183–191.

集中注意力。❶

　　新加坡艺术治疗师胡马·杜拉尼（Huma Durrani）博士研究艺术疗法在解决孤独症和感觉统合功能障碍（SID）共病儿童的依恋障碍方面的作用，通过艺术材料促进感官调节和艺术治疗能够同时解决SID和依恋问题。❷胡玛·杜拉尼博士在基于感官的关系艺术治疗方法（S-BRATA）上，对ASD儿童艺术治疗框架的研究设计了七个主题：安全感、使用儿童的感官特征、艺术材料作为参与的切入点、通过镜像和协调形成依恋、方法的灵活性、结构和边界、艺术作品不是重点。❸胡玛·杜兰尼博士认为，基于感觉的关系艺术治疗方法框架，可用于与孤独症谱系障碍儿童合作，明确解决感觉统合功能障碍和依恋障碍。❹

　　塞浦路斯近东大学的尤塞汉·尤塞索伊（Yücehan YÜCESOY），巴萨克·巴哈拉玛（Başak BAĞLAMA），梅赫梅特·图泽尔（Mehmet TÜZEL）通过确定孤独症和艺术研究的趋势内容，分析和讨论学校管理对孤独症患者的艺术教育作用。❺

　　印度基督大学博士生具钟顺（Jongsoon Koo），基督大学心理学系的副教授伊丽莎白·托马斯（Elizabeth Thomas）对印度9名孤独症儿童进行艺术治疗实验。在8次个人艺术治疗前后测量疗程前后的症状，并对儿童艺术发展的变化进行了研究。参与者的认知、社会和运动技能方面的积极变化很明显。❻

　　韩国大邱大学研究生院康复心理专业硕士卢秀妍（노수연），大邱大学康复心理学系教授崔恩英（최은영）以2级诊断的8岁孤独症儿童为对象，用行为艺

❶ Herrero J F, Lledó G L. Dibujo virtual como intervención previa educativa en el trastorno del espectro autista：un estudio de caso［J］. Aloma：revista de psicologia, ciències de l'educació i de l'esport Blanquerna, 2021, 39(1)：49–56.

❷ Huma Durrani. Art Therapy's Scope to Address Impaired Attachment in Children With ASD and Comorbid SID［J］. Art Therapy, 2019：131–138.

❸ Huma Durrani. Sensory-Based Relational Art Therapy Approach (S-BRATA)：A Framework for Art Therapy With Children With ASD［J］. Art Therapy, 2020：78–86.

❹ 同 ❸.

❺ YÜCESOY Y, Bağlama B, Tüzel M. Art Education, Therapy Interventions and School Management in Autism［J］. Romanian Journal for Multidimensional Education/Revista Romaneasca pentru Educatie Multidimensionala, 2020, 12(1)：334–349.

❻ Koo J, Thomas E. Art therapy for children with autism spectrum disorder in india［J］. Art Therapy, 2019, 36(4)：209–214.

术疗法改善孤独症儿童社会交往能力进行研究。研究结果表明行为艺术疗法可以改善孤独症儿童的自由玩耍和社交互动。❶ 韩国梨花女子大学美术治疗教育专业硕士朴娜贤（박나현），副教授金智慧（김지혜）2017 年 7 月 19 日～10 月 21 日，对一个由 1 名被诊断为孤独症谱系障碍的儿童、父母和两名女孩组成的家庭开展家庭美术治疗质量研究。研究产生 3 个观点：对孤独症儿童家庭的困难形成了积极的看法、参与者能够理解通过艺术治疗进行开放式自我表达和澄清沟通的必要性、参与者在艺术过程中通过相互理解和支持建立了相互合作的关系。❷ 韩国全州大学艺术心理治疗系助理教授文景雅（문경아），对有 3 年以上儿童孤独症艺术治疗经验的 10 名艺术治疗师深入访谈后进行分析，得出主题包括"对儿童无法对视和无反应感到恐惧""受困于缓慢的关系变化和同样模式的工作中，因失控而受挫""不断努力沟通，以美术工作为媒介，不断发生积极变化，发生互动，开始建立关系""在与孤独症儿童建立关系中认识到重要因素""体验建立关系，感觉不仅治疗对象在变化，治疗师自己也在一起进步"。❸ 韩国梨花女子大学教育研究生院美术治疗教育专业硕士高雅英（고아영），梨花女子大学教育研究生院助力教授朴素贞（박소정）通过母亲和患有孤独症的幼儿之间的亲子美术治疗，发现美术治疗能够带来安全感的环境和形成情绪纽带。研究表明，早期的亲子美术治疗的介入可以提高幼儿今后的生活适应能力。❹ 韩国梨花女子大学教育研究生院李秀彬艺术治疗教育硕士项目学生（이수빈），助理教授韩京雅（한경아）就艺术治疗硕士研究生参加孤独症谱系障碍儿童团体艺术治疗实地实践的体验研究，认为艺术治疗硕士生扮演一个促进者的角色，让被诊断为 ASD 的孩子可以在一个群体中进行交流，体验群体的活力。将艺术作为一种媒介，在儿童与治疗师之间以及儿童与儿童之间建立关系，揭示了促进互动的团体艺术治疗的必要性，以及在实践领域对诊断患有 ASD 的儿童作为硕士学位学生达成对治疗目标的深刻同情和

❶ 노수연, 최은영 . 자폐스펙트럼장애 아동의 사회적 상호작용 증진을 위한 행동주의적 미술치료 사례연구 [J]. 정서·행동장애연구, 2018, 35(1) : 167-190.

❷ 박나현, 김지혜 . 자폐스펙트럼장애아동 가족을 위한 가족미술치료 질적사례연구 [J]. 미술치료연구, 2018, 25(4) : 439-462.

❸ 문경아 . 자폐스펙트럼장애 아동 개인미술치료에서 미술치료사의 관계 맺기 체험에 관한 해석학적 현상학적 연구 [J]. 예술심리치료연구, 2018, 14(1) : 199-221.

❹ 문경아 . 자폐스펙트럼장애 아동 개인미술치료에서 미술치료사의 관계 맺기 체험에 관한 해석학적 현상학적 연구 [J]. 예술심리치료연구, 2018, 14(1) : 199-221.

理解的过程。❶ 韩国有学者利用混合方法的研究评估了为期6周的以创造性艺术为基础的家长培训计划对孤独症谱系障碍儿童家长的有效性。❷

二、中国孤独症艺术治疗研究案例概况（2005～2021）

表3-1梳理了CNKI数据库文献例2005～2021年的艺术治疗、孤独症157篇文献，其中包括博士毕业论文4篇，硕士毕业论文43篇，并从中筛选出58篇案例论文，笔者用制表的方式对中国现阶段孤独症艺术治疗的研究成果进行罗列分类及总结。分析得出：所收集文献中的研究方法主要以治疗实践为主，包含"艺术治疗对孤独症儿童效用""艺术治疗取向的美术教育""孤独症与社会融合""孤独症儿童设计"等方面，同时开始涉及孤独症艺术治疗作品的研究。

❶ 이수빈,한경아. 자폐스펙트럼장애 아동 집단미술치료 현장실습에 참여한 미술치료전공 석사과정생에 대한 체험연구［J］. 문화예술교육연구,2020,15(1)：25-50.

❷ Park J E. Effectiveness of creative arts-based parent training for parents with children with Autism Spectrum Disorder［J］. The Arts in Psychotherapy,2021,76：101837.

表3-1　2005～2021年中国CNKI数据库文献关于孤独症艺术治疗研究案例概况汇总表

序号	时间	对象	地点	主题	内容、效果、结论	实施者	备注
1	2005	小枫（3岁3个月）	广州市	高功能孤独症儿童治疗探索	研究整理出一套治疗高功能孤独症的整合治疗模式（心理分析取向）	潘燕华	论文案例
2	2002～2006	青少年	上海市	美术教育促进青少年心理健康的实验研究	这项研究探索了艺术教育和艺术治疗两个领域的交融点，突破了以往艺术教师不能担任艺术治疗师的观点	华东师范大学艺术教育研究中心	平行案例（有参考价值）
3	2009	干预组与对照组各30例儿童孤独症	太原市	艺术治疗在孤独症儿童心理发展中的应用	研究结果：根据干预组和对照组评分标准可以看出长期的艺术治疗将在多个方面促进孤独症儿童的康复	张雯	论文案例
4	2010	8例儿童孤独症	保定市	对8例孤独症谱系障碍儿童的箱庭治疗	该研究从质的方面对箱庭疗法治疗孤独症进行有效的论证	高蕾	论文案例
5	2011	2例儿童孤独症	济南市	艺术治疗对提升智障儿童交往能力的研究	研究表明：根据实验数据以及老师、家长的观察报告，都证明来访者的社交意愿明显提升，人际认知能力以及沟通技巧也得到加强	刘淑霞	论文案例
6	2012	160名孤独症少儿（3.2～14岁）	上海市	利用绘画区分孤独症谱系障碍儿童功能的探索：通过质性与赋分后的量化分析	研究表明：低功能ASD儿童的绘画水平处于"涂鸦期"中功能的ASD儿童已具有特定的具体但只限于人体部位的"前图式期"，高功能ASD儿童有表现人物表情和人物关系的表征能力，进入了"图式期"阶段	周念丽	论文案例
7	2013	艾克拉亚（Echolilia），特殊教学校的孤独症儿童	—	残障儿童艺术康复中心孤独症儿童影像调查与研究	研究内容：蒂莫西·阿奇博德（Timothy Archibald）拍摄他5岁的孤独症儿子艾克拉亚，新京报记者同岗峰拍摄的特殊学校的孤独症儿童	展琦	相关研究（有参考价值）

续表

序号	时间	对象	地点	主题	内容、效果、结论	实施者	备注
8	2013	9例儿童孤独症	泉州市	对孤独症儿童进行绘画治疗干预的实验研究：使用《孤独症治疗评估量表（ATEC量表）》	研究表明：治疗效果在整体比较上也存在个体差异；有的因子在整体上改善有取得明显的改善，但在个体中没能很好地体现出来	崔建华	论文案例
9	2013	4例儿童孤独症	一	如何帮助孤独症儿童进行自主绘画：绘画内容、苹果的表现	研究表明：自主绘画对培养孤独症儿童对自信、感知、手眼协调、精细动作能力等方面有益处	梁永峰	论文案例
10	2014	小楠（单亲家庭子女）	小楠家中	艺术治疗向的美术教育活动初探	研究内容：单亲家庭具有明显的异质性，绘画"艺术治疗向的美术教育活动"能帮助学生抒发情绪和增强自我认知，"艺术治疗向的美术教育活动"在初中课堂中的应用具有可行性	谷敏	平行案例（有参考价值）
11	2014	3例儿童孤独症	莆田市	幼儿园儿童孤独症的早期干预：感觉统合训练、心理干预治疗、绘画艺术治疗	研究内容：对幼儿园三例儿童孤独症，玲玲（3岁）、辉辉（4岁）、强强（5岁）进行早期干预	许林军	论文案例
12	2014	2例孤独症	上海市	艺术家蔡国强主动邀约孤独症学员参加《九级浪》展览，并指导其他们绘画	研究表明：艺术家蔡国强指导刘一（15岁）、崇崇（24岁）进行绘画。以作品的方式呈现，这些笔触未加训练，色彩不羁，构图大胆和意象超凡的绘画可以明显让人感觉到某种内在张力	蔡国强	活动（有参考价值）
13	2015	孤独症儿童产品设计	北京市	基于参与性的孤独症儿童康复教育产品设计研究	研究内容：将参与性设计引入孤独症儿童的产品设计中，总结出了多角色平等参与的策略，阶段式多层次设计策略，设置有趣的障碍物等设计策略，并在设计实践中进行了大胆的尝试	杨青	相关研究（有参考价值）
14	2016	孤独症儿童	张家港市	多方合作，开展孤独症儿童绘画干预治疗："孤独症儿童画干预治疗"项目	研究表明：引导孩子们在绘画过程中关注身边的人与事物，用艺术的方式表达和展示自我表，取得了较好的效果	蔡红秀等	论文案例

序号	时间	对象	地点	主题	内容、效果、结论	实施者	备注
15	2016	1例儿童孤独症	张家港市	例谈孤独症儿童绘画干预治疗	研究表明：经过半年绘画干预治疗，冰儿（12岁）的一些刻板行为有了一定的改善，重复的话语在减少	包文霞	论文案例
16	2016	6例儿童孤独症	张家港市	美术馆孤独症儿童绘画干预治疗项目研究	研究内容：通过现场绘画与记录、家长访谈等方式收集一手资料，为干预策略提供依据	温虹	论文案例
17	2016	康复性空间环境设计研究	青岛市	"全方位沉浸式"儿童孤独症康复性空间环境设计研究	总结归纳提出儿童孤独症"全方位沉浸式"环境干预康复系统的概念	曹朔	论文案例
18	2016	7例儿童孤独症（3～6岁）	杭州市	学龄前孤独症儿童艺术治疗的干预案例分析与研究	研究表明：艺术治疗干预能够建立学龄前孤独症儿童的安全感，有助于情绪表达，有助于提高自我认知和观察主动性，增进学龄前孤独症儿童与他人的情感交流	马琛	论文案例
19	2016	5例儿童孤独症	深圳市	艺术治疗介入孤独症儿童兴趣培养实践报告	研究表明：5位小朋友在情绪以及刻板行为上有较大的改变	李梅	论文案例
20	2016	4例儿童孤独症（6～8岁）	西安市	孤独症儿童艺术教育研究：孤独症儿童音高判断实验	研究表明：实验过程的内容与智商无关，干扰项与智商无关。受音乐教育的孤独症儿童与未受音乐教育的孤独症儿童的数据分析差异，是没有通过阶段性与系统性的教育，孤独症儿童在音乐教育方面具有可塑性	司雯雯	论文案例
21	2017	孤独症人群	天津市	基于孤独症人群的环境设计研究	研究内容：对背景与动态趋势的研究、孤独症人群内在分析与环境设计中的定位研究、环境景观元素的分析研究、孤独症人群的环境空间营造手段的研究和环境设计原则上的研究，进行了分析、归纳、总结、验证	羡晨	平行案例（有参考价值）

续表

序号	时间	对象	地点	主题	内容、效果、结论	实施者	备注
22	2017	1例受情绪困扰的儿童（4岁）	南京市	情绪困扰儿童艺术教育治疗的个案研究	研究表明：艺术教育治疗并非要求老师掌握心理治疗的方法来来诊断与评价儿童，而是在老师整个职业范围内促进儿童获得新的平衡，接受自我的障碍与表现新的自我	慎玮	论文案例
23	2017	11孤独症	北京市	音乐疗法对孤独症患者的干预疗效差异探究：11名孤独症患者，个案研究2名	研究内容：通过具体的观察与分析，探索不同病症表现在奥尔夫音乐治疗中的治疗效果，验证并补量化研究的研究结果，探索出一套具有一定普遍性的孤独症儿童奥尔夫音乐治疗新模式	郭佳明	论文案例
24	2017	8例儿童孤独症	深圳市	儿童孤独症绘画干预治疗实验研究	研究表明：通过对照研究比较绘画干预治疗12周后孤独症儿童ABC量表评分的变化，发现绘画干预对孤独症儿童的症状改善具有一定的作用，能够明显改善孤独症儿童的语言表达、情感认知及社会交往等能力	余姝、林琳	论文案例
25	2017	68例儿童孤独症	西安市	孤独症儿童涂鸦画特征研究	研究表明：两组绘画概念维度的差异表现在"不当用纸"和"边界概念"两个项目上；两组空间概念维度表现在"面积""中心""平衡"三个项目上；两组线条特征维度表现在"流畅"和"极短线""构图线"四个项目上；两组整体特征单度的差异表现在"异系叠加""线条不匀""整体不匀"和"矛盾样""线条不匀"和"联合样"六个项目上	禄晓平、陈青荣、郭海镜、罗子然	论文案例

续表

序号	时间	对象	地点	主题	内容、效果、结论	实施者	备注
26	2017	7例儿童孤独症	杭州市	孤独症儿童艺术治疗实践分享	研究表明：艺术治疗的实践，对学龄前孤独症儿童安全感、情绪表达、自我认知和观察主动性，与他人的情感交流方面有效用	马琛	论文案例
27	2018	5例幼儿孤症（2~5岁）	重庆市	表达性艺术治疗对孤独症儿童沟通能力的训练研究	研究表明：表达性艺术治疗中音乐治疗对于孤独症患儿沟通能力促进有提升作用	卢梦洋	论文案例
28	2018	1例孤独症	广州市	关于改善孤独症群体认知的视觉疗愈设计研究	研究表明：艺术治疗有提升自我肯定和身心健康效果，艺术治疗可与视觉设计相结合，对孤独症群体的认知和功能改善效果较为明显	王维、邓景帆	论文案例
29	2018	1例儿童孤独症（7岁）	徐州市	画由心生——对一名孤独症儿童美术作品的案例分析	研究表明：经过6个阶段的绘画治疗，个案在注意力、情绪、语言等各方面都有不同程度的改善	郡雪原	论文案例
30	2018	1例孤独症	温州市	绘画艺术治疗在心理疾病治疗中的实践应用	研究内容：患者称之前做过MRI（核磁共振），显示有"灶"（MRI结果为多发性腔隙灶），表明脑中有"蚂蚁"，脑组织，即为"蚂蚁"画出。笔者令患者画出"蚂蚁"抽动症状。笔者今患者每日所服之药导致令患者知每日后，并告知患者"蚂蚁""已被""杀"完，并帮患者进行了分辨率最低的CT检查，结果显示正常。	严虎	论文案例

续表

序号	时间	对象	地点	主题	内容、效果、结论	实施者	备注
31	2018	儿童孤独症群体	广州市	由"饥饿"引发的身体行为与情绪认知——广州音孤独症儿童美术课程案例探究	研究表明：从美术治疗的角度来看，从肢体认知到开始体的互动，到刻画推进与图形结合起来，进而将心理还是成果，都有着非同一般的价值	周鹄、关小蕾	论文案例
32	2018	2例孤独症	上海市	孤独症青少年家庭的境况与出路——两个家庭的叙事研究	研究表明：孤独症青少年对家庭系统的影响包括：家人身心健康的负荷，家庭经济需求的增加，家庭角色关系的改变、家庭休闲活动的限制、家庭社交范围的变化、兄弟姐妹互动的变化。家庭教养孤独症青少年应对历程与家庭资源与社会支持	朱森丽	论文案例
33	2019	4例儿童孤独症（8~13岁）	西安市	表达性艺术治疗介入孤独症儿童兴趣培养的实践研究	研究表明：表达性艺术治疗可以提高孤独症儿童的积极动手能力，增强兴趣维持时间和改善情绪行为问题	王怡卜	论文案例
34	2019	孤独症儿童亲子装色彩图案	大连市	关于孤独症儿童色彩图案喜好的亲子装设计研究	研究内容：对孤独症儿童心理治愈服装的设计。在款式上更加宽松无束缚感，避免过于颜预被迫使孤独症儿童软穿脱，在面料上更加柔软舒适	王尧	论文案例
35	2019	社工服务社孤独症服务项目	武汉市	互惠模式介入孤独症儿童社会康复的应用研究	研究内容：通过聚焦孤独症儿童的微观、中间、外层、宏观系统的康复需求，阶段开展社区康复，通过双向互动、三维互动、思维互动以及多维互惠互动使孤独症儿童与社会环境的互惠互动，将短期被动社会康复服务与长期主动社会服务相结合，初步达到社会康复的综合性康复干预	侯瑶佳	项目案例

续表

序号	时间	对象	地点	主题	内容、效果、结论	实施者	备注
36	2019	1例高功能儿童孤独症	重庆市	基于绘画治疗的孤独症儿童情绪表达辅导个案研究	研究表明：绘画治疗干预中儿童情绪表达问题具有可行性，互动关系是绘画治疗的关键，儿童参与绘画治疗需要正确的引导	王楠	论文案例
37	2019	1例中度孤独症（23岁）	广州市	人像特征描绘改善孤独症学生认知的个案干预	研究表明：通过对小皓干预前后的美术作品后，对比其治疗前后的五官认知的改善最为明显，其次为整体认知能力对与空间认知能力的改善尚不明显	王维	论文案例
38	2019	疗愈环境设计	重庆市	社区模式下孤独症人群的疗愈环境设计研究	本设计为孤独症人士提出了"社区化"的居住性及康复模式，并结合"疗愈环境"的概念，强调社区与自然环境的结合，让舒适宜人并且有疗愈作用的空间环境给患者带来生理与心理的舒缓放松	杨景华	相关设计（有参考价值）
39	2019	2例儿童孤独症（8岁、10岁）	郑州市	艺术治疗孤独症儿童言语障碍训练计划——以郑州市中原区育智学校为例	研究表明：经过一系列的艺术治疗，他们对孤独症儿童意识增强了，孤独症儿童能够比较顺利的发音，有快慢以及情绪的变化，并通过这些性质来结合自己的身体、行为、语言来恰当的完成治疗师的指令	詹静、刘欣欣、耿宁	论文案例
40	2019	18例儿童孤独症	广州市	针对孤独症儿童手工疗愈的研究	本研究就课程情况看出艺术在儿童活中的重要性，可以很清晰地看出手工创作对儿童专注度、社交及情绪的帮助	吴文义	论文案例
41	2019	孤独症艺术疗愈空间	杭州市	孤独症动画艺术疗育教学环境研究	研究内容：以学员为青育活动的空间半径和数学活动流程为逻辑基础，提出一个适用孤独症动画艺术疗育的基本空间特征，并根据孤独症患者的障碍设计要求，强调一些无障碍的帮助者注意事项	朱紫静	论文案例

续表

序号	时间	对象	地点	主题	内容、效果、结论	实施者	备注
42	2019	孤独症儿童	西安市	孤独症儿童"涂鸦、曼陀罗绘画干预模式"建构及其效应机理的实证研究	研究内容：构建孤独症儿童"涂鸦、曼陀罗绘画干预模式"，制定了"曼陀罗阶段划分标准"，验证了孤独症儿童"涂鸦、曼陀罗绘画干预模式"的有效性	禄晓平	论文案例
43	2019	孤独症儿童	西安市	孤独症儿童康复服务的社会工作干预研究	研究表明：孤独症儿童的家庭教育十分重要，个案工作在康复服务中更具优势	张志萍	论文案例
44	2020	有困难的来访者	武汉市	版画作为艺术治疗的媒介研究	研究表明：版画具有作为艺术治疗媒介的优势和功能，这种优势主要源于版画艺术创作过程的非确定性特征	张亚敏	论文案例
45	2020	孤独症儿童	镇江市	扁平化图形设计原理在孤独症儿童辅助康复教具设计中的应用研究	研究内容：利用视觉偏向性和图像式思维模式，用孤独症儿童的图形语言进行教具设计，再反过来对孤独症儿童进行干预治疗	李佳芯	论文案例
46	2020	智障儿童	拉萨市	绘本在智障儿童美术教学中的实践应用探究	研究表明：通过实际教学，发现绘本美术教育学习变为主动学习，增强学生习的积极性，更能发散思维，对后期智力的发育有重要作用，也能建立起审美观和培养他们的动手能力	罗平	论文案例（有参考价值）
47	2020	孤独症群体	南京市	纪录片《彩色星球》导演阐述	研究内容：影片以韩国画家尹敏蝶老师为主线，呈现的绘画过程中表达自我，抒发情感的瞬间。色彩语言对于这群特殊群体心灵的疗愈以及大脑的开发都有非常积极的作用	王哲	纪录片（有参考价值）

续表

序号	时间	对象	地点	主题	内容、效果、结论	实施者	备注
48	2020	孤独症儿童	武汉市	家庭早期干预下的孤独症儿童辅助产品设计研究	本书设计了一款针对3~6岁患儿的辅助绘画板结合，该产品将游戏形式为互动接球，在这个过程中促进了家长和孩子间的互动，提高认知能力，加深亲子间的纽带	项好好	相关设计（有参考价值）
49	2020	孤独症儿童	乌鲁木齐市	论绘画实践对孤独症儿童交流能力的提升	研究表明：在对接受绘画辅助教育的孤独症儿童定期观察中发现，一定阶段的绘画辅助会使孤独症儿童的观察能力同时提高，自信心得到提升，同时交流能力明显有所改善	迪丽努尔·买买提、王耀萱	论文案例
50	2020	3例中度儿童孤独症	重庆市	艺术治疗视域下软笔书法训练对孤独症谱系障碍儿童患者的研究	研究表明：软笔书法训练对孤独症儿童课堂问题行为的发生频率具有一定干预效果，问题行为的持续时间缩短，具有良好的社会效度	杨赛男	论文案例
51	2020	孤独症儿童	长沙市	自闭日记：关爱孤独症儿童主题插画设计研究	研究内容：孤独症儿童主题插画设计	杨虹丽	相关设计（有参考价值）
52	2020	孤独症儿童	昆明市	孤独症儿童患者康复中心室内空间营造与优化研究	研究内容：儿童孤独症空间营造与优化	陈李斌	相关设计（有参考价值）
53	2020	孤独症儿童	武汉市	孤独症儿童社会融合融式教学用具设计研究	研究内容：儿童孤独症教学用具设计研究	程梅珊	相关设计（有参考价值）
54	2020	孤独症小学生	上海市	孤独症小学生作业治疗个案研究	研究表明：作业治疗能够有效提高孤独症个体各项基本能力的发展度，增加儿童的社会参与，提高儿童的生活质量	王子纯	平行研究（有参考价值）

续表

序号	时间	对象	地点	主题	内容、效果、结论	实施者	备注
55	2021	80例儿童孤独症	信阳市	表达性艺术治疗结合家庭康复管理对孤独症患儿心理行为、病情转归的影响	研究表明：表达性艺术治疗结合家庭康复管理科可以提高孤独症患儿治疗效果，促进其心理健康发展，有助于其疾病转归及生活质量的改善	黄冬梅、张清茹	论文案例
56	2021	孤独症儿童（4～13岁）	西安市	绘画治疗在孤独症儿童中的可实施性研究	研究表明：在绘画期间儿童的全身心投入不但能够在创作的过程探索自我，获得正向的情绪体验，而且通过表达问题能够得到疏解	李姗姗、王育新	论文案例
57	2021	1例儿童孤独症	广州市	学前中重度孤独症儿童湿水彩的美术疗育	研究表明：通过美术疗育建构社交基础模式，促进语言的发展；通过美术疗育干预剖析板性行为，促使美术行为变化和拥有弹性；通过美术疗育了解个案的心理活动特征	杨开颜	论文案例
58	2021	5例儿童孤独症	北京市	表达性艺术治疗对孤独症儿童社交障碍的干预研究	研究表明：表达性艺术治疗对孤独症儿童回应式共同注意力和呼名反应两个目标行为的干预有效	刘航奇	论文案例

注 本汇总表来源于 CNKI 数据库文献，详细引证见参考文献列表。

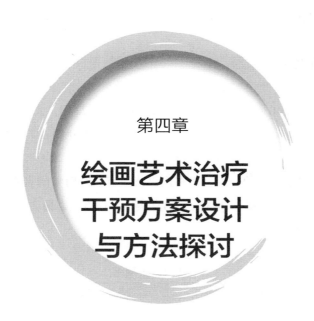

第四章

绘画艺术治疗
干预方案设计
与方法探讨

第一节　绘画艺术治疗干预方案设计

一、研究目的及假设

针对孤独症儿童的社会交流障碍和刻板行为等特征，运用艺术治疗的实践方法，通过长期运用艺术手段进行治疗干预介入，设计孤独症儿童艺术治疗干预内容。

在此过程中，让孤独症儿童尝试各种艺术材料和艺术手法，对材料和方法进行感知和运用。帮助孤独症儿童建立安全感，增强感觉刺激和思想情绪的表达；给孤独症儿童提供宽广的创造性表达的领域，增进孤独症儿童的感知力，使之交流和行为能力增强并得到改善。

对孤独症儿童进行艺术治疗的研究目的主要集中在以下几个方面：在孤独症儿童中使用艺术创作技术，有助于孤独症儿童稳定情绪和抒发情感；通过团体艺术干预改善孤独症儿童的社会技巧和社会适应性，建立社会意识和责任感；通过艺术干预过程促进孤独症儿童语言发展、认识能力改善；通过艺术治疗可以提高孤独症儿童自我认识能力，激发创造力和想象力。

二、研究对象

全部研究对象40人来源于温州地区，其中男性23例，女性17例，开始调查年龄在3～15岁，开始调查平均年龄7.3岁，结束调查年龄在7～19岁，结束调查平均年龄11.25岁。

关于匿名和隐私性的处理。本书内已将所有研究对象的真实名字加以处理，使用别称。为证实本次田野调查研究的真实性，地点、志愿者和部门信息均为真实信息（表4-1、表4-2）。

表4-1　干预组

序号	姓名（化名）	性别	开始年龄	结束年龄	程度	目前就读学校/培训机构	地区
1-1	渃渃	女	3岁	7岁	轻度	某儿童成长中心	温州市龙湾区
1-2	赫赫	男	3岁	7岁	轻度	龙湾区某小学	温州市龙湾区
1-3	彤彤	女	4岁	8岁	中度	鹿城区某小学	温州市鹿城区
1-4	铭铭	女	5岁	9岁	轻度	龙湾区某小学	温州市龙湾区
1-5	涵涵	女	5岁	9岁	轻度	某特殊教育学校	温州市龙湾区
1-6	文文	女	5岁	9岁	重度	龙湾区某小学	温州市龙湾区
1-7	醒醒	女	6岁	10岁	中度	某特殊教育学校	温州市瑞安市
1-8	轩轩	女	7岁	11岁	中度	某特殊教育学校	温州市龙湾区
1-9	盈盈	女	8岁	12岁	轻度	龙湾区某小学	温州市龙湾区
1-10	豪豪	男	8岁	12岁	重度	某特殊教育学校	温州市龙湾区
干预组一10人，其中男性2例、女性8例，开始调查年龄在3～8岁，开始调查平均年龄5.4岁，结束调查年龄在7～12岁，结束调查平均年龄9.4岁							
2-1	航航	男	7岁	11岁	轻度	龙湾区某小学	温州市龙湾区
2-2	好好	女	9岁	13岁	中度	某特殊教育学校	温州市鹿城区
2-3	宇宇	男	10岁	14岁	中度	某特殊教育学校	温州市龙湾区
2-4	禹禹	男	10岁	14岁	轻度	某特殊教育学校	温州市鹿城区
2-5	新新	男	10岁	14岁	轻度	某特殊教育学校	温州市龙湾区
2-6	霖霖	男	11岁	15岁	中度	某特殊教育学校	温州市鹿城区
2-7	雨雨	女	11岁	15岁	轻度	某特殊教育学校	温州市鹿城区
2-8	翔翔	男	14岁	16岁	中度	某特殊教育学校	温州市龙湾区
2-9	睿睿	男	15岁	19岁	中度	居家	温州市苍南县
2-10	恺恺	男	15岁	19岁	中度	某特殊教育学校	温州市鹿城区
干预组二10人，其中男性8例、女性2例，开始调查年龄在7～15岁，开始调查平均年龄11.2岁，结束调查年龄在11～19岁，结束调查平均年龄15岁							

表4-2 对照组

序号	姓名（化名）	性别	开始年龄	结束年龄	程度	目前就读学校/培训机构	地区
1-1	曼曼	女	3岁	7岁	轻度	早托班	温州市龙湾区
1-2	旖旖	女	3岁	7岁	轻度	鹿城区某小学	温州市鹿城区
1-3	天天	男	3岁	7岁	轻度	某儿童成长中心	温州市鹿城区
1-4	怡怡	女	3岁	7岁	轻度	居家	温州市龙湾区
1-5	谦谦	男	4岁	8岁	轻度	鹿城区某小学	温州市鹿城区
1-6	源源	男	4岁	8岁	轻度	龙湾区某小学	温州市龙湾区
1-7	瑜瑜	男	4岁	8岁	中重度	某感统幼儿园	温州市鹿城区
1-8	忻忻	女	4岁	8岁	轻度	某特殊教育学校	温州市龙湾区
1-9	豪豪	男	6岁	10岁	轻度	云浮市某小学	浮云市
1-10	瑞瑞	男	6岁	10岁	中度	某特殊教育学校	温州市鹿城区
对照组一10人，其中男性6例、女性4例，开始调查年龄在3～6岁，开始调查平均年龄4岁，结束调查年龄在7～10岁，结束调查平均年龄8岁							
2-1	和和	男	6岁	10岁	中度	某特殊教育学校	温州市瓯海区
2-2	皓皓	男	6岁	10岁	重度	某特殊教育学校	温州市鹿城区
2-3	博博	男	7岁	11岁	中度	某特殊教育学校	温州市瑞安市
2-4	宇宇	男	7岁	11岁	中度	某特殊教育学校	温州市鹿城区
2-5	扬扬	男	8岁	12岁	轻度	某特殊教育学校	温州市龙湾区
2-6	言言	女	8岁	12岁	中度	某特殊教育学校	温州市鹿城区
2-7	溥溥	男	8岁	12岁	中度	某特殊教育学校	温州市瑞安市
2-8	畅畅	男	10岁	14岁	轻度	某特殊教育学校	温州市瓯海区
2-9	容容	女	14岁	18岁	轻度	某特殊教育学校	温州市龙湾区
2-10	希希	女	12岁	16岁	中度	某特殊教育学校	温州市鹿城区
对照组二10人，其中男性7例、女性3例，开始调查年龄在6～12岁，开始调查平均年龄8.6岁，结束调查年龄在10～16岁，结束调查平均年龄12.6岁							

三、研究设计

（一）分组

开始调查年龄3～5岁，结束调查年龄7～19岁；其中对照组开始调查平均年龄6.3岁，结束调查平均年龄10.3岁；干预组开始调查年龄平均年龄8.3岁；干预组结束调查平均年龄12.2岁。对照组和干预组纳入和排除诊断标准：参照美国精神病学会编制的精神障碍《诊断和统计手册》第四版（DSM-VI）中关于婴孤独症儿童的诊断标准（附表1）。孤独症儿童行为检查表（ABC）评分大于等于62分；如果在全面的体格检查和精神疾病检查之后认为该名儿童可能存在已知病因的发育障碍或其他精神疾病则被排除；排除发育迟滞、阿斯伯格综合征（Asperger syndrome）、儿童少年精神分裂症、选择性缄默症、特定感受性语言障碍、强迫症、童年瓦解性精神障碍（Heller综合征）等其他广泛性发育障碍等。

（二）干预前测试

要求干预组和对照组接受干预之前分别接受儿童孤独症诊断量表，由精神科医生填写，孤独症儿童行为检查量表（ABC）和儿童孤独症评定量表（CARS）由家长或监护人完成。

（三）干预方案

干预组和对照组在接受正常治疗的同时，对干预组进行艺术治疗干预，干预组被分成10人一组，一共2个组。计划内干预：每年1期，每期16次，每周干预2次，每次3小时，总共4年，32周，64次，192小时。计划外家庭干预建议每周进行2次家长引导取向艺术治疗，具体根据每个家庭实际情况而定（艺术治疗师对家长开展专业辅导，使家长掌握艺术治疗简单流程，能按制定好的干预方案进行简单的引导）。

干预目的和预期效果整体设计如表4-3所示。

表4-3　整体设计

时间	主题	目的和意义	预期效果
2016～2017	项目阶段一：《向杰克逊·波洛克致敬》	起始阶段，让孤独症儿童了解艺术材料和表达的丰富性，从中获得艺术创作的愉悦感	发泄情绪；展示自我
2017～2018	项目阶段二：《自由创作》	探索阶段，训练孤独症儿童的艺术联想能力，初步确立个人的艺术喜好	提高自我表达能力；增强自信心
2018～2019	项目阶段三：《互动创作》	发展阶段，加强孤独症儿童艺术创作中的互动性训练	提高交流能力；表达主观意愿
2019～2020	项目阶段四：《合作创作》	巩固阶段，培养孤独症儿童的社会适应能力，在社会交流活动中加强自信心	感知协作创作的力量；提高社会适应能力

各阶段艺术治疗干主题设计如表4-4所示。

表4-4 主题设计

时间	主题	主题概况	干预核心
2016～2017	项目阶段一：《向杰克逊·波洛克致敬》	1.滴彩技法 2.流彩技法 3.利用废旧品创作 4.自由行走	宣泄情绪（自由控制、借物抒情、行动表演）
2017～2018	项目阶段二：《自由创作》	1.色彩搭配 2.几何图形 3.想象的空间 4.我们一家人	1.发现自我 2.训练几何意识 3.训练联想功能 4.寻找安全感
2018～2019	项目阶段三：《互动创作》	1.用线条、形状、色彩或图像进行互动 2.身体映像 3.通过艺术腾出空间 4.自发性曼陀罗	1.寻找深沉的链接 2.探讨关系 3.腾出空间 4.见到自身更多的可能性
2019～2020	项目阶段四：《合作创作》	1.来自星星的艺术衍生品 2.中国艺术家牵手星孩合作创作公益计划	互动社会

各阶段艺术治疗取向设计如表4-5所示。

表4-5 取向设计

时间	主题	艺术治疗取向	显点
2016～2017	项目阶段一：《向杰克逊·波洛克致敬》	主导取向： 1.开放式艺术工作室取向艺术治疗 辅助取向： 2.人本主义导向艺术治疗 3.精神分析取向艺术治疗 4.团体艺术治疗	1.艺术、场域 2.导入、引导 3.访谈、分析 4.团体、互动
2017～2018	项目阶段二：《自由创作》	主导取向： 1.想象力的整合艺术治疗 辅助取向： 2.荣格取向艺术治疗 3.认知行为取向艺术治疗 4.个人中心取向表达性艺术治疗	1.多维引导 2.访谈、分析 3.观察、分析 4.调查、分析
2018～2019	项目阶段三：《互动创作》	主导取向： 1.聚焦导向艺术治疗 辅助取向： 2.家族艺术治疗 3.发展取向艺术治疗 4.关系神经科学取向艺术治疗	1.方式 2.家族 3.引导、分析 4.检查、分析
2019～2020	项目阶段四：《合作创作》	主导取向： 1.创意教育中的艺术治疗 辅助取向： 2.认知行为取向艺术治疗 3.存在艺术治疗 4.叙事艺术治疗	1.美育 2.调查、分析 3.分析 4.叙事疗伤

各阶段艺术治疗理论与方法设计如表4-6所示。

表4-6　理论与方法设计

时间	主题	理论	方法
2016～2017	项目阶段一：《向杰克逊·波洛克致敬》	1.潜意识理论 2.人格结构理论 3.人格发展理论	强调作品中的心理动力的无意识投射概念
2017～2018	项目阶段二：《自由创作》	1.潜意识理论 2.人格结构理论 3.人格发展理论	1.强调图像和图形对于个案具有的心理意义 2.强调艺术过程的升华对心理健康的作用
2018～2019	项目阶段三：《互动创作》	1.潜意识理论 2.人格结构理论 3.人格发展理论	1.强调艺术作为象征时起到的心灵治愈性功效 2.注重的是防御机制作用下的绘画艺术
2019～2020	项目阶段四：《合作创作》	1.潜意识理论 2.人格结构理论 3.人格发展理论	1.强调通过创作中呈现出的客体关系帮助个案洞悉自我形成过程中存在的问题 2.强调根据自体心理学对作品进行分析

（四）干预后测量

对干预组和对照组进行孤独症儿童行为检查量表和儿童孤独症评定量表测量，由家长或老师填写，获得策略数据。

（五）量表使用和调查结果统计方法

儿童孤独症行为评定量表。孤独症行为评定量表（附录2），由57项儿童孤独症行为症状组成，包含了感觉能力（S）、交往能力（R）、运动能力（B）、语言能力（L）以及自我照顾能力（S）五个方面，每项选择为"是"与"否"的回答，对"是"的回答，分别给予1-4级评分。该量表在专业人员的指导下由孤独症儿童家属完成测评，对治疗前后的得分进行科学统计。

儿童孤独症评定量表。儿童孤独症评定量表（附录3），由15项内容组成，有检查者评定使用。该量表每项按1-4级评分，4级为最终一级，总分>30分可诊断为儿童孤独症，少于36分则为轻至中度孤独症，总分达到或大于36分时为严重孤独症。分别于治疗前及各疗程结束后，由经过专业指导的孤独症儿童家长完成测评，对治疗前后的得分进行科学统计。疗后得分减少≤5分为无效，得分减少>5分为有效，得分减少>10分为显效。

孤独症儿童多因素调查表（附录4）。由调查表根据文献设计调查表，调查表的内容包括：一般背景情况，性别、年龄、出生日期等，家庭基本情况，母亲孕期情况，儿童出生情况，喂养史，发育史。

（六）统计方法

采用 t 检验[1]对儿童孤独症行为评定量表和童孤独症评定量表问卷调查数据进行成对样本检测，同时对儿童孤独症行为评定量表问卷调查五个因子数据进行成对样本检测。

四、准备及实施

传统的艺术治疗干预，主要以绘画治疗为主，材料和干预设计局限于绘画材料和传统绘画思维。本田野调查的实践准备中，研究者从2015年开始计划设计研究方案，于2016年开始正式实施，持续至今，限于本书篇幅设计研究时间设定为2016～2020年，将研究对象锁定在2016年至今一直坚持艺术治疗的孤独症儿童，由温州医科大学经过培训的学生作为志愿者，研究期间参与者达1000多人次。研究者共设计了三个大型治疗空间，2016年的研究者个人艺术工作室、2018年由爱心企业家提供的大厦整层空间、2019年由当地政府提供公共公益活动场所。研究者根据对孤独症儿童的深入了解，并通过长期的思考和实践，融入了当代艺术创作思维和后现代主义美学观念，设计了多种类型的干预方案进行实践研究。让孤独症儿童更多地接触各种媒介材料，感知不同的艺术主题，从传统的二维视觉体验逐步增进多维的艺术感知体验。

---

[1] t 检验, 亦称 student t 检验(Student's t test), 主要用于样本含量较小(例如 $n < 30$), 总体标准差 σ 未知的正态分布。t 检验是用 t 分布理论来推论差异发生的概率, 从而比较两个平均数的差异是否显著。它与 f 检验、卡方检验并列。t 检验是戈斯特为了观测酿酒质量而发明的, 并于1908 年在 Biometrika 上公布。

第二节 绘画艺术治疗干预取向、方法与应用

一、干预取向

（一）开放式艺术工作室（Open Studio Project，OSP）取向

2015年底笔者计划在中国温州的个人艺术工作室开展艺术治疗项目，这与美国治疗师Dayna Block（戴娜·布洛克）、Deborah Gadiel（黛博拉·加迪尔）、Pat Allen（帕特·艾伦）三人于1995年在芝加哥开了一间店面画室有相通之处，不同的是笔者以艺术家的身份转而进入艺术治疗领域，而他们三人则是为了寻找艺术治疗中艺术的灵性部分。开放式艺术工作室取向的艺术治疗主要是以职业艺术家的观点设计治疗训练方案，同时举办一些社会性展览。

在过去的六年中，笔者对艺术家参与的艺术治疗有了更深的理解。开放式艺术工作室取向中有三个重要元素：意图（intention），对艺术创作本身的关注（attention to art making），以及透过写作和阅读的见证记录（witness through writing and reading）。❶

我们从开放艺术工作室的最初的意图就可以发现，艺术治疗和艺术创作能在工作室里同时做到。笔者的个人工作室不仅给有困难的来访者提供艺术治疗的过程，同时带领他们创作艺术作品，最后作品以专业艺术展览的方式呈现在大众视野中。开放艺术工作室的概念以沉浸式的治疗方式，让有困难的来访者，明确他是进入艺术家的工作室，而不是进入了心理治疗室。如此可以让有困难的来访者更加轻松、自如地投入带有疗愈计划的艺术创作中。在这个过程中，艺术工作室里的艺术家和艺术家的作品对有苦难的来访者就会有一种暗示作用，同时这种暗示将伴随其艺术创作的整个过程。同一时间内，艺术家兼治疗师的态度也是非常重要的。有一次在艺术治疗过程中，一位孤独症儿童将颜料挥洒在了艺术家的作品上面，艺术家用包容的态度，让此事略过。孤独症儿童以及家长在这个过程中获得了满满的安全和幸福感。此后，笔者的开放艺术工作室就成为他们的有安全感的艺术之家（图4-1）。

---

❶ Rubin, J. A. 艺术治疗取向大全：理论与技术［M］. 新北：心理出版社，2019：608.

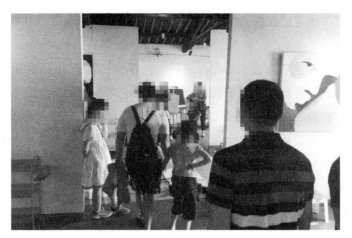

图4-1 孤独症儿童团体艺术治疗现场1 2016
来源：潘罗敏慈善艺术工作室

　　我们鼓励孤独症儿童在开放的艺术工作室中，用简单的材料，进行深刻、投入的创作。鼓励以一种无目的式的创作出发点开始进入，慢慢地让图像本身来主导我们的创作过程。在这个创作过程中我们会感受到一种来自艺术自由的愉悦感。在开放的艺术工作室中笔者常常会提议，你喜欢什么、想要什么就表达什么。没有技法的戒律，没有导师的意图，不受同伴的影响。同时，孤独症儿童也可以提出自己的诉求。在一次绘画现场，一位孤独症儿童因为当天自由绘画创作大部分使用灰色颜料，而不愿意进入工作室。于是，第二次绘画课堂，我们专门为这位孤独症儿童调整了色彩（图4-2）。

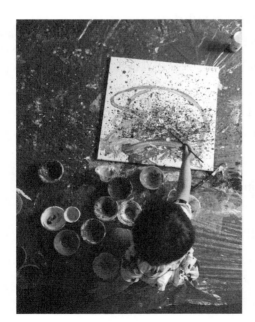

图4-2 孤独症儿童团体艺术治疗
现场2 2016
来源：潘罗敏慈善艺术工作室

　　笔者认为，在艺术创作中，体验快乐是非常重要的事情。我们只有在放松的时候才会全然地感受快乐的到来。在开放艺术工作室的艺术创作环节，艺术治疗师应该把关注点放在制造轻松、愉悦、好奇、兴奋、享受，且有安全感的创作空间上。

开放艺术工作室取向艺术治疗的最后一个环节"见证"。通常是通过描述绘画过程和心得，把所有经验记录下来。笔者作为艺术治疗师在开放艺术工作室取向的艺术治疗的最后一个环节用"举办艺术展览"的方式进行记录和见证。当我们把孤独症儿童的绘画作品像专业艺术家的作品一样展示在一流的美术馆或展厅时，参与到这个治疗过程的所有人，包括孤独症儿童、家长、志愿者都惊奇地发现，原来他们的作品可以和艺术家的作品一样精美，耐人寻味。然而这一体验，在传统的开放艺术工作室是未践行的。这也成为笔者实施开放式艺术工作室研究的重点。

展览开始之前，我们会邀请社会各界人士来参加我们的开幕式，有政府公务员、商人、艺术家、医生、治疗师和社会各界爱心人士。开幕式上，我会要求孤独症儿童家长给嘉宾诉说生活和绘画过程中的迷茫、挣扎、抗拒、接受、愤怒、幽默、爱和喜悦等。笔者作为艺术治疗师，在这个过程中不做任何评价，我们都在认真地聆听，这种真实的同理和共情与自己内心相连接。

在艺术展览中，孤独症儿童和家长可以在展厅向观众介绍自己创作的过程和心理的经历。这远比在有限的空间向艺术治疗师单独描述见证更加有效，可以从孤独症儿童的神情得以发现。同时，孤独症家长也在社会群体生活中找到了支撑点，这让他们感觉非常幸福（图4-3、图4-4）。

开放艺术工作室艺术治疗的整个过程是一个整理历程的行动隐喻。它形成了一个无形的艺术治疗大圈，包围着所有在艺术工作室里面的人们。它带给有困难的来访者爱和怜悯、耐心和等待、宽恕和谅解、满足和释怀、责任和担当。开放艺术工作室对于团体艺术治疗更加有效，在这里我们能感受到人间境遇的深切与多样化，感受生命意义和彼此怜惜的真切体验。

（二）人本主义取向

卡尔·罗杰斯（Carl Rogers，1951）的来访者中心治疗法（Client-Centered Therapy）与1960年代的人本主义心理学密切相关。Rogers认为治疗师的个人特质和态度，以及有困难来访者与治疗师关系的品质，比治疗师的技巧或理论取向重要许多。Rogers强调有困难来访者作为主要改变者的角色，彻底革新了心理治疗

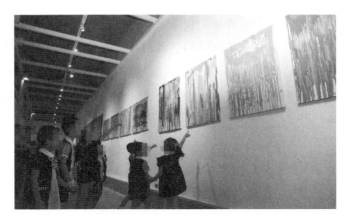

图4-3　首场孤独症儿童艺术治疗展览现场1　2016
来源：潘罗敏慈善艺术工作室

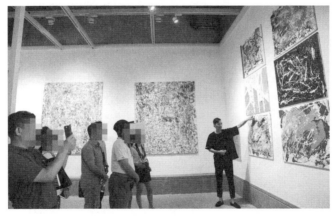

图4-4　首场孤独症儿童艺术治疗展览现场2　2016
来源：潘罗敏慈善艺术工作室

理论（Corey，2005）❶。人本主义心理治疗的框架下，包含了个人中心、完形、超个人和存在导向，这些相通的核心原则是，人在本质上是值得信任的，最终必须对自己的生命品质负责，以及人有能力自我引导、进行有意义的改变。人本主义与存在主义对于治疗关系的理解着眼于真实且真诚的关系品质。

　　一般而言，所有的心理治疗都重视自我察觉。广义上讲，自我察觉指的是对自我的理解，这包含生命经验与潜意识知识的综合。在人本的思考中，自我察觉也与条件密切相关，这些条件就是人内在的根本的善良，以及人性成长与改变

---

❶ Corey G. Theory and practice of counseling and psychotherapy［M］. Belmont，CA：Brooks Cole，1982：552.

的潜能。治疗历程的某部分被理解为帮助个体接纳他们本有的良善，并为自己的生活品质承担责任。人本主义导向的艺术治疗历程包含三个主要任务：成为临在、可接触和对有困难来访者开放道德，尊重有困难来访者对当前经验的想法与感觉，以及某些治疗师会和有困难的来访者一起从事艺术性的自我表达活动（图4-5、图4-6）。❶

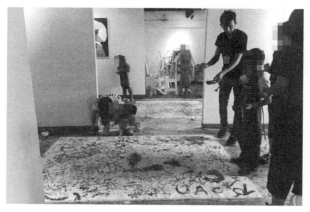

图4-5　艺术治疗现场3　2016
来源：潘罗敏慈善艺术工作室

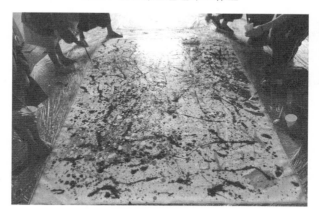

图4-6　艺术治疗现场4　2016
来源：潘罗敏慈善艺术工作室

　　当笔者和有困难来访者在彼此面前创作艺术时，一种连接感出现了，而孤立感减少了。艺术治疗师努力建议轻松、安全的艺术疗愈氛围，同时，艺术治疗

❶ Rubin, J. A. 艺术治疗取向大全：理论与技术［M］.新北：心理出版社，2019：608.

师陪同有困难的来访者一起创作，艺术中的自我探索是一趟共享的旅程。当这一切以真诚关怀、接纳和尊重的态度出现时，有困难的来访者就能够逐渐放下防御、松动抗拒，迈向健康的艺术自我表达，而能导向更令人满意的功能水平（图4-7）。

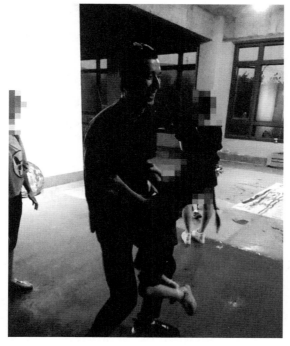

图4-7　艺术治疗现场　2017
来源：潘罗敏慈善艺术工作室

二、方法与应用

1.田野调查法

科学的人类学田野调查方法，其最重要的研究手段之一就是参与观察。笔者于2015～2021年在温州地区开展孤独症儿童艺术治疗实地研究和调查。在与300多名的孤独症儿童和家长共同学习和成长的6年间，从中观察、了解和认识孤独症儿童的日常生活特点和艺术治疗对孤独症儿童的效用，非常有利于笔者针对儿童孤独症艺术治疗的深入研究和剖析。这次田野调查可分为五个阶段：准备阶段、开始阶段、调查阶段、撰写调查研究报告阶段、补充调查阶段。

2.实验法

此处实验法作为田野调查中的一项方法，主要是以单因素实验设计为主，严格控制无关变量。使用的模型为等组后测设计，随机抽取 X 名被试为实验组，对实验组的被试进行艺术治疗实验，实验之前进行观测，X 个月后再进行观测，统计出前后行为数据的差别。过程简式如下（X 代表实验处理，0代表观测）：随机实验组：$01 \rightarrow X \rightarrow 03$。实验的前测和后测主要在调查法中体现。

3.调查问卷法

此处调查问卷法作为田野调查中的一项方法，使本次研究更具有信度。调查问卷主要针对孤独症儿童家长进行，因为孤独症儿童有交流障碍，家长的日常观察，更具有经验，更有针对性，真实可靠，且回收率相对非常高。调查问卷法以量表为主，前文已述及。

4.观察法

此处观察法作为田野调查中的一项方法，对被试者进行直接的研究，主要采用参与观察策略，研究者进入孤独症儿童的治疗空间，亲身体验并记录，以此获得与研究相关的儿童行为特点材料。[1] 在每次的绘画和创作实践中，研究者观察作品内容的同时观察儿童的情绪表现、行为动作等。虽然带有一定的主观性和偶然性，但是获得的材料最直接，结果较少受到先入为主的偏见影响，观察效果较好，能收集到动态资料。在时间上，主要使用纵向观察法，对艺术治疗干预中，根据时间推移，孤独症儿童群体的配合度、肢体语言、口头语言、面部表情及动手时间进行观察。从干预中的儿童配合度能够观察到孤独症儿童对该部门内容的适应程度或者发展技能所需的时间。从实践具体行为观察表，能够详细地从各方面来分析孤独症儿童当时的心理活动，观测其认知程度，归纳其持续进程中的各方面变化。

[1] 辛自强.心理学研究方法［M］.北京：北京师范大学出版社,2017:453.

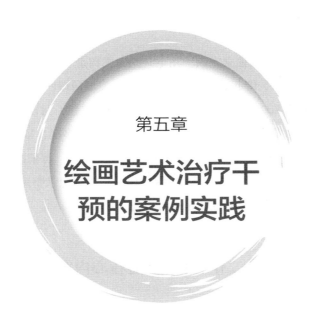

第五章

绘画艺术治疗干预的案例实践

第一节　整体治疗方案实施概况

　　总体治疗设计实践持续4年，由计划内干预（现场引导）和计划外居家干预（线上指导）组成。计划内艺术治疗干预项目共6期，每期16次课，每次3课时，48课时，4年共288课时。计划外居家干预建议每周2次，每次时长自定，4年约260周，共520次，在家长协助下进行，家长再和治疗师线上沟通。研究以计划内干预为主线展开，计划外居家干预设计主要作为计划内艺术治疗干预研究的连贯辅助。该艺术治疗干预研究以慈善公益项目为依托，干预疗程免费和材料免费提供。每期每位家长需缴纳300元到课率保证金，按时按量完成相关课程，课程结束后全部返还。例如：每位学员缴纳到课率保证金300元，本期总课次为16次，完成12次及以上全额返还保证金，完成10次以下扣除100元，完成低于6次课的将全部扣除保证金。扣除保证金将捐入慈善艺术基金，用于购买画材。

　　在本书的艺术干预案例中，主要以研究者即艺术治疗师的整体策划设计和干预为主，以温州医科大学志愿者为辅。由于在日常的干预过程中，大部分都是家长陪同孩子一起参与，同时在给每位孩子配备一位专业志愿者。为了还原儿童孤独症绘画阶段特征的真实性，体现本书的信度，所以，艺术治疗的干预全程严格按干预设计进行，分儿童独立完成、儿童共同完成和亲子共同创作三类。

4年分为4个阶段，即起始阶段、探索阶段、发展阶段、巩固阶段（其中巩固阶段从2019年延至2020年）。每个阶段会有一个大主题，每次课设计一小主题，从合适和多样性的角度选择绘画材料，干预主题丰富多样，既有传统经典的主题，也有当代艺术中的借鉴。每次课包含以下几个模块：课前准备、热身活动、艺术干预、课间休息、课后卫生清理、课后作品和观察记录整理等。课后卫生清理以志愿者为主，家长和孤独症儿童也可参与。

第二节　干预实施核心内容

一、实施内容

第一阶段：起始阶段（表5-1）。

第二阶段：探索阶段（表5-2）。

第三阶段：发展阶段（表5-3）。

第四阶段：巩固阶段（表5-4）。

表 5-1　起始阶段实施内容

序号	时间	地点	干预时长	主题	内容	预热活动	目标	治疗师
1	2016年6月6日~6月27日	浙江省温州市龙湾村潘罗敏艺术工作室	周六、周日，每周2次，每次3小时；每45分钟为一课时，课间休息15分钟	《向杰克逊·波洛克致敬之滴彩技法》	个体治疗涂鸦/波洛克技法，材料：滴彩丙烯颜料、油画布等	熟悉环境、工作室，参观，家长们互动聊天、茶话会	熟悉环境，抒发情绪（自由控制）	潘罗敏，社会志愿者
2	2016年7月4日~7月25日	浙江省温州市龙湾村潘罗敏艺术工作室	周六、周日，每周2次，每次3小时；每45分钟为一课时，课间休息15分钟	《向杰克逊·波洛克致敬之流彩技法》	个体治疗涂鸦/波洛克技法，材料：流彩丙烯颜料、油画布等	欣赏工作室艺术作品，孤独症儿童与家长互动	熟悉色彩，并能找到自己喜欢的色彩（自由控制）	潘罗敏，社会志愿者
3	2016年8月1日~8月22日	浙江省温州市龙湾村潘罗敏艺术工作室	周六、周日，每周2次，每次3小时；每45分钟为一课时，课间休息15分钟	《向杰克逊·波洛克致敬之涂抹技法》	团体治疗涂鸦/波洛克技法，材料：涂抹丙烯颜料、油画布等	小组亲子互动游戏	感受丙烯颜料在画布上涂抹的触感，抒发情绪（借物抒情）	潘罗敏，社会志愿者
4	2016年8月29日~9月19日	浙江省温州市龙湾村潘罗敏艺术工作室	周六、周日，每周2次，每次3小时；每45分钟为一课时，课间休息15分钟	《向杰克逊·波洛克致敬之自由行走》	团体治疗涂鸦法，材料：自由行走丙烯颜料、油画布等	团体互动游戏	开始有意识地用色彩表达情绪，抒发情绪（行动表演）	潘罗敏，社会志愿者

注　该表格干预设计为2016绘画助力梦想——关爱孤独症儿童慈善公益项目第一期干预计划。该期为亲子共同创作，志愿者以星宝爸爸为主，社会志愿者为辅。

表5-2 探索阶段实施内容

序号	时间	地点	干预时长	主题	内容	预热活动	目标	治疗师
1	2017年7月2日~7月23日	温州金色小镇（温州市高新区技术产业开发区高一路1号）	周六、周日，每周2次，每次3小时；每45分钟为一课时，课间休息15分钟	《自由创作之色彩搭配》	个体治疗，自由绘画：色彩搭配，材料：丙烯颜料、油画布等	熟悉绘画场地，孤独症儿童与治疗师、志愿者互动	发现色彩，发现自我	潘罗敏、专业志愿者
2	2017年7月30日~8月20日	温州金色小镇（温州市高新区技术产业开发区高一路1号）	周六、周日，每周2次，每次3小时；每45分钟为一课时，课间休息15分钟	《自由创作之几何图形》	个体治疗，自由绘画：几何图形；材料：丙烯颜料、油画布等	热身游戏，孤独症儿童与治疗师、志愿者互动	训练儿童几何意识，拓展绘画空间	潘罗敏、专业志愿者
3	2017年8月27日~9月17日	温州金色小镇（温州市高新区技术产业开发区高一路1号）	周六、周日，每周2次，每次3小时；每45分钟为一课时，课间休息15分钟	《自由创作之想象的空间》	团体治疗，自由绘画：想象的空间，材料：丙烯颜料、油画布等	热身游戏，孤独症儿童与治疗师、志愿者互动	引导式训练联想功能，自主发挥想象	潘罗敏、专业志愿者
4	2017年9月24日~10月15日	温州金色小镇（温州市高新区技术产业开发区高一路1号）	周六、周日，每周2次，每次3小时；每45分钟为一课时，课间休息15分钟	《自由创作之我们一家人》	团体治疗，自由绘画：我们一家人，材料：丙烯颜料、油画布等	热身游戏，孤独症儿童与治疗师、志愿者互动	寻找原生家庭中的伤痛，用创作引导寻找安全感	潘罗敏、专业志愿者

注 该表格干预设计为2017绘画助力梦想——关爱孤独症儿童慈善公益项目第二期干预计划。该期志愿者以温州医科大学第一临床医学院信息工程学院学生为主，社会志愿者为辅。

表5-3 发展阶段实施内容

序号	时间	地点	干预时长	主题	内容	预热活动	目标	治疗师
1	2018年7月17日～8月7日	温州市龙湾区社会组织孵化中心	周六、周日，每周2次，每次45分钟一小时；课间为一课时，休息15分钟	《互动创作之用线条，形状，色彩或图像进行互动》	个体治疗，亲自互动式绘画，不需要用语言交流，在一张纸上，用线条、形状、色彩或图像进行互动，完成互动绘画后，家长请谈他们的体会等。材料：水彩颜料，马克笔等	熟悉绘画场地，孤独症儿童与治疗师、志愿者互动	当亲子进入互动式绘画同时，一会感觉到一种安静的、深沉的连接在慢慢延展	潘罗敏、专业志愿者
2	2018年8月14日～9月4日	温州市龙湾区社会组织孵化中心	周六、周日，每周2次，每次45分钟一小时；课间为一课时，休息15分钟	《互动创作之身体映像》	个体治疗，每位参与者紧贴于纸面，可以是手掌、脚掌、胳膊，并进行叠加。每位参与者需要勾勒3个或以上轮廓，然后对三个轮廓内进行3种色调的涂抹或色制，轮廓内绘画内容自由发挥。材料：水彩颜料，马克笔等	热身游戏，孤独症儿童与治疗师、志愿者互动	讨论画出的轮廓及其外观和风格，讨论轮廓中的绘画内容和轮廓的关系	潘罗敏、专业志愿者
3	2018年9月11日～10月2日	温州市龙湾区社会组织孵化中心	周六、周日，每周2次，每次45分钟一小时；课间为一课时，休息15分钟	《互动创作之通过艺术腾出空间》	个体治疗，通过艺术腾出空间。把自己腾出空间的意象帮助我们归于中心。艺术中的意象能帮助我们腾出包裹，把在相当距离之外的一个问题都打包吹走，或者放到一个小船上，让它漂移到小湖中。材料：水彩颜料，马克笔等	热身游戏，孤独症儿童与治疗师、志愿者互动	通过艺术腾出空间，能帮助我们归于中心，减轻压力，和施设性的感受保持距离，不再与之认同，将内在的自我和他们的问题分离，保持一个"一切安好之地"	潘罗敏、专业志愿者
4	2018年10月9日～10月30日	温州市龙湾区社会组织孵化中心	周六、周日，每周2次，每次45分钟一小时；课间为一课时，休息15分钟	《互动创作之自发性曼陀罗》	团体治疗，自发性曼陀罗。材料：丙烯颜料，油画布等	热身游戏，孤独症儿童与治疗师、志愿者互动	大场域自发性的曼陀罗创作有助于情绪宣泄和见到自我更多的可能性	潘罗敏、专业志愿者

注 该表格干预设计为2018绘画助力梦想——关爱孤独症儿童慈善公益项目第三、第四期干预计划。致谢志愿者来自温州医科大学第一临床医学院信息工程学院。

表5-4 巩固阶段实施内容

序号	时间	地点	干预时长	主题	内容	预热活动	目标	治疗师
1	2019年4月27日~5月18日	温州市龙湾区社会组织孵化中心	周六、周日，每2次，每次3小时；每45分钟为一课时，课间休息15分钟	《来自星星的艺术衍生品》	个体治疗，来自星星的艺术衍生品，材料：染织颜料、帆布袋等	热身游戏、孤独症儿童与治疗师、志愿者互动	互动社会，在绘画助力梦想实体画廊义卖作品	潘罗敏、专业志愿者
2	2019年5月25日~6月15日	温州市龙湾区社会组织孵化中心	周六、周日，每2次，每次3小时；每45分钟为一课时，课间休息15分钟	《中国艺术家牵手星孩合作创作公益计划1》	个体创作，合作，材料：纸、丙烯颜料等	热身游戏、孤独症儿童与治疗师、志愿者互动	互动社会，完成与陈天龙、辜居一等艺术家的合作	潘罗敏、专业志愿者
3	2019年7月15日~8月5日	温州市龙湾区社会组织孵化中心	周六、周日，每2次，每次3小时；每45分钟为一课时，课间休息15分钟	《中国艺术家牵手星孩合作创作公益计划2》	个体治疗，合作，材料：纸、丙烯颜料、画板等	热身游戏、孤独症儿童与治疗师、志愿者互动	互动社会，完成与王增、沈敬东等艺术家的合作	潘罗敏、专业志愿者
4	2019年8月12日~9月2日	温州市龙湾区社会组织孵化中心	周六、周日，每2次，每次3小时；每45分钟为一课时，课间休息15分钟	《中国艺术家牵手星孩合作创作公益计划3》	个体创作，合作，材料：纸、丙烯颜料、画板等	热身游戏、孤独症儿童与治疗师、志愿者互动	互动社会，完成与孙华卫、马琳等艺术家的合作	潘罗敏、专业志愿者

注 该表格干预设计为2019绘画助力梦想——关爱孤独症儿童慈善公益项目第四~第六期干预计划。该期为亲子共同创作，志愿者以星孩家长为主，社会志愿者为辅。

二、各阶段艺术治疗干预材料

各阶段艺术治疗干预材料如表5-5所示。

表5-5　干预材料

时间	主题	艺术材料	辅助材料
2016～2017	项目阶段一：《向杰克逊·波洛克致敬》	丙烯颜料400件，油画布宽幅150cm 3卷，80cm×100cm油画框70个，60cm×60cm油画框100个，排刷20套	水桶、拖把、尼龙布、绘画工作服、胶带纸、纸杯等杂物
2017～2018	项目阶段二：《自由创作》	丙烯颜料400件，油画布宽幅150cm 3卷，60cm圆形成品亚麻油画框50个，80cm×100cm油画框50个，60cm×60cm油画框50个，50cm×50cm油画框50个，30cm×30cm油画框50个，油画笔20套	水桶、拖把、尼龙布、绘画工作服、胶带纸、纸杯等杂物
2018～2019	项目阶段三：《互动创作》	油画布宽幅175cm 3卷，水彩颜料套装20套，丙烯颜料400件，60cm圆形成品亚麻油画框50个，80cm×100cm油画框70个，60cm×60cm油画框100个，油画笔20套	水桶、拖把、尼龙布、绘画工作服、胶带纸、纸杯等杂物
2019～2020	项目阶段四：《合作创作》	对开油画纸50张，水彩颜料套装30套，丙烯颜料30套，大型画桶30个，绘画笔30套	水桶、拖把、尼龙布、绘画工作服、胶带纸、纸杯等杂物

三、实施时间

各阶段实施时间如表5-6所示。

表5-6　实施时间

时间	主题	阶段时间设计	课程时间设计
2016～2017	项目阶段一：《向杰克逊·波洛克致敬》	1. 2016/06/06～2016/06/27 2. 2016/07/04～2016/07/25 3. 2016/08/01～2016/08/22 4. 2016/08/29～2016/09/19	1. 09:30～11:30 2. 13:30～15:30 3. 09:30～11:30 4. 13:30～15:30
2017～2018	项目阶段二：《自由创作》	1. 2017/07/02～2017/07/23 2. 2017/07/30～2017/08/20 3. 2017/08/27～2017/09/17 4. 2017/09/24～2017/10/15	1. 09:30～11:30 2. 13:30～15:30 3. 09:30～11:30 4. 13:30～15:30
2018～2019	项目阶段三：《互动创作》	1. 2018/07/17～2018/08/07 2. 2018/08/14～2018/09/04 3. 2018/09/11～2018/10/02 4. 2018/10/09～2018/10/30	1. 09:30～11:30 2. 13:30～15:30 3. 09:30～11:30 4. 13:30～15:30
2019～2020	项目阶段四：《合作创作》	1. 2019/04/27～2019/05/18 2. 2019/05/25～2019/06/15 3. 2019/07/15～2019/08/05 4. 2019/08/12～2019/09/02	1. 09:30～11:30 2. 13:30～15:30 3. 09:30～11:30 4. 13:30～15:30

四、实施场地

各阶段实施场地如表5-7所示。

表5-7　实施场地

时间	主题	场地情况	地址
2016～2017	项目阶段一:《向杰克逊·波洛克致敬》	温州市龙湾区慈善总会潘罗敏艺术工作室（简称：潘罗敏慈善艺术工作室）	浙江省温州市龙湾区瑶溪街道龙湾村炮台路82号
2017～2018	项目阶段二:《自由创作》	温州金色小镇	温州市高新区技术产业开发区高一路1号
2018～2019	项目阶段三:《互动创作》	龙湾区社会组织孵化中心（龙湾区民政局主管的公益性社会组织支持机构）	浙江省温州市龙湾区状元街道耐宝路12号
2019～2020	项目阶段四:《合作创作》	龙湾区社会组织孵化中心（龙湾区民政局主管的公益性社会组织支持机构）	浙江省温州市龙湾区状元街道耐宝路12号

五、艺术治疗师和专业志愿者安排

各阶段艺术治疗师和专业志愿者安排如表5-8所示。

表5-8　治疗师和志愿者安排

时间	主题	艺术治疗师	专业志愿者
2016～2017	项目阶段一:《向杰克逊·波洛克致敬》	潘罗敏	社会志愿者（以孤独症儿童家长为主）
2017～2018	项目阶段二:《自由创作》	潘罗敏	温州医科大学第一临床医学院 信息工程学院学生（1对1社会志愿者）
2018～2019	项目阶段三:《互动创作》	潘罗敏	温州医科大学第一临床医学院 信息工程学院学生（1对1社会志愿者）
2019～2020	项目阶段四:《合作创作》	潘罗敏	温州医科大学第一临床医学院 信息工程学院学生（1对1社会志愿者）

六、各阶段观察记录安排

各阶段观察记录安排如表5-9所示。

表5-9　观察记录安排

时间	主题	记录方法	负责人、执行人
2016~2017	项目阶段一：《向杰克逊·波洛克致敬》	文字（观察、访谈）、摄影、摄像	负责人：潘罗敏，执行人：林倩倩、姜小微、朱鹏飞、缪潮仕等（社会志愿者）
2017~2018	项目阶段二：《自由创作》	文字（观察、访谈）、摄影、摄像	负责人：潘罗敏，执行人：骆美辰、黄开拓、陈帅男等（温州医科大学志愿者）
2018~2019	项目阶段三：《互动创作》	文字（观察、访谈）、摄影、摄像	负责人：潘罗敏，执行人：陈帅男、董效禹、吴艳阳等（温州医科大学志愿者）
2019~2020	项目阶段四：《合作创作》	文字（观察、访谈）、摄影、摄像	负责人：潘罗敏，执行人：张多（温州医科大学志愿者）、陈俊楠、潘阳荣等

七、各阶段调查问卷分发、收回情况

各阶段调查问卷分发、收回情况如表5-10所示。

表5-10　问卷分发、收回情况

时间	主题	分发	收回
2016~2017	项目阶段一：《向杰克逊·波洛克致敬》	课程开始前： 1.儿童孤独症诊断量表（DSM-Ⅳ） 2.孤独症儿童多因素调查表 3.孤独症儿童行为检查量表 4.儿童孤独症评定量表 以上量表于2016/06/06前完成	课程结束后： 1.孤独症儿童行为检查量表 2.儿童孤独症评定量表 以上量表于2016/09/22前完成
2017~2018	项目阶段二：《自由创作》	课程开始前： 1.孤独症儿童行为检查量表 2.儿童孤独症评定量表 以上量表于2017/07/02前完成	课程结束后： 1.孤独症儿童行为检查量表 2.儿童孤独症评定量表 以上量表于2017/10/17前完成
2018~2019	项目阶段三：《互动创作》	课程开始前： 1.孤独症儿童行为检查量表 2.儿童孤独症评定量表 以上量表于2018/07/17前完成	课程结束后： 1.孤独症儿童行为检查量表 2.儿童孤独症评定量表 以上量表于2018/11/2前完成
2019~2020	项目阶段四：《合作创作》	课程开始前： 1.孤独症儿童行为检查量表 2.儿童孤独症评定量表 以上量表于2019/04/27前完成	课程结束后： 1.孤独症儿童行为检查量表 2.儿童孤独症评定量表 以上量表于2019/09/04前完成

八、各阶段计划外居家干预安排

各阶段计划外居家干预安排如表5-11所示。

表5-11 居家干预安排

时间	主题	干预设计	保存设计
2016～2017	《自由绘画——宣泄情绪引导》	建议每周进行2次家长引导取向艺术治疗，主题可参考干预设计内的主题，或自行拟定	每次使用一张4开/8开绘画纸，落款姓名、具体日期，按序保存。同时按要求拍照发至对接志愿者处
2017～2018	《自由绘画——形式符号引导》	建议每周进行2次家长引导取向艺术治疗，主题可参考干预设计内的主题，或自行拟定	每次使用一张4开/8开绘画纸，落款姓名、具体日期，按序保存。同时按要求拍照发至对接志愿者处
2018～2019	《自由绘画——绘画语言互动引导》	建议每周进行2次家长引导取向艺术治疗，主题可参考干预设计内的主题，或自行拟定	每次使用一张4开/8开绘画纸，落款姓名、具体日期，按序保存。同时按要求拍照发至对接志愿者处
2019～2020	《自由绘画——线性启发式引导》	建议每周进行2次家长引导取向艺术治疗，主题可参考干预设计内的主题，或自行拟定	每次使用一张4开/8开绘画纸，落款姓名、具体日期，按序保存。同时按要求拍照发至对接志愿者处

第六章

绘画艺术治疗干预的结果分析

第一节　各研究阶段对比分析

一、行为常模

不同年龄所对应的行为常模如表6-1所示。

表6-1　行为常模[1]

年龄	皮亚杰阶段	弗洛伊德阶段	埃里克森阶段
出生到1个月 1~4个月 4~8个月	感知运动：抓握和吮吸，把物体放入口中：重复	口唇期： 口腔快感、口腔攻击性 防御机制： 合并、投射、内射	基本信任对基本不信任：社会信任，舒服，一致性，应对冲动，希望与绝望
8~12个月	适应性行为和试验		

---

[1] 劳里·拉帕波特.聚焦取向艺术治疗——通向身体的智慧与创造力[M].北京：中国轻工业出版社,2019.

年龄	皮亚杰阶段	弗洛伊德阶段	埃里克森阶段
12～18个月	观看事件	肛门期： 有秩序的，吝啬的，顽固的 防御机制： 反向形成	自主对羞耻和疑虑：自我中心行为、意愿的坚决主张、自我控制
18～24个月	构成心理链接		
2～3岁	前概念： 保持心理表征、象征性、语言发展、象征性的和固定仪式的游戏		
3岁		生殖器期： 俄狄浦斯情结，厄勒克特拉情结 防御机制： 投射、认同、压抑	主动对内疚： 自我中心行为削弱、良知的出现（超我）、游戏变得更加重要、更有反向性和目的性
4岁	直觉思维： 解决复杂的问题、更多的社会参与、羞愧和羞耻占主导 防御机制： 理智化		
5～7岁		潜伏期： 性欲处于蛰伏状态 防御机制： 压抑、升华、反向形成	
7～11岁	具体运算：逻辑思维、现实主义、重视自主权、内疚感发展、规则变得重要	潜伏期 防御机制： 取消，小团体化，隔离，认同	勤奋对自卑：通过生产力获得认可，自我掌控的感觉，对限制的接纳
11～15岁	形式运算：对自我的探索，复杂的思维，批判性的思维	生殖期： 性本能与成熟的性欲望联系在一起、成年人的责任心 防御机制： 代替、升华	同一性对角色混乱：寻找自我的希望以及失去自我的恐惧
青年			亲密对孤立：对他人的爱与依附，竞争与合作
中年			繁殖对停滞：生产力与照顾
晚年			自我完整对失望：谴责与智慧

皮亚杰的理论关注儿童的认知发展，而忽视情感和社会的影响
弗洛伊德的理论把心理性欲发展阶段看作是相互重叠的，在组织结构性上存在不足
埃里克森的每一个阶段都与一个分歧切关联，这一分歧包含积极或消极的结果，而正是社会帮助了个体满足他的需求，以及通过提供行为规范来帮助他们克服这一分歧中的挣扎，最终为个体带来所渴望获得的统合了的身份认同

二、第一期干预结果分析

（一）第一期作品对比分析

第一期作品对比分析如表6-2～表6-5所示。

表6-2　作品对比分析1-1

起始阶段	2016～2017	干预内容	滴彩技法	
环节	1-1			
1-1（滴彩技法）干预组年龄	干预组实验年龄：平均年龄7.6岁。干预组1年龄分别为：3岁2人，4岁1人，5岁3人，6岁1人，7岁1人，8岁2人；干预组2年龄分别为：7岁1人，9岁1人，10岁3人，11岁2人，14岁1人，15岁2人			
1-1（滴彩技法）治疗前比例、色彩、构图、象征	3岁（轻度2，中度0，重度0）：2例轻度孤独症，艺术干预前，基本无艺术创作经历 4～7岁（轻度3，中度3，重度1）：3例轻度孤独症，有短暂自由绘画的经历，认识红、黄、蓝三原色和黑白等简单颜色，有画面构图方面的视觉经历，落后于同龄正常儿童的画面表征。3例中度孤独症，有短暂自由绘画的经历，知道3-4种色彩，无太强烈的画面构图意识，画面表征呈现一种无意识的自由游戏涂鸦状态。1例重度孤独症，有绘画经历，但无工作室艺术表达经验，对比例有一定的感知力，知晓红、黄、蓝、黑、白等色彩，无构图意识，画面表征呈现一种单线条、球状线条的机械涂鸦状态 8～11岁（轻度4，中度3，重度1）：4例轻度孤独症，艺术干预前，有一定的画面比例控制能力，对色彩工具有一定认知，能进行颜料混合，对混合后的效果有预期判断，有一点小画面构图的经验，画面表征能反映其生活线索。3例中度孤独症，艺术干预前，有画面比例意识积累，但无画面比例经验，对色彩有选择，对色彩亮色系列，对于不喜欢的色彩很少用，无主动构图意识，但又显性构图意识倾向，画面表征能反映其零星的生活中出现的喜好之物。1例重度孤独症，艺术干预前，绘画实践中画面比例难以自控，对色彩选择有自主性要求，但对某种色彩无强烈的确定性要求，无构图意识；画面无显性表征 12～15岁（轻度0，中度3，重度0）：3例中度孤独症，艺术干预前，有艺术创作经历，比例意识较强烈，有艺术创作经历，色彩意识较强烈，具备一定的构图意识，画面表征都能反映其刻板思维中常出现的事物			
1-1（滴彩技法）治疗后比例色彩、构图、象征、效果	3岁（轻度2，中度0，重度0）：2例轻度孤独症，艺术干预后，对工作室涂鸦产生好奇心，无比例表征，对涂鸦游戏本身感兴趣，对彩色的视觉和质感产生好奇心，暂无艺术创作的主动构图意识，色彩的象征意义开始显现，在接受起始阶段的第一环节艺术干预后，有比较明显的艺术喜好特征显现。表现出了较强的想要参与下一次艺术干预的特点			

续表

起始阶段	2016～2017	干预内容	滴彩技法
环节	1-1		
1-1（滴彩技法）治疗后比例色彩、构图、象征、效果	4～7岁（轻度3，中度3，重度1）：3例轻度孤独症，艺术干预后，开始意识到画面比例，能说出24种颜色，同时学会了简单的色彩搭配和混合；通过滴彩技法，突破原先小纸张的构图意识刺激，大画面的构图意识增强；画面表征能直接呈现其绘画心理活动，艺术干预效果明显，能和艺术治疗师较顺畅的沟通，以至于每步骤都能顺利地进行。在干预后技法了自主学习艺术的能动性加强，在绘画色彩方面进步较明显，能熟练运用24种色彩，在其他功能方面有进步。3例中度孤独症，艺术干预后，开始意识到画面比例，但无法主动控制；色彩认知有所增加，喜欢固定使用几种颜色进行滴彩；画面构图意识有显著增强，画面表征呈现出强烈的刻板重复单个物体或某个事件的特点；艺术干预后效果明显，能解决相对复杂的问题，艺术游戏变得更加重要，大运动和精细动作都有所加强。1例重度孤独症，艺术干预后，比例意识无明显表征。沉浸于工作室里的艺术涂鸦活动，对于下次活动时间强烈关注；空间比例意识增强，色彩运用方面，并无太大进展；画面构图意识无显性特征，画面表征依旧停留在一种单线条、球状线条的机械涂鸦状态，但在工具使用的选择上有变化，也会接受一些新的艺术工具。艺术干预后并无显性效果，但对艺术干预一事，表现得非常积极。 8～11岁（轻度4，中度3，重度1）：4例轻度孤独症，艺术干预后，画面比例的实际操作能力有显著增长，对滴彩时混合的色彩产生很强好奇心，对各种材料的颜色性能上积累了自己的经验；构图意识明显增强，效果较显著；画面表征开始呈现喷射式发展，其日常生活的丰富性或单一性都能在画面中呈现出来；艺术干预效果明显，色彩应用的逻辑思维增强，规则意识有提高。3例中度孤独症，艺术干预后，出现明显刻板地使用几种色彩，色彩搭配方面能显现其年龄特征，色彩运用能力有增强。如艺术治疗师不干预，容易陷入无止境的色彩混合中，最终画面成了灰暗色调，构图方面具备显性增强特征，画面表征开始丰富，仍旧成时期系列化的特点，在某个时期专注某个主题等；艺术干预效果明显，绘画中的对色彩运用的自主性开始增强，同时也愿意接受艺术治疗师给予的色彩建议，其他功能有所改善。1例重度孤独症，艺术干预后，对颜色种类有了解，能说出几种颜色名字，但是还是无法进行色彩调和和预判行为；无主动构图意识，但画面的构图有变化；画面表征呈现出无序和单一性特点。艺术干预后并无显性效果，但对艺术干预一事，未表现出积极性。 12～15岁（轻度0，中度3，重度0）：3例中度孤独症，艺术干预后，尝试探索不同比例的涂鸦效果；愿意尝试先前未使用过的色彩；在刻板的先确条件下，构图意识更加强烈；画面表征更多地显现了日常生活中事物，呈现频率依旧刻板；艺术干预效果比较明显，对于色彩的运用都有非常强的刻板意识，艺术治疗师较难改变他们运用色彩的意图。能创作出一定数量、完整，且标准的作品，其中一例还具备很强的默写能力
1-1（滴彩技法）其他	起始阶段1-1的艺术干预，总体上围绕色彩、滴洒、涂鸦、行动、艺术空间等关键词展开。干预组的孩子们，都是带着兴奋状态完成了这些艺术干预项目。家长也非常乐意带孩子参与。因为我们的艺术干预治疗是免费的，同时提供免费的绘画材料，我们有时设计的绘画场域在国际上也是屈指可数的

表6-3 作品对比分析1-2

起始阶段	2016～2017	干预内容	流彩技法
环节	1-2		

起始阶段	2016~2017	干预内容	流彩技法	
环节	1-2			

1-2（流彩技法）干预组年龄	干预组实验年龄：平均年龄7.6岁。干预组1年龄分别为：3岁2人，4岁1人，5岁3人，6岁1人，7岁1人，8岁2人；干预组2年龄分别为：7岁1人，9岁1人，10岁3人，11岁2人，14岁1人，15岁2人
1-2（流彩技法）治疗前比例、色彩、构图、象征	3岁（轻度2，中度0，重度0）：2例轻度孤独症，艺术干预前，有滴彩技法经验。更多地体现在对流彩油画的好奇心上，对色彩视觉和质感有较强的好奇心，暂无主动构图意识，画面已出现色彩象征意义 4~7岁（轻度3，中度3，重度1）：3例轻度孤独症，艺术干预前，有画面比例意识，能说出24种颜色，同时能掌握原色调和成间色；具备构图主动意识，画面表征能呈现其心理活动。3例中度孤独症，艺术干预前，对画面比例的艺术，有主动倾向，但无法控制，常用几种自己喜好的色彩，具备刻板强烈的构图能力，画面呈现出重复个体物件或事件的特点。1例重度孤独症，艺术干预前，乐于参与艺术干预游戏，画面比例无显性特征，色彩使用方面无明显特点，画面无构图显性特征，停留在单线条或球状线条的机械涂鸦状态 8~11岁（轻度4，中度3，重度1）：4例轻度孤独症，艺术干预前，掌握一定的画面比例实际操作能力，能熟练使用几种色彩，同时对这几种颜料的使用有一定经验积累，具备一定的构图能力，画面表征能显现日常生活的信息。3例中度孤独症，艺术干预前，有刻板的画面比例操作能力，周期性地使用几种固定的色彩，画面有主动构图征象，画面表征显现对某主题做出系列化的特点。1例重度孤独症，艺术干预前，画面无显性的比例意识，艺术干预前，能说出几种颜色，无主动构图意识，但画面构图有变化，画面呈现出无序和单一性特点 12~15岁（轻度0，中度3，重度0）：3例中度孤独症，艺术干预前，能涂鸦出不同的画面比例，能接受未使用过得色彩进入画面，在刻板的构图意识强烈，画面表征呈现了日常生活中出现的事物，呈现频率依旧刻板
1-2（流彩技法）治疗后比例色彩、构图、象征、效果	3岁（轻度2，中度0，重度0）：2例轻度孤独症，艺术干预后，对于不用动笔的流彩技法，表现出很强的好奇心，积极地融入流彩技法的艺术干预活动中，暂无主动构图意识，画面色彩象征意义开始丰富。在接受起始阶段的第二环节艺术干预后，对艺术有了进一步的了解，增强了对艺术的喜欢特征显现。整体表现出对后续艺术干预的期待 4~7岁（轻度3，中度3，重度1）：3例轻度孤独症，流彩产生的意外色彩比例效果，激发了创作欲望，对色彩的自然混合有更多的认知，开始关注自如流动性的画面构图，画面表征呈现的心理活动增加。艺术干预效果明显，在和艺术治疗师的沟通过程中，每一步引导变得更加有效率。对于颜料的使用有了进一步的认识。在艺术治疗师的引导下，会用色彩表达自己的心境。3例中度孤独症，艺术干预后，对画面比例依旧无显性主动控制特征，流彩技法会经常出现在画面中，会主动将流彩技法运用到其他画面构图中，重复的个体物件和事件开始增多，以周期化和阶段化方式呈现，艺术干预后效果依旧比较明显，对于解决复杂问题的能力有所加强，艺术游戏在日常生活中变得越来越重要。在大运动和精细动作上有进步。1例重度孤独症，艺术干预后，画面依旧无显性的比例意识，色彩方面无显性进入，无主动构图意识，但画面构图有变化，流彩技法，无明显表征。画面涂鸦出现单线条、球状线条、错乱线条等。艺术干预后并无显性效果，开始对艺术干预这个游戏产生兴趣

起始阶段	2016～2017	干预内容	流彩技法
环节	1-2		

| 1-2（流彩技法）治疗后比例色彩、构图、象征、效果 | 8～11岁（轻度4，中度3，重度1）：4例轻度孤独症，艺术干预后，可以自如地进行流彩技法的颜色预设，同时会表达流彩后色彩的混合过程和、最后呈现效果，流彩技法能很好地进行运用，学习了其他构图后，自由创作的构图能力有增强，画面表征能显现更加丰富的日常生活的信息。艺术干预效果明显，艺术创作逻辑思维增强，规则意识继续增强。3例中度孤独症，艺术干预后，对流彩过程表现出关注，画面比例能力有所增强，艺术创作色彩元素上慢慢开始丰富，刻板构图样式有所丰富，画面表征显现对某主题做出系列化的特点，系列化作品内容更加丰富，系列数不断增多。艺术干预效果明显，绘画中对创作步骤的自主性开始增强，同时愿意接受艺术治疗师循序渐进的在创作步骤方面的引导，各项功能都有显性进步。1例重度孤独症，艺术干预后，比例意识依旧无显性增强，无显性色彩进步特征，无主动构图意识，但画面构图有变化，画面继续呈现出无序和单一性特点。艺术干预后并无显性效果，但认同艺术创作是生活中一件应该参与的活动

12～15岁（轻度0，中度3，重度0）：3例中度孤独症，艺术干预后，流彩过程中注意力集中于色彩混合变化带来的整体比例变化，会流彩出不同色彩比例的画面；色彩运用开始自如，大部分色彩都能接受，依旧以个人喜好色彩为主；开始出现较复杂性的画面构图，画面表征呈现了更加丰富的日常生活中出现的事物，呈现频率始终刻板。艺术干预后效果比较明显，对于艺术创作有很强的刻板意识，艺术治疗师较难改变他们的创作意图。其中1例可以快速地默写完成一幅作品，显现了很强的图像记忆和默写能力 |
| 1-2（流彩技法）其他 | 起始阶段1-2的艺术干预，总体上围绕色彩流动、自由表达、阶段系列化等关键词展开。干预组的孩子们，零缺席地完成了该阶段的艺术干预。我们把当代艺术中的一些观念和观点引入到了艺术治疗中 |

表6-4　作品对比分析1-3

起始阶段	2016～2017	干预内容	利用废旧品进行波洛克技法
环节	1-3		

起始阶段	2016~2017	干预内容	利用废旧品进行波洛克技法	
环节	1-3			

1-3（利用废旧品进行波洛克技法）干预组年龄	干预组实验年龄：平均年龄7.6岁。干预组1年龄分别为：3岁2人，4岁1人，5岁3人，6岁1人，7岁1人，8岁2人；干预组2年龄分别为：7岁1人，9岁1人，10岁3人，11岁2人，14岁1人，15岁2人
1-3（利用废旧品进行波洛克技法）治疗前比例、色彩、构图、象征	3岁（轻度2，中度0，重度0）：2例轻度孤独症，艺术干预前，对色彩在画面中的比例有一定的视觉经验，对鲜艳的色彩比较敏感，有轻微构图意识显现，画面有象征意义出现 4~7岁（轻度3，中度3，重度1）：3例轻度孤独症，艺术干预前，对于滴彩和流彩中的色彩比例关系有积累，能运用24种色彩，同时具备一定的混合调色能力，有滴彩式和流动性的画面构图体验，画面能呈现出心理活动。3例中度孤独症，艺术干预前，对画面比例无显性主动控制特征，经常使用先前艺术干预习得技法，阶段性、刻板性特点明显，画面中会出现滴彩和色彩流动的构图，画面会出现周期化、阶段化的重复个体物件和事件。1例重度孤独症，艺术干预前，画面无显性的比例意识，对色彩敏感度不够，表现出漠不关心的状态，画面出现过不同的构图，画面表征会出现条状、球状、错乱的线条，艺术治疗师判断，这是一种无意识的心理活动，暂不考虑具备潜意识心理活动 8~11岁（轻度4，中度3，重度1）：4例轻度孤独症，艺术干预前，能自如地运用滴彩和流彩技法，在此过程中会关注画面色彩的比例关系，能很好地运用之前所学的绘画色彩方面的技巧与方法，能用多种不同的构图进行创作，画面能表现出丰富的日常生活信息。3例中度孤独症，艺术干预前，对滴彩和流彩流程关注，在创作过程中对画面色彩比例有控制意识，艺术创作上有一定的色彩积累，相同色彩使用频率较高，具备多种刻板化、阶段化的构图能力，画面能表现出刻板化、阶段化的日常生活中出现对的具有代表性的象征物件。1例重度孤独症，艺术干预前，经过前期阶段的艺术干预画面比例意识无显性增强，对于颜料的质感与皮肤的触摸上感兴趣，艺术治疗师判断，这是1岁内感知运动的延续，画面会出现几种不同的构图，画面呈现无序和单一性特点 12~15岁（轻度0，中度3，重度0）：3例中度孤独症，艺术干预前，对艺术创作过程较关注，能创作出不同色彩比例的画面；对于灰色的使用有明显的进步，打破了以往只使用纯色的习惯。艺术治疗师认为，这种拓宽对于中度孤独症是非常有效的，且效果容易在今后的创作中呈现，能使用复杂样式的画面构图，画面会呈现出日常生活形象化、符号化生活信息
1-3（利用废旧品进行波洛克技法）治疗后比例、色彩、构图、象征、效果	3岁（轻度2，中度0，重度0）：2例轻度孤独症，艺术干预后，日常生活中的现实之物在尺寸选择依据个人喜好，对色彩搅拌的游戏，以及对色彩可以对物品表明进行涂抹开始关注，多样化材料构图能力显现，画面表征显现了零星的日常生活信息，在起始阶段的第三环节艺术干预后，对艺术的表达材料有了更多的了解，艺术游戏在日常生活中变得更加重要 4~7岁（轻度3，中度3，重度1）：3例轻度孤独症，艺术干预后，对旧物在画面的摆放位置与比例关系，有强烈的自主意识，艺术治疗师保持一种观察者的态度；认知了多种色彩的混合最后都会产生灰色，同时在艺术治疗师的引导下，可以在灰色的色彩底子上保留一部分纯色，产生了特别的色彩视觉效果；能使用不同材料与颜料结合在画面进行构图创作，在艺术治疗师的引导下能完成类似综合材料作品；画面能呈现一定的日常心理活动。艺术干预效果显著，选择自己日常废弃物的象征意义越发显的重要，艺术治疗师能从每个旧物中发现其生活的痕迹，这些生活信息夹着个人的艺术表达，形成了非常有力量的生命隐喻。3例中度孤独症，艺术干预后，

起始阶段	2016～2017	干预内容	利用废旧品进行波洛克技法
环节	1-3		

1-3（利用废旧品进行波洛克技法）治疗后比例色彩、构图、象征、效果	较关注色彩对旧物的遮盖的比例关系，体现了一种色彩涂鸦的刻板延续；对色彩与现实之物的表层感兴趣，经常对一些物品进行色彩涂鸦。艺术治疗师认为，这产生了很好地艺术体验，在一段时间会出现材料参与画面构图的举动，画面的表征中出现了丰富的日常物件的意义指向，使得艺术治疗师能从中获得更多对象生活中的行为和心理暗涵。艺术干预效果明显，画画的组合能力加强，展现出来一种解构和重构的创作思考过程。1例重度孤独症，艺术干预后，画面比例关系无显性意识，执着于旧物的把玩游戏中。无明显的色彩方面喜好，在艺术治疗师和家长的引导下，能比之前多说出几种色彩的名称；无主动明显的构图意识，在艺术治疗师的引导下，在刻板的构图意识中出现了材料。画面表征中多了一层关于现实之物的象征解析，这使得艺术治疗师能更好地了解重度孤独症的心理活动表征。对于重度孤独症在平面表达方面的不足是一个非常有利的补充，艺术干预后依旧无显性效果，艺术治疗师可以从其混乱的作品中看出孤独的隐喻。这是一种反向的疗伤过程，艺术可以温暖人心、人性
	8～11岁（轻度4，中度3，重度1）：4例轻度孤独症，艺术干预后，在艺术治疗师的引导下，对于如何利用旧物，以及旧物的大小选择，在画面的呈现的比例关系有思考；对于废旧品波洛克这种艺术创作手法，能快速地合理创作。艺术治疗师发现了一些惊奇的作品效果，综合构图能力有大进步，表现出了更加自主能动性的画面表征，艺术干预后效果依旧明显，作品出现复杂化的特征，包含材料上的使用。能长时间地投入到艺术创作中去，爱好培养开始显现。3例中度孤独症，艺术干预后，画面的旧物和色彩直接的比例关系有所增强，灰色系列和多层次的材料开始进入到作品刻板化、系列化的画面中去，刻板构图中出现其他材料，画面表征能让艺术治疗师更加精准地捕捉到创作意图引发的生活中的信息。艺术干预后，自主性继续增强，主要体现在创作的独立上，但能与艺术治疗师进行有效的非语言性的构图。1例重度孤独症，艺术干预后，画面比例意识有轻微显现，艺术治疗师认为这主要与身体与心理的成长有关，不排除艺术干预的效用。艺术干预后，无显性色彩进步特征，但在色彩上有新的认知；依旧无主动构图意识，画面构图有变化，构图中的材料开始丰富；画面在无序和单一的特点中，画面实物材料呈现出个体作品单一、系列线性多样的表征特点。艺术干预后，无显性效果，艺术治疗师能从中观察到，其沉浸于艺术游戏中的无所适从感
	12～15岁（轻度0，中度3，重度0）：3例中度孤独症，艺术干预后，对综合材料的画面比例关系有了更多的认知，从平面比例向空间比例化转变。艺术治疗师认为，这是现代艺术给予艺术干预的一种艺术特质，能将灰色融入艺术创作中。废旧之物的运用也刺激和影响了后续的艺术创作，在原有复杂构图的能力上，丰富的材料带来了构图上很多随机的变化，这使得画面构图工作带有更多的趣味性，画面呈现了刻板化、材料多样化、日常生活信息丰富化的表征特点。艺术干预后，画面呈现除了丰富的日常生活形象化、符号化信息，还出现了丰富的现成之物的象征。对艺术创作的主题越发自信，内容越发丰富
1-3（利用废旧品进行波洛克技法）其他	这个过程中其中1例轻度干预对象脱落，原因是其拒绝灰色

表6-5　作品对比分析1-4

起始阶段	2016～2017	干预内容	自由行走
环节	1-4		

起始阶段	2016～2017	干预内容	自由行走
环节	1-4		

1-4（自由行走）干预组年龄	干预组实验年龄：平均年龄7.6岁。干预组1年龄分别为：3岁2人，4岁1人，5岁3人，6岁1人，7岁1人，8岁2人；干预组2年龄分别为：7岁1人，9岁1人，10岁3人，11岁2人，14岁1人，15岁2人
1-4（自由行走）治疗前比例、色彩、构图、象征	3岁（轻度2，中度0，重度0）：2例轻度孤独症，艺术干预前，可根据个人喜好选择合适的尺寸现实之物，运用到作品中；关注色彩搅拌游戏，色彩对旧物表明的涂抹游戏；具备多样化材料的构图能力，画面表征能显现零星的日常生活信息 　　4～7岁（轻度3，中度3，重度1）：3例轻度孤独症，艺术干预前，能合理摆放旧物在画面上的比例关系；能调和出灰色，同时可以色彩混合游戏中，在灰色底上保留纯色；能使用不同材料与颜料结合在画面进行构图，画面能呈现一定的日常心理活动。3例中度孤独症，艺术干预前，在使用综合材料时，能关注到色彩对画布上面旧物的遮掩关系，喜欢在旧物上涂鸦，在一段时间内会出现材料参与画面构图的举动，画面表征中出现了丰富的物件意涵。1例重度孤独症，艺术干预前，执着于对综合材料中的旧物的把玩游戏中。无明显色彩喜好，能说出几种色彩的名称。刻板和无意识的构图中出现材料。画面表征中多了一层关于现实之物意涵 　　8～11岁（轻度4，中度3，重度1）：4例轻度孤独症，艺术干预前，对如何利用选择旧物的大小，在画面呈现的比例关系有思考，能熟练运用波洛克技法创作作品，构图能力比较好，有自主能动性的画面表征。3例中度孤独症，艺术干预前，画面的旧物和色彩直接的比例关系方面有显现，在刻板化、系列化的画面中能看出灰色系列和多层次材料，刻板构图中有多种材料运用，画面表征中能显现创作意图和生活信息的关联。1例重度孤独症，艺术干预前，有轻微的比例意识显现，无显性特征，但对色彩有认知，刻板的无意识构图中材料开始丰富，在无序和单一的画面中呈现出个体作品单一、系列线性多样对的表征特点 　　12～15岁（轻度0，中度3，重度0）：3例中度孤独症，艺术干预前，对综合材料的画面比例关系有一定的认知，从平面比例向空间比例化转变；能使用灰色进行艺术创作，多材料的运用在经常在创作中看到；能创作出画面复杂，材料丰富的构图；画面呈现了刻板化、材料多样化、日常生活信息丰富化的表征特点
1-4（自由行走）治疗后比例、色彩、构图、象征、效果	3岁（轻度2，中度0，重度0）：2例轻度孤独症，艺术干预后，在有意识的画布自由行走中，暂无关注空间比例意图显现；能自如地在大画布上边行走，边泼洒色彩；自由行走打破了原有的常规构图思维，孩子们更热衷于这种行走游戏，无意间带出了空间构图，这种无意识回归了游戏的本质，自由行走后的画面表征更多地显现了游戏后的心理痕迹。艺术干预后，大场域的自由行走给轻度孤独症儿童，在心理表征、语言发展和游戏的仪式感的建立上都来了一定帮助。孩子们认为这是一种有趣、新奇的艺术游戏 　　4～7岁（轻度3，中度3，重度1）：3例轻度孤独症，艺术干预后，在画布上自由行走，在艺术治疗师的引导下，对行走的空间比例意识开始关注，沉浸于自由行走带来的随机的色彩变化，如颜料通过一定比例的水调和，能拉出丝状的彩色线条。容易被挥洒的过程中出现色彩的各种样式的呈现所吸引，能在画布上按艺术治疗师引导，进行自由行走创作。同时，激发了创作欲望，自由行走后的画面表征呈现了复杂化、个体相互交集的游戏活动心理。艺术干预后，大场域的自由行走给孩子们

起始阶段	2016~2017	干预内容	自由行走
环节	1-4		

1-4（自由行走）治疗后比例、色彩、构图、象征、效果	在解决复杂问题上有帮助，和低龄的轻度孤独症相比，个体将游戏复杂程度提高了。3例中度孤独症，艺术干预后，对于在画布上自由行走的艺术涂鸦表现出游戏般的乐趣感，存在空间比例意识，不是显性特征；在自由行走的路径中的几个点中，会挥洒出不同的色彩。经常在每个路径上的点，会重新去选择一种新色彩；在空间构图方面无显性特征，艺术治疗师观察，具备空间构图意识；自由行走后的画面表征，看得出游戏过程变得困难，这种阻碍源于自闭程度；大场域的自由行走，艺术治疗师观察到，这种空间艺术游戏对刻板行为有刺激和优化作用。1例重度孤独症，艺术干预后，不乐意在画布上行走，基于一个点进行色彩涂抹，空间比例无主动意识；不乐意在画布上行走，基于一个点进行色彩涂抹，经常从彩色混合到灰色调；无空间构图意识，沉醉在自由行走泼洒颜料的游戏世界中；自由行走后的画面表征无游戏痕迹，画面呈现出无规则的随机运动迹象。艺术干预后，整体无显性进步特征，游戏本身与封闭的个人空间开始融合，艺术干预的氛围变得融洽。 8~11岁（轻度4，中度3，重度1）：4例轻度孤独症，艺术干预后，能在画布上进行自由行走，行走路径中能显现空间比例意识；在自由行走中给色彩带来了很多随机性，这种色彩泼洒的随机性和偶发性刺激了视觉感官，表现出对色彩游戏乐此不疲的状态；能较好地运用自由行走方式，完成画面构图意图。主要根据自我兴趣确定行走路径，同时，艺术治疗师的建议变得有效，自由行走后的画面表征，比低龄段的轻度孤独症显得更加有把握，这种把握在自由行走的过程中体现出来。艺术干预后，大场域的自由行走所带来的对艺术范畴认知，有效地拓宽了关于艺术创作的逻辑思维能力和自主权功能的发展。3例中度孤独症，艺术干预后，有选择地在一个大画布上进行行走涂鸦，在艺术治疗师的干预下，画布上行走路径的点会有所增加，未达到自由行走创作的状态，空间比例意识弱；自由行走的色彩泼洒方法，促使治疗对象需要不断地去取颜料，这个过程刺激了注意力的集中，让瞬间的惯性思考被刺激打破，有利于中度孤独症儿童的刻板行为的纠正；较难执行艺术治疗师的自由行走路径建议，愿意接受部分根据兴趣引导式的路径设计；自由行走后的画面表征，比龄段的重度孤独症显得更加刻板，但工作更具有效性，这在最后完成的作品中可以看出。艺术干预后，刻板对自由，平面对行走，艺术治疗师观察到，平面上的自由行走创作，能激发这个年龄阶段的中度孤独症儿童的创作欲。后续，艺术治疗师从家长处获得了很多居家艺术干预的作品，这些作品较先前开始呈现多样化和丰富化的特点。1例重度孤独症，艺术干预后，沉浸在自由行走的乐趣中，对行走的意图不敏感，对空间比例无显性意识；游园式的色彩挥洒方式和大场域的空间，对平面无显现色彩反应的重度孤独症而言是一种绘画方法认知上的颠覆，通过艺术治疗师的观察，重度孤独症对此有感知和低度反应，无显性构图特征，自由行走后的画面表征显现了随机性、无意识性、封闭性等。艺术干预后，表面上看自由行走对重度孤独症儿童并无太大效果，但在艺术细建设得以显现。艺术治疗师从其母亲处获得，孩子乐于参与这种艺术干预游戏，将其视为一个日常需要执行的行动 12~15岁（轻度0，中度3，重度0）：3例中度孤独症，艺术干预后，在大画布上自由行走打破了原有的画面比例刻板记忆，一种崭新的空间比例意识进入日常艺术创作中；在大画布上的自由行走，让平面上的色彩发挥出了关于色彩空间的想象，色彩依旧以游戏的方式去表达。艺术治疗师认为，空间里色彩，对中度孤独症儿童在艺术常识认知有很大的，在大画布上的自由行走，显现了有计划的刻板行为。在艺术治疗师的引导下，能完成一幅较好的作品。最后，孩子们看到完成的作品时，表现出惊讶和欣喜的表情，自由行走后的画面表征，行动刻板，呈现出对自我的探索和复杂思维的特点。艺术治疗师的很多建议，得到他们的认同，逐步地融入创作过程。艺术干预后，在大场域的自由行走中开始进行探索，在无意识的游戏中开始探索自由行走艺术的其他可能性。自由行走的艺术游戏变得越来越复杂，偶尔也会提出一些自主建议，并不断重复这个建议
1-4（自由行走）其他	以上讨论，根据2006年7月10日浙江省温州市蒲州育婴学校所开展的自由行走艺术干预为基础，整合了这个阶段的整体艺术干预成果

（二）第一期家长问卷收集结果统计分析

对对照组和干预组所有患者各项指标的测评结果进行统计，数据用IBM SPSS Statistics软件分别做了成对样本t检测。

孤独症儿童ABC量表和CARS量表得分均低于干预前所测量表的得分，干预组在进行干预后，具有统计学意义（$P< 0.05$），表明对孤独症儿童实施艺术治疗干预有效。对照组比较无统计学意义，见表6-6。从ABC量表的各因子得分可以看出，干预组在进行艺术治疗干预以后均明显降低，生活自理因子具有统计学意义（$P< 0.05$）。感觉因子、交往因子、躯体运动、语言因子没有统计学意义（$P> 0.05$）（表6-7）。

表6-6 第一期艺术治疗干预前后两组得分比较（$\bar{x}\pm S$）

项目		干预前	干预后	t	P
ABC总分	干预组	71.50 ± 32.707	59.05 ± 31.746	4.884	<0.001
	对照组	42.40 ± 27.850	57.20 ± 43.832	−2.559	0.019
CARS总分	干预组	26.40 ± 6.168	32.50 ± 7.911	−4.426	<0.001
	对照组	30.45 ± 11.142	31.35 ± 9.103	−0.312	0.758

表6-7 第一期艺术治疗干预前后两组ABC量表各因子得分比较（$\bar{x}\pm S$）

因子得分	对照组		t	P	干预组		t	P
	干预前	干预后			干预前	干预后		
感觉因子	7.5000 ± 7.79676	9.8000 ± 9.39541	−2.579	0.018	12.9500 ± 8.41349	9.7000 ± 7.37064	3.588	0.002
交往因子	8.5500 ± 7.45142	11.3500 ± 10.94135	−1.632	0.119	15.2500 ± 8.91997	12.9000 ± 8.40989	1.741	0.098
躯体运动	6.4500 ± 7.89053	10.6500 ± 11.23095	−2.158	0.044	10.5000 ± 8.49458	9.0000 ± 8.77196	1.556	0.136
语言因子	11.0500 ± 6.32851	14.5500 ± 8.88212	−2.097	0.050	19.5500 ± 7.68097	17.2000 ± 9.11679	2.178	0.042
生活自理	8.8500 ± 5.90517	10.4500 ± 6.65286	−1.162	0.260	13.2500 ± 5.48563	10.2500 ± 4.66651	4.873	<0.001

三、第二期干预结果分析

（一）第二期作品对比分析

第二期作品对比分析如表6-8～表6-11所示。

表6-8　作品对比分析2-1

探索阶段	2017～2018	干预内容	色彩搭配	
环节	2-1			

| 2-1（色彩搭配）干预组年龄 | 干预组实验年龄：平均年龄8.6岁。干预组1年龄分别为：4岁2人，5岁1人，6岁3人，7岁1人，8岁1人，9岁2人；干预组2年龄分别为：8岁1人，10岁1人，11岁3人，12岁2人，15岁1人，16岁2人 | | | |
| 2-1（色彩搭配）治疗前比例、色彩、构图、象征 | 4～7岁（轻度4，中度2，重度1）：4例轻度孤独症，艺术干预前，具备一年的艺术干预经历，对画面比例有强烈的自主意识，同时具备空间比例意识；具备基础色彩认知，会调和部分色彩，会使用灰色，具备一点空间色彩意识；具备主动构图意识和构图能力，能用多种材料进行构图游戏；画面表征能呈现其日常心理活动。2例中度孤独症，艺术干预前，具备一年的艺术干预经历，对画面有比例意识，体现出刻板的比例关系，不具备显性特征；具备一些平面和色彩认知，艺术行为刻板；具备刻板的构图意识，会主动将所学技法和材料，如流彩、滴彩运用到画面构图中；画面表征呈现对某件日常生活中的事件、实物或某个画面形象符号的重复、孤立和刻板等特征。1例重度孤独症，艺术干预前，具备一年的艺术干预经历，画面和空间比例，无主动意识和显性特征；对色彩的喜好无显性特征，趋于一种冷漠化的、机械化的色彩游戏；画面构图无显性特征，无主动构图意识，但画面构图有变化；画面表征呈现出单一化、机械化和刻板化特征。画面出现单线条、球状线条、错乱线条，整体呈现出无规则的随机运动迹象。
8～11岁（轻度4，中度3，重度1）：4例轻度孤独症，艺术干预前，具备一年的艺术干预经历，创作时画面比例关系使用较好；有色彩调和经验，能自如地运用流彩技法和波洛克技法，对随机性的色彩融合游戏乐此不疲；构图意识较强，自由构图能力增强，综合构图能力有很大进步；画面表征呈现日常生活的丰富性和自我喜好的单一性，带有主观能动性。3例中度孤独症，艺术干预前，具备一年的艺术干预经历， | | | |

续表

探索阶段	2017~2018	干预内容	色彩搭配
环节	2-1		

2-1（色彩搭配）治疗前比例、色彩、构图、象征	画面显现比较丰富的刻板画面比例关系；周期性地使用固定的色彩，会使用灰色系列；构图方面具备显性增强特征，刻板构图样式有所增强；画面表征呈现丰富，针对某主题做系列化作品，刻板特征显著。1例重度孤独症，艺术干预前，具备一年的艺术干预经历，整体比例无意识，局部有轻微的比例意识显现；无法进行有意识的色彩调和预判行为，无显性色彩进步的特征，通过艺术治疗师观察，判断其在色彩上有零星的认知；无显性构图特征，材料介质的变化会带来构图上的一些要素变化；画面表征呈现无序和单一性的特点
	12~15岁（轻度1，中度2，重度0）：1例轻度孤独症，艺术干预前，具备一年的艺术干预经历，会使用不同的画面比例效果，从平面比例向空间比例关系推移；能自如地运用各种色彩，具备色彩调和能力和调和三间色、灰色的预判，在色彩颜料的选择上表现出偏好；具备一定的画面构图能力，经常出现复杂化的画面构图；画面表征显现了日常生活中出现的事物，呈现频率刻板，同时呈现单一和无序的特点，显现了自我探索和复杂思维。2例中度孤独症，艺术干预前，具备一年的艺术干预经历，会主动尝试不同的画面比例效果、空间比例进入思索范围，刻板行为依旧存在；会尝试不同的画面色彩效果，对空间色彩游戏有较强的自主和计划艺术，在色彩和现实直接关联的运用表达上现对空白；掌握一些构图能力，构图样式显现阶段化、刻板化特征；画面表征显现了日常生活中出现的事物，呈现出对自我的探索和复杂思维的特点，频率依旧刻板
	青年（轻度0，中度2，重度0）：2例中度孤独症，艺术干预前，具备一年的艺术干预经历，画面中物体的大小比例关系变得更加重要，体现在与同龄人竞争上；都进行了一系列的创作，作品中的色彩显现了个人喜好的特点；能较好地完整地运用构图要素完成一幅作品，画面构图中隐含着主体的刻板意识；刻板的画面表征开始呈现对他人的爱与依附，竞争和合作关系
2-1（色彩搭配）治疗后比例、色彩、构图、象征、效果	4~7岁（轻度4，中度2，重度1）：4例轻度孤独症，艺术干预后，画面色彩比例在有意识地控制和游戏中呈现；色彩搭配这种纯色彩游戏，有一个显现的特点，紫色、蓝色、红色被使用的较多，艺术治疗师以此作为艺术干预疗效的附加判断之一；在色彩搭配的过程中，画面构图由游戏轨迹和色彩混合碰撞效果而定；从色彩搭配的画面表征可以看色彩搭配等同于纯色彩游戏，是简到复杂，个体到集体，赞赏和羞愧等趋上的表现阶段。艺术干预后，色彩搭配给孩子们在处理简单问题进行复杂化思考带来帮助，有助于理智化的防御机制建立。纯色彩的搭配游戏，把游戏导向思索型。只有思考才能让体会游戏本身的乐趣。2例中度孤独症，艺术干预后，画面色彩比例在主动和刻板反应状态下产生，在纯色彩的干预中，偶尔会脱离艺术治疗师的预先设定，铅笔或其他材料会进入画面中，大部分这是因为之前居家干预用了铅笔，现阶段对此乐此不疲；色彩搭配产生的画面构图呈现出一种单一化、刻板化的特点，在色彩搭配的画面表征上表现出了克制与打破，主动性和潜意识交织的一种刻板知觉思维。艺术干预后，艺术治疗师观察到色彩搭配对中度孤独症儿童的刻板行为有刺激作用，更容易激发孩子们的主动创作欲。1例重度孤独症，艺术干预后，画面色彩比例更多地在无意识的状态下产生，画面色彩无显性主观控制特点；色彩搭配是一种随意的无色彩针对性的其他游戏，在色彩搭配过程中，无显性的主动构图意识；色彩搭配的画面表征呈现了一种无序、混乱的心理状态。艺术干预后，整体无显性进步特征，艺术治疗师认为，浓烈的色彩刺激会冲击封闭孤独的个人空间，像一道彩色的阳光照进孤独的世界
	8~11岁（轻度4，中度3，重度1）：4例轻度孤独症，艺术干预后，色彩比例关系在游戏中越发复杂化，呈现叠加和交织的画面色彩比例游戏，能体会色彩混合产生的效果和材料本身的质感。在色彩搭配的游戏中，期望与等待，喜悦与失落的情绪被调动起来；色彩搭配是件严肃的游戏，在这个过程中励志要完成更为庄严和标准化的色彩搭配，构图在成果中显现；画面表征呈现出类常模化的色彩搭配特征。艺术干预后，色彩搭配可以启发孩子们纵向的艺术思维，有效地拓宽艺术表达上的深度和材料使用上的契合度。3例中度孤独症，艺术干预后，

续表

探索阶段	2017～2018	干预内容	色彩搭配
环节	2-1		

2-1（色彩搭配）治疗后比例、色彩、构图、象征、效果	色彩比例关系在无意识的涂抹中呈现不确定性，在艺术治疗师的引导下何时结束一幅作品；色彩搭配游戏这种简单的方式，复杂的效果，更容易显现孤独症的孤独和刻板行为。艺术治疗师更多地发现色彩很难刺激到对象的神经，反而色彩搭配游戏动作带来的快感更让对象感知到舒适；色彩搭配中展现了思考和计划的特征，这是色彩搭配的一种前构图意识，整个过程伴随着刻板行为；画面表征显现出类似的、刻板的心理活动特点。艺术干预后，艺术治疗师观察到，色彩搭配对中度孤独症溯源式的启迪作用，可能最后呈现的作品和色彩搭配大相径庭，色彩是最早的刺激素材。1例重度孤独症，艺术干预后，色彩比例关系无意识，无显性特征表明主观意识在控制画面色彩比例关系；色彩搭配中无显性主观控制特征，在色彩游戏过程中偶尔能找到适应性的行为和尝试过程的快乐，未表现出对色彩搭配的游戏结果感兴趣；在整个色彩搭配过程中无显性的主动构图意识，在潜意识的色彩搭配下，画面最终呈现出了相对单一化的构图效果；画面表征无显性心理活动特点，显现出一种孤独的心理映照。艺术干预后，艺术治疗师认为，色彩搭配对重度孤独症并无显性干预效果，通过艺术治疗师的观察和家长的日常照顾中发现，重度孤独症在长时间的艺术活动后，色彩方面的日常词汇和日常生活中对色彩的选择开始增加

12～15岁（轻度1，中度2，重度0）：1例轻度孤独症，艺术干预后，在相对复杂的画面色彩搭配中，画面色彩比例关系呈现出多元化的色彩暗示；在色彩搭配的过程中，能体会到颜料的质感和特性。如对水彩颜料中水分的多少来控制色彩的明度，以及画面干后产生的韵迹等现象感到好奇，同时试图进行探索；在色彩搭配中构图被提出来作为搭配的一个要素，这是经形式运算的结果，结果会产生更为复杂的画面构图；画面表征呈现出较成熟的色彩搭配心理运行机制，参考行为常模，在功能上呈孤独症特点。艺术干预后，在色彩搭配中开始进行运算式的探索，色彩搭配慢慢趋于现实主义，色彩搭配的自主权越发重要。艺术治疗师观察到，色彩搭配对轻度孤独症艺术创作是多元化的增进，在艺术创作思考的纵横向都有拓宽。2例中度孤独症，艺术干预后，色彩比例关系呈现出复杂的刻板思维；色彩搭配上有显性的进步，虽然色彩涂鸦过程中偶尔会趋向一种无止境的涂抹中，但在艺术治疗师的鼓励和引导下，会在画面色彩搭配的最佳状态停下来；在色彩搭配的过程中展现了比低龄段中度孤独症儿童更为刻板的构图意志，此刻艺术治疗师的引导难以介入干扰，同时能完成非常完整的构图作品；画面表征呈现出寻找自我的特点，如一男性中度孤独症繁复地默写汽车、交通、高楼大厦等图像。艺术干预后，色彩搭配思维进入到日常绘画中，在日常家庭干预系列化的作品中看到了相对刻板、又个人化的色彩搭配。艺术治疗师认为色彩搭配作为单一的训练主题，对丰富中度孤独症艺术创作的色调是非常有效的

青年（轻度0，中度2，重度0）：2例中度孤独症，艺术干预后，画面色彩比例关系中开始呈现出带有心理映射的爱与依附感，在色彩搭配的过程中展现了一定的思考和对色彩调配的探索倾向，色彩搭配被更为成熟的机制运行，构图融合在色彩搭配的过程中，以更和谐的状态展现出来；画面表征呈现出相对密集的心理活动，在相对简化的画面元素中，色彩元素被单独复杂化，人们的关注点集中在色彩的各种表现因素上面。艺术干预后，艺术治疗师给出的色彩搭配，中度孤独症认为是个严肃的课题，他们认真地对待，并展开探索。艺术治疗师观察到，主题接纳需要一个过程，创作的过程也相对封闭化，更像一个胸有成竹的艺术家，一气呵成 |
| 2-1（色彩搭配）其他 | 探索阶段2-1的艺术干预，2例进入了青年阶段
色彩搭配艺术干预，主要使用纸板丙烯颜料、纸面水彩颜料，画幅尺寸主要使用40cm×30cm、60cm×50cm两个规格 |

表6-9 作品对比分析2-2

探索阶段	2017～2018	干预内容		几何图形	
环节	2-2				
2-2（几何图形）干预组年龄	干预组实验年龄：平均年龄8.6岁。干预组1年龄分别为：4岁2人，5岁1人，6岁3人，7岁1人，8岁1人，9岁2人；干预组2年龄分别为：8岁1人，10岁1人，11岁3人，12岁2人，15岁1人，16岁2人				
2-2（几何图形）治疗前比例、色彩、构图、象征	4～7岁（轻度4，中度2，重度1）：4例轻度孤独症，艺术干预前，画面比例关系在有意识地控制和游戏中呈现，紫色、蓝色、红色被使用得较多；画面构图在游戏中确定，具备一定的构图实操能力；画面表征能展现简单到复杂、个体到集体，赞美和羞愧等表现阶段。2例中度孤独症，艺术干预前，画面比例关系在主动和刻板反应状态下产生，其他材料介入改变色彩意涵，创作过程经常阶段化使用几种固定的构图样式；画面表征显现了克制与打破，主动性和潜意识交织的一种刻板知觉思维。1例重度孤独症，艺术干预前，画面比例关系更多地在无意识的状态下产生，画面色彩无显性主观控制特征，更像是一种随意的无色彩针对性的其他游戏。艺术干预前，无显性主动构图意识，画面表征呈现了一种无序和混乱的心理状态 8～11岁（轻度4，中度3，重度1）：4例轻度孤独症，艺术干预前，画面比例关系在游戏中越发复杂化，呈现叠加和交织的画面比例现象，在艺术创作时对色彩混合和材料质感等有追溯源的冲动，努力要完成优秀的作品，在这个过程中构图的成果显现，画面表征呈现出类常模化的心理特征。3例中度孤独症，艺术干预前，画面比例关系在无意识画面色彩的游戏特质，创作汇总存在前构图意识，画面表征呈现出类似的、刻板的心理活动特点。1例重度孤独症，艺术干预前，无显性特征表明主观意识在控制画面比例关系，无显性主观控制特征，对游戏结果中的色彩感兴趣；在整个创作过程中无显性的主动构图意识，画面结果呈现出相对单一化的构图效果；画面表征无显性心理活动特征，显现出一种孤独的心理映照 12～15岁（轻度1，中度2，重度0）：1例轻度孤独症，艺术干预前，画面比例关系呈现出多元化的暗示，在上色时会对颜料的特性进行游戏化探索，经过形式运算机制后的画面，呈现出相对复杂的构图样式，画面表征无显性心理活动特征，显现出一种孤独的心理映照。2例中度孤独症，艺术干预前，画面比例关系呈现复杂的刻板思维，通过艺术治疗师的引导，能在色彩最佳的状态停下来；展现了比低龄段更为刻板的构图意志，构图样式也相对复杂化；画面表征呈现出寻找自我的特点，如繁复地默写汽车、交通、高楼大厦等图像				

续表

探索阶段	2017~2018	干预内容	几何图形
环节	2-2		

2-2（几何图形）治疗前比例、色彩、构图、象征	青年（轻度0，中度2，重度0）：2例中度孤独症，艺术干预前，画面比例关系呈现出带有心理映射的爱与依附感，在上色过程中展现了一定的思考和对色彩调配的探索倾向，构图被更为成熟的机制运行，构图作为单一的画面构成元素被重视起来；画面表征呈现出对密集的心理活动，对画面形式的关注点开始区域个人化的特点
2-2（几何图形）治疗后比例、色彩、构图、象征、效果	4~7岁（轻度4，中度2，重度1）：4例轻度孤独症，艺术干预后，能较灵活地运用画面物体比例关系创作几何构成作品，几何图形中的色彩，变成一种色彩节奏游戏，在按各自的喜好进行排列；画面构图在画面切割比例中形成，具备构图意识，但不具备太多的构图能力，更多地被画面切割的游戏所吸引；画面表征能呈现出几何归类的游戏思维。艺术干预后，在几何图形和色彩的涂鸦游戏中找到了平衡点。几何图形融合到涂鸦中，产生了一种感性和理性交互的中间空间。2例中度孤独症，艺术干预后，画面比例在随意排列中产生，图像大小比例更多时候取决于手腕的活动习惯范围；几何图形中的色彩填充，大多基于一种随机式判断的色彩选择。艺术治疗师认为，画面整体填色过程不具备构成连贯的思考性，画面构图基本上以潜意识的状态产生，画面表征呈现出不确定性的画面构图因素，这与其孤独症程度相契合。艺术干预后，在显性的刻板行为特征中，代表理性的几何图形被画进了画面，有时显得格格不入，有时显得和谐交融。1例重度孤独症，艺术干预后，画面比例在简单几何图形整齐罗列中呈现，能完成几何图形中的色彩填色，无其他显性特征；画面构图主观无意识，最后形成的画面构图，由艺术游戏过程而定；画面表征无显性特征。艺术干预后，主观无显性进步。亲子艺术干预的互动过程和结果呈现，给重度孤独症儿童的艺术认知带来很大帮助 8~11岁（轻度4，中度3，重度1）：4例轻度孤独症，艺术干预后，能按艺术治疗师的引导完成画面比例呈现，几何图形中的色彩游戏方法更加丰富，有同色系排列，三原色组合，画面色彩随机调整等；画面构图在自主意识中显现，和画面比例切割一起呈现；画面表征呈现出一种几何形式运算的结果。艺术干预后，对几何图形的分割和上色过程有了具体的预判性的规划和布局，画面呈现出一种被设计后的绘画状态。3例中度孤独症，艺术干预后，几何构图的画面比例中出现波洛克滴彩技法的运用，艺术治疗师认为这是一种刻板行为的延续，艺术干预同时间点后，几何图形中的填色在相对局限的有意识中进行控制，画面构图中代表逻辑思维的几何图形在刻板行为中重构呈现，画面表征中的确定因素开始增多，表现在艺术干预过程中各项指标的修进。艺术干预后，对几何图形的运用较低龄的中度孤独症更样式化，画面中的随机部分开始减少。艺术治疗师认为，几何图形的艺术干预对中度孤独症的理性思维康复训练有效用。1例重度孤独症，艺术干预后，在家长协助下共同完成几何图形艺术干预后，亲子互动艺术干预有助于重度孤独症的画面比例意识的形成；无显性主观控制特征，亲子互动艺术干预有助于孩子的色彩认知；画面构图无主观意识，从亲子互动艺术干预中得到支持；画面表征在亲子互动艺术干预中呈现出来。艺术干预后，几何图形的亲子互动艺术干预将孤独症儿童带进整个干预流程。艺术治疗师认为，这种由母亲或父亲共同协作、引领式的艺术干预将重度孤独症艺术干预变得更加有效 12~15岁（轻度1，中度2，重度0）：1例轻度孤独症，艺术干预后，能自由地切割画面，切割出需要的几何图形。艺术治疗师观察到，在这个阶段图形之间的大小对比显得比较重要；在几何图形填色中，能对填色进行一种预设。艺术治疗师认为，这种预设计划是一种创作复杂思维的体现，画面构图呈现出一种精准的设计意识，主观对构图有意识地进行把握；画面表征呈现出较为丰富形式运算能力，在亲子艺术干预过程中，占主导地位，艺术活动中的责任心开始建立。艺术干预后，对几何图形的画面构图和画面色彩规划开始显现。对自我开始探索，形式运算能力开始增强。2例中度孤独症，艺术干预后，在画面切割时，有较强的自主意识。此时，艺术治疗师也难以打断和干扰其自由构图的过程，几何图形填色进入刻板的自我潜意识再现模式；画面构图呈现一种逻辑、形式运算思维，从画面的构图能力可以作为判断其孤独症程度的依据之一；画面表征呈现出几何式的刻板艺术创作迹象。艺术干预后，在画面几何图形的解构和重构过程中呈现刻板行为，同时这种象征理性的思维开始与刻板行为碰撞，艺术干预效果因此而呈现

探索阶段	2017～2018	干预内容	几何图形
环节	2-2		
2-2（几何图形）治疗后比例、色彩、构图、象征、效果	青年（轻度0，中度2，重度0）：2例中度孤独症，艺术干预后，在竞争中完成了画面比例切割。显然他们已经从艺术游戏中脱离开，进入工作模式；几何图形中的色彩呈现出成熟机制，一种较之前更为成熟的色调在画面中出现；画面构图呈现出成熟机制，一种较之前更为成熟的构图在画面中出现；画面表征呈现出复杂化的特点，符合其年龄段的行为常模特征；艺术干预后，在运用几何图形进行艺术创作时，创作思维的复杂性和协作能力开始显现		
2-2（几何图形）其他	探索阶段2-2的艺术干预，2例处于青年阶段		

表6-10　作品对比分析2-3

探索阶段	2017～2018	干预内容	想象的空间
环节	2-3		

2-3（想象的空间）干预组年龄	干预组实验年龄：平均年龄8.6岁。干预组1年龄分别为：4岁2人，5岁1人，6岁3人，7岁1人，8岁1人，9岁2人；干预组2年龄分别为：8岁1人，10岁1人，11岁3人，12岁2人，15岁1人，16岁2人		
2-3（想象的空间）治疗前比例、色彩、构图、象征	4～7岁（轻度4，中度2，重度1）：4例轻度孤独症，艺术干预前，能较灵活地运用画面比例关系创作作品，艺术创作变成一种色彩节奏游戏，色彩按主观意识在画面上进行排了；具备构图意识，但不具备太多的构图能力，更多地被艺术游戏所吸引；画面表征呈现出几何归类的游戏思维。2例中度孤独症，画面比例在随意的排列中显现，比例关系很大一部取决于手腕的活动习惯范围；上色过程变成一种随机式的直觉判断，无太多主观判断；画面构图基本在创作过程的潜意识中产生，画面表征呈现出不确定的画面构成因素。1例重度孤独症，艺术干预前，画面比例关系被简单地罗列在纸面上，能将图案中的色彩填满，其他无显性特征；画面构图主观无意识，画面构图由艺术游戏过程决定；画面表征无显性特征 8～11岁（轻度4，中度3，重度1）：4例轻度孤独症，艺术干预前，能按艺术治疗师的引导，完成画面比例关系；能进行同色系、三原色等有主观逻辑的色彩排列，色彩游戏较之前更加丰富；画面构图在自主意识中产生，和画面比例一起呈现；画面表征呈现出一种几何形式运算的结果。3例中度孤独症，艺术干预前，		

探索阶段	2017～2018	干预内容	想象的空间
环节	2-3		

| 2-3（想象的空间）治疗前比例、色彩、构图、象征 | 较前的艺术手法会在当下艺术创作中被刻板行为所延续，一段时间后消失，当下的艺术创作手法再被刻板地延续到后续的创作中，长期出现这种繁复现象。画面填色在相对局限的有意识中进行控制，画面构图中代表逻辑思维的几何图形在刻板行为中重构呈现，画面表征中的确定因素开始增多，表现在艺术干预过程中各项指标的修进。1例重度孤独症，艺术干预前，在父母的协助下完成作品，画面呈现比例关系；无显性主观控制特征，通过亲子互动艺术干预促进孩子对色彩的认知；画面构图中代表逻辑思维的几何图形在刻板行为中重构呈现，画面表征在亲子互动艺术干预中呈现

12～15岁（轻度1，中度2，重度0）：1例轻度孤独症，艺术干预前，能按个人意志完成画面比例关系，艺术治疗师的建议被吸取；能在画面填色前，对填色过程进行一种预设；画面呈现出一种设计意识，对构图进行有意识地把握；画面表征呈现出较为丰富的形式运算能力。2例中度孤独症，艺术干预前，有较强的自主意识，艺术治疗师的建议很难在当下及时被吸取；画面填色进入刻板的自我潜意识再现模式，画面构图呈现出一种逻辑、形式运算思维，可以作为判断其孤独症程度的依据之一；画面表征呈现出几何式的刻板艺术创作迹象

青年（轻度0，中度2，重度0）：2例中度孤独症，艺术干预前，在竞争意识中完成画面比例，从游戏中脱离，进入工作模式；画面色彩呈现出成熟机制，一种较之前更为成熟的色调在画面中出现；画面呈现出成熟机制，一种较之前更为成熟的构图在画面中出现；画面表征呈现出复杂化的特点，符合其年龄段的行为常模特征

4～7岁（轻度4，中度2，重度1）：4例轻度孤独症，艺术干预后，在水彩画中，画面比例在色彩和线条的交错游戏中产生；艺术治疗师可以观察到色彩在游戏的空间内缠绕，想象力在空间中更容易展现出来；画面想象的空间将以往的平面构图思维导向空间构图思维，这是艺术游戏中的重点，有助于轻度孤独症儿童的认知思维拓宽；画面表征呈现出空间游戏思维，这是较之前平面游戏思维上一种理解的挑战性飞跃。离开了原有的平面维度思考，进入新的游戏空间，这需要参与者具备更为复杂的空间思考能力。2例中度孤独症，艺术干预后，在水彩画中，画面比例关系呈现出单一、孤立、各自为政的特征；笔刷将色彩按其对现实世界认知的色彩进行涂抹。艺术治疗师认为，固定的笔刷和孤独症刻板行为具备同样的画面呈现样式，在干预过程中，应引导其经常更换画笔；画面想象空间中的构图，以立体的刻板模式呈现。这更多地取决于我们的治疗取向和作品观看方式，画面表征呈现出一种确定性。艺术干预后，在显性的刻板行为中，空间思维增加了游戏的复杂程度，难以进入空间思维模式是这个阶段显著特征。1例重度孤独症，艺术干预后，能使用几种色彩，刻板地单线条涂鸦；可以使用几种色彩混合进行的单一线条的涂鸦，立体空间构图意识处于禁锢状态，画面构图由艺术游戏本身所决定；画面表征被禁锢，无明显特征。艺术干预后，主观无显性进步。在缺乏亲子互动的模式下，重度孤独症儿童回到最初的艺术创作状态

8～11岁（轻度4，中度3，重度1）：4例轻度孤独症，艺术干预后，在水彩画中，想象的空间被放大，画面出现了各种奇怪的物象，在线和物象的交错中画面空间比例关系呈现；画面想象的空间中出现了与其年龄段相关的物象，画面涂鸦形态减少，画面具象形态开始增多；画面的立体空间构图能力有了质的进步，一种更为成熟的画面空间游戏能力开始建立；画面表征呈现一种空间思维运算的结果。艺术干预后，在空间游戏中进行了一种预判性布局，空间被设计化，但是难度远远大于平面画面设计，最终画面显现出来的空间张力，取决于个人空间思维的能力。3例中度孤独症，艺术干预后，在想象的画面空间中，呈现出了二维半的画面比例关系，该年龄段中度孤独症想象成分相对较少。色彩在一种刻板的自我求证中呈现出来，画面的立体空间意识构图能力，较低年龄段中度孤独症有显著进步。这不仅是身体成长所带来的，也是艺术干预后的显现；画面表征确定性因素继续增多，一部分取决于想象空间的开放。艺术干预后，对空间内的艺术运算能力较同龄的轻度孤独症更为困难，这与孤独症程度相关。艺术治疗师认为，即使是有艺术天赋的中度孤独症儿童，也不具备多种样式的艺术思考能力，所以在多维度的艺术创作手法上的进阶，对每一位参与艺术干预的中度 |

续表

探索阶段	2017~2018	干预内容	想象的空间
环节	2-3		
2-3（想象的空间）治疗后比例、色彩、构图、象征、效果	孤独症儿童都是有效的。1例重度孤独症，艺术干预后，弧线和曲线在画面中按手腕的运动轨迹进行刻板的重复。艺术治疗师观察到，从弧线到打圈，这是一个明显的进步；可以被色彩本身刺激，对色彩混合产生的结果不间断地表现出好奇心；立体空间构图意识无显现，有简单的平面构图意识显现；想象空间被禁锢，无明显特征。艺术干预后，在无亲子互动艺术干预的模式下，重度孤独症的空间思维被禁锢，但并不证明艺术干预在其他思考维度没有隐性效果。 12~15岁（轻度1，中度2，重度0）：1例轻度孤独症，艺术干预后，在想象的画面空间中，画面比例和想象力成正比地显现；想象空间中的色彩被合理地安排，开始进入空间中的色彩探索，以一种更为接近现实世界的合理性方法布置空间中的色彩。轻度孤独症儿童的画面的立体空间意识构图能力达到童年时期最高值，画面表征呈现出一种复杂的空间运算能力。艺术干预后，对想象空间艺术干预的创作路径开始规划，自由想象转向一种规划和探索，较先前难度开始增加，各项能力开始增强。2例中度孤独症，艺术干预后，想象的空间对该年龄段的中度孤独症更多的是一种自由绘画状态，画面混合关系由其自身的艺术特征决定；看画面空间中的色彩被有序地、简单地排列，每一个物象都相对独立，但与周边又存在某种原始联系；画面的立体空间意识构图呈现一种复杂和带有探索性的刻板样式，画面表征呈现出空间的刻板思维创作迹象。艺术干预后，在空间想象过程中呈现刻板行为，空间艺术思维难度较高，艺术干预效果隐性呈现。 青年（轻度0，中度2，重度0）：2例中度孤独症，艺术干预后，想象的空间给了他们一个自由的艺术命题，理性的比例关系工作模式，使得画面的比例关系显得更为工整化；处理想象空间中的色彩被定义为一种工作模式，刻板的条理性，画面显得比较生硬，但治疗对象从中获得了较高的满意度；想象的空间，理性的艺术工作模式，使得画面的空间构图显得更为刻板化、条理化；画面表征呈现出空间思维复杂化的特点，符合其年龄段的行为常模特征。空间艺术思维模式给青年中度孤独症的工作式的艺术创作带来新的挑战。艺术干预后，在运用空间想象进行艺术创作时，平面思维转向空间思维，创作过程中的思维复杂性和协作能力在进一步增强
2-3（想象的空间）其他	探索阶段2-3的艺术干预，2例处于青年阶段		

表6-11 作品对比分析2-4

探索阶段	2017~2018	干预内容	我们一家人
环节	2-4		

探索阶段	2017~2018	干预内容	我们一家人
环节	2-4		

2-4（我们一家人）干预组年龄	干预组实验年龄：平均年龄8.6岁。干预组1年龄分别为：4岁2人，5岁1人，6岁3人，7岁1人，8岁1人，9岁2人；干预组2年龄分别为：8岁1人，10岁1人，11岁3人，12岁2人，15岁1人，16岁2人
2-4（我们一家人）治疗前比例、色彩、构图、象征	4~7岁（轻度4，中度2，重度1）：4例轻度孤独症，艺术干预前，画面比例在色彩和线条的交错游戏中产生；色彩在游戏的空间中缠绕，想象力更容易展现出来；在空间构图思维中拓宽艺术游戏的认知，画面表征呈现出空间游戏思维。2例中度孤独症，艺术干预前，画面比例呈现单一和孤立的特征，着色按其对现实世界的零星色彩认知进行涂抹，空间构图，呈现刻板模式，画面表征呈现出不确定性。1例重度孤独症，艺术干预前，能使用几种色彩，涂鸦单一的线条，可以使用几种色彩混合进行单一线条涂鸦，独立的艺术干预过程，立体空间构图意识处于禁锢状态，在想象的空间艺术干预中画面表征被禁锢，无明显特征
	8~11岁（轻度4，中度3，重度1）：4例轻度孤独症，艺术干预前，在线和物象的交错中画面比例呈现；画面想象空间中出现了与其年龄段相关的物象，具象形态开始增多；一种更为成熟的画面空间游戏能力开始建立，画面表征呈现出一种空间思维运算的结果。3例中度孤独症，艺术干预前，呈现出了二维半的画面比例关系，想象成分相对减少，色彩在一种刻板的自我求证中呈现；画面的立体空间思维构图能力有增强，想象空间的开放使得画面表征的确定性因素开始增多。1例重度孤独症，艺术干预前，能在画面上进行刻板的打圈，对色彩混合产生的结果不间断地表现出好奇心，画面的立体空间思维构图能力有增强。艺术干预前，想象空间被禁锢，无明显特征
	12~15岁（轻度1，中度2，重度1）：1例轻度孤独症，艺术干预和想象能力成正比地显现，色彩被合理地安排，以一种更为接近现实世界的合理性方法使用色彩，空间思维构图能力达到童年高峰期，画面表征呈现出一种复杂的空间运算能力。2例中度孤独症，艺术干预前，画面比例关系由其自身的艺术特征所决定，有序地使用色彩，物象相对独立，与周边存在某种原始联系，立体空间思维构图呈现一种复杂和带有刻板样式，画面表征呈现出空间的刻板思维创作迹象
	青年（轻度0，中度2，重度0）：2例中度孤独症，艺术干预前，理性的艺术工作模式，使画面比例关系显得工整化；使用色彩被定义为一种工作模式，过程显的刻板，画面呈现较生硬；理性的艺术工作模式导致画面的空间构图显得刻板和过于条理，画面表征呈现出空间思维复杂化的特点，新的空间思维模式激发了挑战欲
2-4（我们一家人）治疗后比例、色彩、构图、象征、效果	4~7岁（轻度4，中度2，重度1）：4例轻度孤独症，艺术干预后，在"我们一家人"为主题的艺术干预中，能清晰地将家里成员按高矮比例呈现出来；画面色彩更多地依据各自的喜好铺设，填充过程慢慢趋向边缘的完美；在艺术治疗师的引导下，画面构图中出现文字和人物形象，他们能较好地安排处理两者之间的关系。一部分孩子将文字进行图像化处理，画面表征呈现出家庭成员内在关联的心理状态，以一种集体游戏的方式展现。艺术干预后，在"我们一家人"为主题的艺术干预中，一种具体的心理暗示被使用，艺术游戏变得严肃起来，这使得孩子们不得不调动自己的"亲情经历和情绪"进行游戏。2例中度孤独症，艺术干预后，在"我们一家人"为主题的艺术干预中，家庭成员用其他物象所替代，但能清楚地指出这是妈妈，那是爸爸；在上色过程中整体上把色彩和边缘线作模糊处理，这是一种无意识状态下形成的，画面局部也会出现非常明确的彩色边缘性。画面构图中将文字和图像交叉、叠加后混为一体，但我们能清晰地看出文字内容。其中一个孩子对画面的文字部分进行了叠加书写，包含错别字；画面表征呈现出混沌的内在思维，游戏、个人肖像、文字符号都被融合、按层消解。艺术干预后，在"我们一家人"为主题的艺术干预中，"亲情经历和情绪"并未被高频调动，难以完全进入由"亲情经历和情绪"带领的艺术创作被视为该阶段中度孤独症的显著特征。1例重度孤独症，艺术干预后，在"我们一家人"为主题的艺术干预中，无法参与到相对具象的图像描绘中，口中不停地在说，"妈妈""爸爸"等家庭成员的称呼；在画面色彩呈现出无主观意愿表达的状态，这种潜意识的画面色彩开始丰富；画面无主观构图意识，但画面构图在无意图中呈现出来；相对复杂的主题和要求，对于重度孤独症儿童而言，很难直接进入，画面表征呈现严重的自我封闭状态。艺术干预后，在"我们一家人"为主题的艺术干预中，不可否认"亲情经历和情绪"带来一些不显著的影响，但孤独症儿童艺术创作时的状态并无明显进展

续表

探索阶段	2017~2018	干预内容	我们一家人
环节	2-4		

2-4（我们一家人）治疗后比例、色彩、构图、象征、效果	8~11岁（轻度4，中度3，重度1）：4例轻度孤独症，艺术干预后，在"我们一家人"为主题的艺术干预中，家庭成员的图像和称呼都被呈现出来，进行连线。艺术治疗师认为，这种连线过程是一种关键的艺术治疗要素，它形成了复杂的亲情网，画面比例意识较强，画面色彩呈现出色调关联和画面主题气氛所需的色调；画面构图在一种有规则的后游戏中呈现，这种规则是主题和文字符号介入所带来的；画面表征呈现出童年游戏里的亲情关系状态，关系更为密切的家庭成员会和主人公出现在画面的中心位置，其他成员按序出场。艺术干预后，在"我们一家人"为主题的艺术干预中进行了主题活动设计，"亲情经历和情绪"成为设计的核心原则，由"亲情经历和情绪"描绘出来的画面心理导线图使作品品的与往常不同，一种浓厚的情感链接在画面呈现出来。3例中度孤独症，艺术干预后，在"我们一家人"为主题的艺术干预中，家庭成员形象和文字也同时被呈现出来，但形象是一种抽象的特指，文字错乱混杂，连线过程也呈现出不确定性，无画面比例意识；画面色彩有同色系倾向，三原色使用率开始减少，更喜欢用三间色；人物形象和文字填满了整个画面，在无序和不间断的过程中，画面很容易被其填满。整体呈现出较饱满的构图状态。艺术治疗师认为，每次欣赏这个阶段的中度孤独症儿童的画面，经常会看到一种画面"五谷丰登"的感觉，这是一种内在孤独的画面反观；画面表征呈现出相对较冷的家庭成员关系，家庭成员中间似乎隔着一层膜，但又如此地靠近，一种忽远忽近的心理关系。艺术干预后，在"我们一家人"为主题的艺术干预中，对"亲情经历和情绪"的使用较同龄轻度孤独症更为困难。艺术治疗师认为，用情绪趋向的艺术创作手法是最容易解开孤独密码的艺术干预方法之一。1例重度孤独症，艺术干预后，在"我们一家人"为主题的艺术干预中，画面呈现出一些凌乱的线条和混杂的图像。艺术治疗师认为，画面符号此刻是一种特指，无画面比例意识。在"我们一家人"为主题的艺术干预中，画面色彩无主观性特征，随着年龄的增长色彩使用种类开始增多；画面无主观构图意识，画面所呈现的构图较之前相对丰富；画面表征无显性特征，亲情依恋关系被情绪打开，但无法从画面上形象地呈现出来。艺术干预后，在"我们一家人"为主题的艺术干预中，在"亲情经历和情绪"为主导的艺术干预模式下，也是我们最容易看到孤独症儿童打开艺术创作之门的时刻，虽然发生了一些不同，并未在画面呈现。 12~15岁（轻度1，中度2，重度0）：1例轻度孤独症，艺术干预后，在"我们一家人"为主题的艺术干预中，家庭成员形象完整，比例协调。文字和图像直接的比例关系完整，画面色彩更多地呈现出对所表达对象的特征和主题整体气氛的考虑因素，画面构图趋于一种理性化，文字和图像按各自被主观进行归纳，符合现实逻辑，画面表征呈现出亲情依恋升华的结果。艺术干预后，在"我们一家人"为主题的艺术干预中，"亲情经历和情绪"被列入创作规划设计中，这种规划加速了艺术创作过程中亲情的升华，回忆式的家庭情感疗伤贯穿于整个艺术创作过程。2例中度孤独症，艺术干预后，在"我们一家人"为主题的艺术干预中，家庭成员被其他具象图像所替代，画面比例关系呈现，但与干预主题无关；画面色彩呈现出阶段性的个人色彩偏好，取决于日常生活中所接触过较多的实物色彩，如自己喜欢的玩偶色彩等；画面构图中经常出现一种混沌的思维，在画面中呈现出来；画面表征呈现出亲情依恋状态的模糊心理，在画面上进行一种再确定过程。在"我们一家人"为主题的艺术干预中，表面"亲情经历和情绪"被一种刻板行为所抵制。底层却出现了丰富的情感愉悦，这些并未在画面呈现出来，而在艺术创作过程中显现 青年（轻度0，中度2，重度0）：2例中度孤独症，艺术干预后，在"我们一家人"为主题的艺术干预中，家庭成员形象较完整，文字和连线部分在画面呈现。画面被一种主题性的活动所关联，如一起在室外沐浴春光、参加聚会等，画面比例关系在具体事务中年呈现，颜料被分类、分色系，进行艺术创作，画面色彩被相对理性的机制处理；画面构图进入工作化处理模式，呈现出较复杂的家庭图谱式构图关系；画面表征呈现出对复杂的情感主题进行工作式处理的方式，家庭成员形象被更为理性地理解和展现，文字不仅停留在艺术治疗师给予的家庭成员称呼，描述会出现一些细节的表达。艺术干预后，在"我们一家人"为主题的艺术干预中，随着年龄的增长"亲情经历和情绪"更加丰富，同时愉悦情绪被成熟的思维和协作能力所掩制，画面呈现出成熟而理性的情感表达
2-4（我们一家人）其他	探索阶段2-4的艺术干预，2例处于青年阶段

（二）第二期家长问卷收集结果统计分析

对对照组和干预组所有患者各项指标的测评结果进行统计，数据用IBM SPSS Statistics软件分别做了成对样本t检测。

孤独症儿童ABC量表和CARS量表得分均低于干预前所测量表的得分，干预组在进行干预后，具有统计学意义（$P < 0.05$），表明对孤独症儿童实施艺术治疗干预有效。对照组比较无统计学意义，见表6-12。从ABC量表的各因子得分可以看出，干预组在进行艺术治疗干预以后均有降低，但感觉因子、交往因子、躯体运动、语言因子、生活自理没有统计学意义（$P > 0.05$）（表6-13）。

表6-12　第二期艺术治疗干预前后两组得分比较（$\bar{x} \pm S$）

项目		干预前	干预后	t	P
ABC总分	干预组	59.05 ± 31.746	52.10 ± 32.020	3.390	0.003
	对照组	57.20 ± 43.832	42.80 ± 39.945	2.973	0.008
CARS总分	干预组	27.50 ± 5.960	31.90 ± 7.518	−3.437	0.003
	对照组	29.40 ± 8.822	30.45 ± 11.142	−0.406	0.689

表6-13　第二期艺术治疗干预前后两组ABC量表各因子得分比较（$\bar{x} \pm S$）

因子得分	对照组		t	P	干预组		t	P
	干预前	干预后			干预前	干预后		
感觉因子	9.8000 ± 9.39541	7.8500 ± 8.86908	1.605	0.125	9.7000 ± 7.37064	8.9000 ± 7.32623	0.914	0.372
交往因子	11.3500 ± 10.94135	9.5000 ± 10.10732	1.652	0.115	12.9000 ± 8.40989	12.6500 ± 10.08529	0.205	0.840
躯体运动	10.6500 ± 11.23095	6.9500 ± 8.10766	2.320	0.032	9.0000 ± 8.77196	6.6500 ± 6.16676	1.736	0.099
语言因子	14.5500 ± 8.88212	11.8000 ± 9.81192	1.475	0.157	17.2000 ± 9.11679	14.3000 ± 7.87468	2.997	0.007
生活自理	10.4500 ± 6.65286	7.2000 ± 5.97010	3.600	0.002	10.2500 ± 4.66651	9.6000 ± 5.14424	0.849	0.406

四、第三期干预结果分析

（一）第三期作品对比分析

第三期作品对比分析如表6-14～表6-17所示。

表6-14　作品对比分析3-1

发展阶段	2018～2019	干预内容	用线条、形状、色彩或图像进行互动	
环节	3-1			
3-1（用线条、形状、色彩和图像进行互动）干预组年龄	干预组实验年龄：平均年龄9.6岁。干预组1年龄分别为：5岁2人，6岁1人，7岁3人，8岁1人，9岁1人，10岁2人；干预组2年龄分别为：9岁1人，11岁1人，12岁3人，13岁2人，16岁1人，17岁2人			
3-1（用线条、形状、色彩和图像进行互动）治疗前比例、色彩、构图、象征	4～7岁（轻度4，中度1，重度1）：4例轻度孤独症，艺术干预前，能清晰地将人物形象按比例呈现出来，画面色彩更多地依据各自喜好铺设，填色过程慢慢趋向边缘的完美；画面构图中出现文字和人物形象，能较好地安排处理两者之间的关系；画面表征呈现出家庭成员内在关联的心理状态，以一种集体游戏的方式展现。1例中度孤独症，艺术干预前，所绘人物形象用其他物象所代替，能清晰地指出人物的称呼；在上色过程中整体上把色彩和边缘线做一种无意识的模糊处理，画面构图中将文字和图像交叉、叠加后混为一体，但我们能清晰地看出文字内容，画面表征呈现出混沌的内在思维。1例重度孤独症，艺术干预前，无法参与具象图像描绘的艺术干预中，但与干预主题有非直接介质的互动；画面色彩呈现出无主观意愿表达的状态，这种潜意识的画面色彩开始丰富；画面无主观构图意识，但画面构图在无意图中呈现出来；相对复杂的主题和要求，对于重度孤独症儿童而言，很难直接进入，画面表征呈现严重的自我封闭状态 8～11岁（轻度2，中度3，重度1）：2例轻度孤独症，艺术干预前，所绘画面人物形象和称呼都被呈现出来，进行连线，画面比例意识较强；画面色彩呈现出色调关联和画面主题气氛所需的色调；画面构图在一种有规则的后游戏中呈现，这种规则是主题和文字符号介入所带来的相对复杂的主题和要求，对于重度孤独症儿童而言，很难直接进入，画面表征呈现严重的自我封闭状态。3例中度孤独症，艺术干预前，所绘人物形象和文字由一种抽象的特指和混杂方式呈现，联系过程呈现不确定性，画面无比例意识；画面色彩有同色系倾向，三原色使用率开始减少，更喜欢用三间色；在无序和不间断的创作过程中，主题形象和文字符号填满了整个画面，画面表征呈现出相对较冷漠的家庭成员关系，家庭成员中间似乎隔着一层膜。1例重度孤独症，艺术干预前，画面呈现出一些凌乱的线条和混杂的图像，无画面比例意识；画面色彩无主观

发展阶段	2018~2019	干预内容	用线条、形状、色彩或图像进行互动
环节	3-1		

3-1（用线条、形状、色彩和图像进行互动）治疗前比例、色彩、构图、象征	性特征，随着年龄的增长色彩使用种类开始增多；画面无主观构图意识，画面所呈现的构图较之前相对丰富；画面表征无显性特征，亲情依恋关系被情绪打开，但无法从画面上形象地呈现出来 12~15岁（轻度3，中度2，重度0）：3例轻度孤独症，艺术干预前，所绘人物形象完整，比例协调，文字和图像直接的比例关系完整，画面色彩更多地呈现出对所表达对象的特征和主题整齐气氛的考虑因素，画面构图趋于一种理性化，文字和图像按各自被主观进行归纳，符合现实逻辑；画面表征呈现出亲情依恋升华的结果。2例中度孤独症，艺术干预前，所绘人物形象被其他图像所替代，画面比例关系呈现，但与干预主题无关；画面色彩呈现出阶段性的个人色彩偏好，取决于日常生活中所接触过较多的实物色彩；画面构图中经常出现一种混沌的思维，画面表征呈现出亲情依恋状态的模糊心理，在画面上进行一种再确定过程 青年（轻度0，中度3，重度0）：3例中度孤独症，艺术干预前，所绘人物形象较完整，文字和连线部分在画面呈现，画面比例关系在具体事务中呈现；颜料被分类、分色系，进行艺术创作。画面色彩被相对理性的机制处理，画面构图进入工作化处理模式，呈现一种较复杂的家庭图谱式构图关系；画面表征呈现出对复杂的情感主题进行工作式处理的方式，家庭成员形象被更为理性地理解和展现，文字不仅停留在艺术治疗师给予的家庭成员称呼，描述会出现一些细节的表达
3-1（用线条、形状、色彩和图像进行互动）治疗后比例色彩、构图、象征、效果	4~7岁（轻度4，中度1，重度1）：4例轻度孤独症，艺术干预后，画面比例通过"线条、形状、色彩和图像"进行互动呈现出来，四种画面构成元素都被艺术游戏积极调动起来；画面色彩融合线条、形状、图像呈现，大场域的色彩涂鸦更带有一种无边界的色彩心理。艺术治疗师认为，这种沉浸式的大场域大大增进了艺术治疗的效用；常规的画面构图被无边界打破，画面构图的边界线由其自行决定，更像是象棋里的楚河汉界；画面表征呈现出多元素艺术游戏特征，线条可以隐含瞬间情绪，形状可以呈现思考，色彩可以表达一天的心情，图像可以指向理想国的场景。艺术干预后，在"用线条、形状、色彩和图像进行互动"为主题的艺术干预中，艺术游戏变得更加严谨，促使孩子们不得不调动逻辑思维能力进行游戏。同时，大场域和自然因素带来了艺术游戏的更多可能性。1例中度艺术孤独症，干预后，画面比例中主要由线条、形状、色彩来呈现，在大场域的艺术干预现场线条、形状、色彩的涂抹让游戏变得更加具有交互性；画面色彩在一种相对自我封闭的状态下产生，线条、形状和图像在大场域的心理作用下，暂时被遮蔽；经常将画布上的色彩涂抹到背景的衬布上，由此形成了打破边界的画面构图。艺术治疗师认为，中度孤独症和轻度孤独症对边界线的打破是出于不同的意图，中度孤独症更多的是一种涂鸦状态下的无意识造成的，而轻度孤独症则是对边界的游戏探索留下的痕迹；室外大场域的画面表征恢复昔日混沌的思维，变得更加不明确。但由于自然因素的介入，干预效果反倒有增进。艺术干预后，在"用线条、形状、色彩和图像进行互动"为主题的艺术干预中，部分艺术元素被遮蔽，难以完全运用主题所提及的艺术元素进行游戏。大场域和自然因素对中度孤独症儿童的画面构成元素有增进作用。1例重度孤独症，艺术干预后，用线条和色彩的涂鸦参与到大场域的艺术游戏中，感受大场域艺术游戏所带来的兴奋，画面比例无显性主观控制特征；画面色彩在艺术游戏中呈现，大场域艺术游戏带来更多的随机性色彩，画面色彩无显性主观控制特征；画面构图无显性特征，由无意识涂鸦所决定；自然环境和大场域干预现场刺激了重度孤独症的思维，在画面表征上略有显现。艺术干预后，在"用线条、形状、色彩和图像进行互动"为主题的艺术干预中，干预效果无显性特征，大场域和自然因素对重度孤独症儿童有较明显的环境反射作用 8~11岁（轻度2，中度3，重度1）：2例轻度孤独症，艺术干预后，画面比例呈现出多元素的构成效果，大场域带来一种创作欲，同时也带着一种不可控性的心理焦虑；画面色彩夹杂着线条、形状和图像被积极地呈现出来，因为这次干预活动地点在天台，多了一份流动的空气和色彩之间的合一感。艺术治疗师认为，室内艺术创作和室外艺术创作在创作心理上有很大不同，室外艺术创作要考虑到天气等诸多因素，由此带来的画面呈现会有不同；画面构图由线条、形状、色彩和图像多重画面元素组成，复杂程度取决于其自身的艺术表达能力；画面表征呈现出抽象符号化的理性思维，在游戏过程中符号如游戏中的乐高一样在画面被安置，游戏本身对游戏者要求提高了。艺术干预后，在"用线条、形状、色彩和图像进行互动"为主题的艺术干预中，努力地

发展阶段	2018~2019	干预内容	用线条、形状、色彩或图像进行互动
环节	3-1		

3-1（用线条、形状、色彩和图像进行互动）治疗后比例色彩、构图、象征、效果	将艺术元素在画面进行组合。更多地结合日常生活中出现的事物，或已经描绘过的事物，再次自由地呈现出来。3例中度孤独症，艺术干预后，在场域绘画画面构成主要由色彩涂鸦构成，一直在自己所在的区域做着无止境的色彩涂鸦。艺术治疗师认为，这更多的是随着大场域带来的外在的开放和内在陌生感所造成的；画面色彩在涂鸦游戏中产生，每个色彩有其固定的区域，同时交界处产生了中间的色彩，这种混色色彩区域被放大，然后新的色彩进去，如此反复进行；大场域的艺术自由涂鸦画面构图主要由艺术色彩心理所控制，中度孤独症的色域相对狭窄，色彩的意外混合产生的未知色彩，直接刺激了中度孤独症的色域拓宽。由此，画面构图也随之改变，画面表征呈现出较停滞的思维状态，复杂的画面构成元素部分被屏蔽。同时，大场域干预现场和自然因素对中度孤独症艺术表达有刺激作用。艺术干预后，在"用线条、形状、色彩和图像进行互动"为主题的艺术干预中，部分艺术元素被遮蔽，刻板行为将图像进行重复叠加，画面经常地呈现出一种虚无的幻境。1例重度孤独症，艺术干预后，在大场域中进行涂鸦游戏，画面比例无显性主观控制特征，画面色彩无显性主观设计特征，画面色彩由游戏本身来决定；在大场域的艺术干预现场，原有的画面构图被升华。重度孤独症依旧无主观性画面构图意识，画面表征无显性特征，大场域艺术干预现场和自然因素的介入对画面表征有影响。艺术干预后，在"用线条、形状、色彩和图像进行互动"为主题的艺术干预中，干预效果无显性特征，比较低龄段重度孤独症儿童，各项艺术能力都有进步 12~15岁（轻度3，中度2，重度0）：3例轻度孤独症，艺术干预后，画面比例通过"线条、形状、色彩和图像"的积极互动呈现出来，同时画面比例呈现复杂的状态，同时会受到大场域的心理影响；画面色彩通过线条、形状和图像的积极互动呈现出来，画面色彩调和呈现出复杂的状态。室外艺术创作更像是在大自然中的色寻踪迹，每道色彩都是大自然环境中的个体心理行走痕迹；在复杂的思维探索下，画面构图由线条、形状、色彩和图像运算而得。在大场域的天台艺术干预现场，因为受风向和日照影响，他们对场地提出了批判性的意见；通过复杂的线条、形状、色彩和图像交织作用，画面表征呈现出一种带有探索性的复杂思维。画面构图的统计归类和表达能力有增强。艺术干预后，干预效果无显性特征，在"用线条、形状、色彩和图像进行互动"为主题的艺术干预中，对艺术元素进行了复杂的运用，对艺术元素使用的先后进行了排列，对艺术元素的比例、色彩和具体的象征意义都有一定的具体要求。作品显现了强烈的个人日常生活痕迹。2例中度孤独症，艺术干预后，画面比例无显性主观控制特征，画面比例以无意识地色彩涂抹游戏呈现；画面色彩主观控制特征显著，这种主观控制色彩带有一定的具象性；画面构图无主观控制意识，除常规画面构图外，影响画面构图形成的因素中多了天气等自然因素；通过复杂的线条、形状、色彩和图像交织作用，画面表征呈现出一种带有探索性的复杂思维，画面构成元素的统计归类和表达能力有增强。艺术干预后，在"用线条、形状、色彩和图像进行互动"为主题的艺术干预中，艺术元素没有被遮蔽，呈现出叠加和繁复的过程，但画面艺术符号呈现的刻板行为较先前略有减弱 青年（轻度0，中度3，重度0）：3例中度孤独症，艺术干预后，画面比例通过"线条、形状、色彩和图像"进行互动呈现出来，四种画面构成元素都被成熟的艺术处理机制调动起来，同时画面比例中呈现行为刻板迹象；画面色彩通过线条、形状和图像互动呈现出来，青年中度孤独症能较好地执行艺术治疗师的引导，自身的艺术运算思维也开始启动，同时画面色彩中呈现行为刻板迹象；画面构图通过线条、形状、色彩和图像进行互动呈现出来，四种画面构成元素都被成熟的艺术处理机制调动起来，画面构图是画面比例的一种升级，对于大龄儿童或青年更适合用构图去讨论其处理画面结构的能力；画面表征呈现出对复杂画面构成元素的解构和重构的能力。工作式的艺术处理方式，增进了艺术表达的效率，画面感性部分减少，理性部分增多。艺术干预后，在"用线条、形状、色彩和图像进行互动"为主题的艺术干预中，成熟的思维和协作能力积极地调动了各种艺术元素，画面呈现出一种成熟和理性的气质
3-1（用线条、形状、色彩或图像进行互动）其他	发展阶段3-1的艺术干预，2例处于青年阶段

表6-15　作品对比分析3-2

发展阶段	2018~2019	干预内容	身体映像
环节	3-2		

3-2（身体映像）干预组年龄	干预组实验年龄：平均年龄9.6岁。干预组1年龄分别为：5岁2人，6岁1人，7岁3人，8岁1人，9岁1人，10岁2人；干预组2年龄分别为：9岁1人，11岁1人，12岁3人，13岁2人，16岁1人，17岁2人
3-2（身体映像）治疗前比例、色彩、构图、象征	4~7岁（轻度4，中度1，重度1）：4例轻度孤独症，艺术干预前，"线条、形状、色彩和图像"四种画面要素都能被艺术游戏积极调动起来，画面色彩融合线条、形状、图像呈现出来，大场域的色彩涂鸦更带有一种无边界的色彩心理；在大场域的艺术干预现场，常规的画面构图被无边界打破，画面构图的边界由其自行决定，画面表征呈现多元素艺术游戏特征，线条可以隐含瞬间情绪，形状可以呈现思考，色彩可以表达一天的心情，图像可以指向理想国的场景。1例中度孤独症，艺术干预前，在大场域的艺术干预现场线条、形状、色彩的涂抹让游戏变得更加具有交互性，画面比例呈现；画面色彩在一种相对自我封闭的状态中产生，线条、形状和图像在大场域的心理作用下，暂时被遮蔽；在大场域的艺术干预现场，经常将画布上的色彩涂抹到背景的衬布上，由此形成了打破边界的画面构图；画面表征呈现混沌的思维，变得更加不明确。自然因素的介入，干预效果有增加。1例重度孤独症，艺术干预前，感受大场域艺术游戏所带来的兴奋，画面比例无显性主观控制特征；画面色彩在游戏中呈现，大场域艺术游戏带来更多的随机性色彩，画面色彩无显性主观控制特征；画面构图无显性特征，由无意识涂鸦所决定；自然环境和大场域干预现场刺激了重度孤独症的思维，在画面表征上略有显现 8~11岁（轻度2，中度3，重度1）：2例轻度孤独症，艺术干预前，画面比例呈现出多元素的构图效果，大场域带来一种创作欲，同时也带着一种不可控的心理焦虑；画面色彩夹杂着线条、形状和图像被积极地呈现出来，因为这次干预活动地点在天台，多了一份流动的空气和色彩之间的合一感；画面表征呈现出抽象符号化的理性思维，在游戏过程中符号如游戏中的乐高一样在画面被安置，游戏本身对游戏者要求提高了。3例中度孤独症，艺术干预前，大场域的艺术干预现场画面比例效果主要由色彩涂鸦构成，一直在自己所在区域做着无止境的色彩涂鸦；画面色彩在涂鸦游戏中产生，每个色彩有其固定的区域，同时交界处产生了中间的色彩，这种混色色彩区域被放大，然后新的色彩进去，如此反复进行；画面构图由线条、形状、色彩和图像多重画面元素组成，复杂程度取决于其自身的艺术表达能力；画面表征呈现较停滞的思维状态，复杂的画面构成元素部分被遮蔽。大场域干预现场和自然因素对中度孤独症艺术表达有刺激作用。1例重度孤独症，艺术干预前，在大场域中进行涂鸦游戏，画面比例无显性主观控制特征；在大场域中进行涂鸦游戏，画面色彩无显性主观设计特征，画面色彩由游戏本身决定；在大场域的艺术干预现场，原有的画面构图被升华，依旧无主观性画面构图意识；画面表征无显性特征，大场域艺术干预现场和自然因素的介入对画面表征有影响

发展阶段	2018～2019	干预内容	身体映像
环节	3-2		
3-2（身体映像）治疗前比例、色彩、构图、象征	12～15岁（轻度3，中度2，重度0）：3例轻度孤独症，艺术干预前，画面比例通过"线条、形状、色彩和图像"的积极互动呈现出来，同时会受到大场域的心理影响；画面色彩通过线条、形状和图像的积极互动呈现出来，画面色调呈现出复杂的状态；在复杂的思维探索下，画面构图由线条、形状、色彩和图像运算而得。同时会对室外干预场地提出批评性意见，通过复杂的线条、形状、色彩和图像交织作用，画面表征呈现出一种带有探索性的复杂思维。画面构成元素的统计归类和表达能力有增强。2例中度孤独症，艺术干预前，画面比例无显性主观控制特征，画面比例以无意识地色彩涂抹游戏呈现；画面色彩主观控制特征显著，这种主观控制较轻度孤独症带有一定的具象性；画面构图无主观控制意识。除了常规因素外，影响画面构图形成的因素种多了天气等自然因素，画面表征呈现出面对复杂画面构成要素的模糊心理状态，艺术表达元素被逐一罗列或简单叠加组合		
	青年（轻度0，中度3，重度0）：3例中度孤独症，艺术干预前，画面比例通过"线条、形状、色彩和图像"进行互动呈现出来，四种画面构成元素都被成熟的艺术处理机制调动起来，同时画面比例中呈现行为刻板迹象；画面色彩通过线条、形状和图像互动呈现出来，身体的艺术运算思维开始启动，同时画面色彩中呈现行为刻板迹象；画面构图通过线条、形状、色彩和图像互动呈现出来，四种画面构成元素都被成熟的艺术处理机制调动起来，画面构图是画面比例的一种升级，对于大龄儿童或青年更适合用构图去讨论其处理画面结构的能力；画面表征呈现出对复杂画面构成元素的理解和重构能力。工作式的艺术处理方式，增进了艺术表达的效率，画面感性部分减少，理性部分增多		
3-2（身体映像）治疗后比例、色彩、构图、象征、效果	4～7岁（轻度4，中度1，重度1）：4例轻度孤独症，艺术干预后，"身体映像"是将身体某个局部紧贴于纸面，直接勾勒描绘在画面。在"身体映像"游戏中，并未能严谨地将手部和足部的轮廓描绘出来，画面比例反映出其控笔和造型意识的能力。在"身体映像"的艺术干预过程中，色彩与轮廓无关系，画面色彩具备更多的想象成分；构图表现出一种游戏的俏皮感，画面构图由"身体映像"的游戏过程所决定；画面表征呈现出自我身体参与艺术游戏的特点，兴趣更多地被肢体语言参与游戏所吸引；孩子们利用自己的肢体语言进行艺术创作，艺术游戏语言更加丰富，在艺术干预的过程中促使孩子们调动理性思维进出艺术游戏。1例中度孤独症，艺术干预后，在"身体映像"的艺术干预过程中，将手部和足部分别置于画面的左右，背景描绘出很多重复的小纹样，画面比例由其行动意识决定；画面色彩在单一轮廓内用同一色彩着色，着色过程色彩并无均匀分布；画面构图呈现单一的轮廓，重复勾勒二次上手；画面表征呈现出刻板的"身体映像"图像，艺术游戏相对单一，却增进了中度孤独症的参与度；在其他部分艺术语言被遮蔽的时候，肢体语言被放大使用，有利于拓宽中度孤独症的艺术思维。1例重度孤独症，艺术干预后，在"身体映像"的艺术干预过程中，能粗糙地勾勒出手部轮廓，画面色彩关系显著；选择一种色彩，画面色彩未能准确地涂抹到轮廓内，选择色彩上表现出一种无意识的随机性；在线条勾勒的过程中，呈现出一种无意识和不可控性。画面表征呈现，这是由于肢体语言的介入所带来的；干预效果无显性特征，肢体语言的使用对重度孤独症有刺激作用		
	8～11岁（轻度2，中度3，重度1）：2例轻度孤独症，艺术干预后，"身体映像"调动了其游戏的积极性，游戏让"身体映像"变得更加复杂，各种自发性的图形和身体映像图像交互出来，画面比例呈现；在"身体映像"的艺术干预过程中，画面呈现出五彩斑斓的色彩，尽可能将自己喜欢的色彩表现到画面。艺术治疗师认为，这是一种当下内心的映照，使用身体各种部位进行映像勾勒，呈现出层次丰富，元素多样的画面；画面表征呈现出一种复杂的游戏思维，肢体语言被运用得更加自如；充分地使用各种肢体语言，把肢体语言与艺术符号进行结合，能创作出丰富的画面效果。3例中度孤独症，艺术干预后，以"身体映像"为主题的艺术干预画面中比例关系由其行动决定，习惯把手部轮廓描绘在画面的左右或者右边，在"身体映像"的艺术干预过程中，使用2～3种不同色彩对画面进行着色，着色过程色彩并无均匀分布；画面构图有了更多的指向性，游戏的升华、反向性和目的性呈现；画面表征中肢体轮廓的负形展现出丰富的线索。艺术治疗师认为，负形中所展现出来的符号内容和正形存在某种联系，值得深究。在"身体映像"为主题的艺术干预中，部分艺术元素被遮蔽，肢体语言的介入带来随机性，对刻板的画面效果有冲击作用		

123

发展阶段	2018~2019	干预内容	身体映像
环节	3-2		
3-2（身体映像）治疗后比例、色彩、构图、象征、效果	1例重度孤独症，艺术干预后，在"身体映像"的艺术干预过程中，轮廓勾勒线条简单，有一种"非人为"的线条状态，这与其无法主观控制有关。画面比例关系呈现；在"身体映像"的艺术干预过程中，选择两种色彩，画面色彩未能准确地涂抹到轮廓内，选择色彩上依旧表现出一种无意识的随机性；画面构图主观无意识，身体语言的介入给重度孤独症带来了艺术表达的契机；画面表征较低龄重度孤独症表现有增进；干预效果无显性特征，与低龄段的重度孤独症比较，有明显的进步，这与其身心成长有关		
	12~15岁（轻度3，中度2，重度0）：3例轻度孤独症，艺术干预后，"身体映像"被作为严肃的中心主题来展开具体的线条勾勒布局，画面比例关系呈现出艺术创作思维的复杂性；在"身体映像"的艺术干预过程中，画面色彩表现出一种设计意识。例如，彩虹般的色彩，涂上不同的指甲色彩等。思维运算能力和探索能力在用身体语言的画面构图中呈现出来，画面表征所呈现出该年龄段所特有的探索性，肢体语言被灵活运用，同时展现出严谨的轮廓勾勒能力；对肢体艺术语言进行了复杂的设计，对肢体轮廓和画面其他要素的组合有了更加具体的要求。2例中度孤独症，艺术干预后，在"身体映像"艺术干预过程中，反复叠加会经常出现，画面比例也常常呈现出多层幻影的关系，画面色彩在映像的负形上有了更加丰富的呈现；身体语言遮蔽了一些画面元素，但画面构图依旧呈现出刻板现象；画面表征表现出肢体语言所带来的急迫感，轮廓正形与负形处于同级状态，肢体艺术语言的介入为中度孤独症艺术干预带来启发		
	青年（轻度0，中度3，重度0）：3例中度孤独症，艺术干预后，"身体映像"艺术干预过程中，尝试用身体的各个部位去映像，呈现出一种视野更为开阔的画面主题，画面比例关系由此呈现；在"身体映像"的艺术干预过程中，画面色彩表现出青年期的心理映照，画面色彩被设计的更为复杂，同时呈现出与"身体映像"的关联性；由身体语言构成的画面，表现出一种工作程序，画面构图中出现多层次；画面表征呈现出积极的运用肢体语言的能力，工作化的艺术创作模式呈现出理性思考和情感交汇的形式美感；肢体语言被成熟的思维和积极的协作能力所带动，青年期的中度孤独症的艺术干预画面呈现出竞争与合作的特点		
3-2（身体映像）其他	发展阶段3-2的艺术干预，2例处于青年阶段		

表6-16　作品对比分析3-3

发展阶段	2018~2019	干预内容	通过艺术腾出空间
环节	3-3		

发展阶段	2018～2019	干预内容	通过艺术腾出空间
环节	3-3		

3-3（通过艺术腾出空间）干预组年龄	干预组实验年龄：平均年龄9.6岁。干预组1年龄分别为：5岁2人，6岁1人，7岁3人，8岁1人，9岁1人，10岁2人；干预组2年龄分别为：9岁1人，11岁1人，12岁3人，13岁2人，16岁1人，17岁2人
3-3（通过艺术腾出空间）治疗前比例、色彩、构图、象征	4～7岁（轻度4，中度1，重度1）：4例轻度孤独症，艺术干预前，未能严谨地将手部和足部的轮廓描绘出来，画面比例反映出其控笔和造型意识的能力；色彩与轮廓无关，画面色彩具备更多的想象成分；构图表现出一种游戏的俏皮感，画面构图由游戏过程所决定。1例中度孤独症，艺术干预前，能描绘出很多复杂的小纹样，画面比例由其行动意识决定；画面色彩在单一轮廓内用一色彩着色，着色过程色彩并无均匀分布；画面构图呈现单一的轮廓，重复勾勒同一轮廓；画面表征呈现出自我身体参与艺术游戏的特点，兴趣更多地被肢体语言参与游戏所吸引。1例重度孤独症，艺术干预前，能粗糙地勾勒出手部轮廓，画面比例关系显现；会选择一种色彩，画面色彩未能准确地涂抹到轮廓内，选择色彩上表现出一种无意识的随机性；在线条勾勒的过程中，呈现出一种无意识和不可控性；肢体语言介入艺术创作，画面表征呈现 8～11岁（轻度2，中度3，重度1）：2例轻度孤独症，艺术干预前，各种自发性的图形和身体映像图形开始交互，画面比例呈现；画面呈现出五彩斑斓的色彩，尽可能将自己喜好的色彩表现到画面；使用身体各种部位进行映像勾勒，呈现出层次丰富，元素多样的画面；画面表征呈现一种复杂的游戏思维，肢体语言被运用得更加自如。3例中度孤独症，艺术干预前，在"身体映象"干预过程中，习惯把手部轮廓描绘在画面的左边或者右边，画面比例关系由其行动决定；能使用二至三种色彩对画面进行着色，着色过程色彩并无均匀分布；画面构图更了更多的指向性，游戏的升华、方向性和目的性呈现；画面表征中肢体轮廓的负形展现出丰富的线索。1例重度孤独症，艺术干预前，在"身体映象"干预过程中，出现一种"非人为"的线条状态，这与其无法主观控制有关，画面比例关系呈现；选择两种色彩，画面色彩未能准确地涂抹到轮廓内，选择色彩上依旧表现出一种无意识的随机性；画面构图无主观意识，身体语言的介入给重度孤独症的艺术表达带来契机；画面表征较低龄重度孤独症表现有增进 12～15岁（轻度3，中度2，重度0）：3例轻度孤独症，艺术干预前，呈现出艺术创作思维的复杂性，画面色彩表现出一种设计意识，思维运算能力和探索能力在用身体语言的画面构图中呈现出来，画面表征所呈现出该年龄段所特有的探索性，肢体语言被灵活运用，同时展现了严谨的轮廓勾勒能力。2例中度孤独症，艺术干预前，繁复叠加会经常出现，画面比例也常常呈现出多层幻影的关系，画面色彩在映像的负形上有了更加丰富的呈现，身体语言遮蔽了一些画面元素，但画面构图依旧呈现出刻板现象，画面表征表现出肢体语言所带来的急迫感，轮廓正形与负形处于同级状态 青年（轻度0，中度3，重度0）：3例中度孤独症，艺术干预前，呈现出一种视野更为开阔的画面主题，画面比例关系由此呈现；画面色彩表现出青年期的心理映照，画面色彩被设计的更为复杂，同时呈现出于"身体映像"的关联性；由身体语言构成的画面，表现出一种工作程序，画面构图中出现多层次；画面表征呈现出积极的运用肢体语言的能力，工作化的艺术创作模式呈现出理性思考和情感交汇的形式美感
3-3（通过艺术腾出空间）治疗后比例、色彩、构图、象征、效果	4～7岁（轻度4，中度1，重度1）：4例轻度孤独症，艺术干预后，在"通过艺术腾出空间"的干预中，画面比例关系在疏散的空间中呈现，画面元素之间又存在着紧密的联系；在"通过艺术腾出空间"的干预中，画面色彩形成疏密对比关系，给观者提供了类似于点彩派的画面观看方式；画面呈现出疏散的单个排列式构图，画面构图存在趣味中心；画面表征呈现出游戏的特点，"空"成为画面组成的重要元素；孩子们把"空"作为游戏的中心展开了一系列的想象，画面最后呈现出丰富的游戏语言。1例中度孤独症，艺术干预后，在"通过艺术腾出空间"的干预中，画面元素之间直接关联性减弱，画面比例关系呈现出刻板性地排列；在"通过艺术腾出空间"的干预中，画面呈现相对孤立的色彩关系，画面构图呈现出简单的次序和刻板迹象，画面表征呈现出刻板迹象，在艺术治疗师的引导下"空"作为画面元素被融了进去，"空"的艺术元素被使用，激发中度孤独症的创作欲。1例重度孤独症，艺术干预后，在"通过艺术腾出空间"的干预中，画面出现二块巨大的涂鸦区域，一个球形，一个纵向形，画面比例因此呈现；在"通过艺术腾出空间"的干预中，画面色彩关系比较混乱，

续表

发展阶段	2018~2019	干预内容	通过艺术腾出空间
环节	3-3		
3-3（通过艺术腾出空间）治疗后比例、色彩、构图、象征、效果	画面空间在无意识状态下被腾空，画面构图呈现，画面构图无主观意识特征；画面表征呈现，画面呈现与重度孤独症特点相吻合；干预效果略微有显现，艺术治疗师认为"沉浸式"的艺术干预更适合重度孤独症 8~11岁（轻度2，中度3，重度1）：2例轻度孤独症，艺术干预后，在"通过艺术腾出空间"的干预中，画面比例关系呈现出大区域对比和小区域对比，画面比例对比较低龄段轻度孤独症更加丰富；画面呈现出场景的图式，画面色彩由色调式倾向；画面构图呈现出疏散的单个排列式构图，单个图像内容信息复杂化，构图依旧由游戏过程所决定；"空"作为艺术游戏的中心要素，画面表征呈现出复杂的游戏思维；对"空"的理解开始增强，同时展开了更为丰富的联想。3例中度孤独症，艺术干预后，在"通过艺术腾出空间"的干预中，画面比例关系呈现出单独排列，单个图像内相对丰富的特点；画面色彩关系较低龄中度孤独症有明显进步，画面构图呈现出物体间独立排序和边缘模糊状态，画面出现较明显的刻板迹象。艺术治疗师认为，这与干预主题相关。在"通过艺术腾出空间"的干预中，画面表征中呈现出"空"的概念，较低龄段重度孤独症，在"空"的要素使用上，其主动性增强；"空"的艺术元素被进一步使用，激发中度孤独症的创作欲，促进艺术干预的疗效。1例重度孤独症，艺术干预后，在"通过艺术腾出空间"的干预中，画面比例呈现无主观意识特点，画面空间被腾出；画面色彩无显性特征，色彩关系由随机选择的色彩所决定；画面空间在有意识的情况下被腾出，画面构图无主观意识特征；画面表征较低龄段重度孤独症有进展，一部分是取决于其身心的成长。艺术治疗师认为，在方法上时要加大使用"沉浸式"取向的频率 12~15岁（轻度3，中度2，重度0）：3例轻度孤独症，艺术干预后，在"通过艺术腾出空间"的干预中，用画面规划思维把画面空间腾出来，画面比例关系呈现；画面出现色调性的色彩关系，被腾出的空间也成为色彩关系组成的一部分，犹如中国画中的留白，这取决于观察方法，画面构图丰满，在图像密集的对比下被腾出，这与其年龄阶段的复杂思维有关；画面表征呈现出接纳性和探索性，对新的创作要素有更多的接纳和运用；对"空"进行了复杂的设计，干预主题能成为创作思考的中心，画面呈现出活跃的气氛。2例中度孤独症，艺术干预后，在"通过艺术腾出空间"的干预中，画面比例关系由其腾出的空间和重复的画面符号元素所决定。艺术治疗师认为，让中度孤独症理解主题的内容非常重要，过程也相对较难。在"通过艺术腾出空间"的干预中，画面色彩无显性特征，较低龄段重度孤独症的画面色彩关系有增进；离开自我游戏的愉悦期后，画面出现对具体事物的依恋感，画面构图在此基础上呈现；画面表征呈现出对"空"的概念的认知更加全面，运用意识增强；"空"的艺术元素激发了创作欲，较低龄段的中度孤独症对干预主题的认识有了进一步的理解 青年（轻度0，中度3，重度0）：3例中度孤独症，艺术干预后，在"通过艺术腾出空间"的干预中，在相对成熟的物象组合中，画面空间被腾出，画面比例关系呈现；画面空间被腾出，虽然画面画像符号相对刻板，但画面色彩关系呈现出成熟的复杂机制；"空"被灵活运用了，画面构图升华，呈现出成熟机制，画面表征呈现出积极地运用，"腾出空间"被作为一种工作的核心任务，进行了更为周密和详尽的画面布局，对干预主题有了准确的理解，能将自己要表达的事情和干预主题融合起来
3-3（通过艺术腾出空间）其他	发展阶段3-3的艺术干预，2例处于青年阶段		

表6-17 作品对比分析3-4

发展阶段	2018~2019	干预内容	曼陀罗
环节	3-4		

发展阶段	2018~2019	干预内容	曼陀罗
环节	3-4		

3-4（曼陀罗）干预组年龄	干预组实验年龄：平均年龄9.6岁。干预组1年龄分别为：5岁2人，6岁1人，7岁3人，8岁1人，9岁1人，10岁2人；干预组2年龄分别为：9岁1人，11岁1人，12岁3人，13岁2人，16岁1人，17岁2人
3-4（曼陀罗）治疗前比例、色彩、构图、象征	4~7岁（轻度4，中度1，重度1）：4例轻度孤独症，艺术干预前，画面比例关系再疏散的空间中呈现，画面元素之间又存在着紧密的联系，画面色彩形成疏密对比关系，给观众提供了类似于点彩派的画面观看方式；画面呈现出疏散的单个排列式构图，画面构图存在趣味中心；画面表征呈现出游戏的特点，"空"成为画面组成的重要元素。1例中度孤独症，艺术干预前，画面元素直接关联性减弱，画面比例关系呈现出刻板地排列，画面呈现相对孤立的色彩关系，画面构图呈现出简单的次序和刻板迹象，画面表征呈现出刻板迹象，在艺术治疗师的引导下"空"作为画面元素被融了进去。1例重度孤独症，艺术干预前，画面出现区域大比例的对比关系，画面色彩关系比较混乱，画面构图呈现，画面构图无主观意识特征，画面表征呈现，画面呈现与重度孤独症特点相吻合 8~11岁（轻度2，中度3，重度1）：2例轻度孤独症，艺术干预前，画面比例关系呈现出大区域对比和小区域对比，画面比例对较低龄段轻度孤独症更加丰富；画面呈现出场景式构图，画面色彩由色调式倾向；画面构图呈现出疏散的单个排列式构图，单个图像内容信息复杂化，构图依旧是艺术游戏的中心要素，画面表征呈现出复杂的游戏思维。3例中度孤独症，艺术干预前，画面比例关系呈现出单独排列，单个图形内相对丰富的特点；艺术干预前，画面色彩关系较低龄中度孤独症由明显进步；画面构图呈现出物体间独立排序和边缘模糊状态，画面出现较明显的刻板迹象；画面表征中呈现出"空"的概念，较低龄段重度孤独症，在"空"的要素使用上，其主动性增强。1例重度孤独症，艺术干预前，画面比例呈现无主观意识特点，画面空间被腾出；画面色彩关系，色彩关系由随机选择的色彩所决定；画面空间在由意识的情况下被腾出，画面构图无主观意识特征；画面表征较低龄段重度孤独症有进展 12~15岁（轻度3，中度2，重度0）：3例轻度孤独症，艺术干预前，画面规划思维把画面空间腾出来，画面比例关系呈现；画面出现色调性色彩关系，被腾出的空间也成为色彩关系组合的一部分；画面构图丰满，画面空间在图像密集的对比下被腾出，这与其年龄阶段的复杂思维有关；画面表征呈现出接纳性和探索性，对新的创作要素有更多的接纳和运用。2例中度孤独症，艺术干预前，画面比例关系由其腾出的空间和重复的画面符号元素所决定，画面色彩无显性特征，较低龄段重度孤独症的画面色彩关系中的主动性由增进；离开自我游戏的愉悦期后，画面出现对具体事物的依恋感，画面构图在此基础上呈现；画面表征呈现出"空"的概念的认知更加全面，运用意识增强 青年（轻度0，中度3，重度0）：3例中度孤独症，艺术干预前，再相对成熟的物象组合中，画面空间被腾出，画面比例关系呈现；画面空间被腾出，虽然画面图像符号相对刻板，但画面色彩关系呈现出成熟的复杂机制；"空"被灵活运用，画面构图升华，呈现出成熟机制；画面表征呈现出积极的运用

发展阶段	2018~2019	干预内容	曼陀罗
环节	3-4		

| 3-4（曼陀罗）治疗后比例、色彩、构图、象征、效果 | 4~7岁（轻度4，中度1，重度1）：4例轻度孤独症，艺术干预后，曼陀罗图形的能量时有序且圆满的，能从孩子的曼陀罗作品的比例关系中看到一个隐秘的心理空间比例，一个有趣的心理世界，带来疗愈功能；在曼陀罗的色彩过程中可以拓展其意识，画面色彩呈现出色彩斑斓的放射性的特征；曼陀罗以圆来启动，荣格提到过："无论是在原始人的太阳崇拜或现代宗教中，在神话或梦境中，在西藏僧侣画的曼陀罗中，在城市平面图中，还是在早期天文学家画的天体概念中，都出现了圆的象征，圆圈的象征指向生命最重要的维度——生命的终极完美。"[1]孩子们在圆的构图中进行由中心向外进行游戏，在曼陀罗艺术干预中，画面表征呈现出幼稚和天真的个人图像；艺术干预后，曼陀罗的图像可以被个性化投射，其意义与该年龄段的个人经历相关，在游戏的过程中，将儿童的情感隐秘在曼陀罗中。1例中度孤独症，艺术干预后，曼陀罗是一种让我们向内进行探究的媒介，可以进入相对封闭的中度孤独症世界，画面比例关系在主体塑造曼陀罗的过程中产生；放射性的曼陀罗色彩呈现出单一性，呈现出不能用语言描述的压抑经验；曼陀罗构图在游戏过程中产生，在这个塔式和完整的过程中，对中度孤独症艺术干预有完型的作用；在曼陀罗艺术干预中，画面表征呈现出孤独、迷茫和倔强的个人图像。艺术干预后，曼陀罗把抵触和拒绝的情绪隐藏起来，呈现出一个美好的图像世界，在过程中带来治愈。1例重度孤独症，艺术干预后，在艺术治疗师的指导下能进行曼陀罗填色，画面比例关系由色彩直接的对比产生；曼陀罗色彩相对单一，在曼陀罗着色过程中，促使了无意识和有意识的融合；曼陀罗的圆形构图和由中心向外的方式，给了重度孤独症一个"圆而满"的舒适创作场域；在曼陀罗艺术干预中，画面表征呈现出孤独、刻板和单一的内心世界特征。艺术干预后，朴素的曼陀罗包含了重度孤独症的各种特征，艺术治疗师看到了一个简单而美好的图像

8~11岁（轻度2，中度3，重度1）：2例轻度孤独症，艺术干预后，曼陀罗创作过程是观察自己，认识自己，能让其获得自由感的过程，在这个过程中，自发性地曼陀罗创作带有表面的随机性和内在的必然性，画面比例也呈现；曼陀罗色彩完整地体现了该阶段轻度孤独症的自我意识和心理机制，在曼陀罗的圆形构图中，反射性的游戏被趣味化，画面出现了不同的元素，这是他们生活中的喜爱之物；在曼陀罗艺术干预中，画面表征呈现出幸福、美丽和童真的个人图像。艺术干预后，曼陀罗能把童年经历中那种惨痛的体验和毁灭性能量转变成建设性的能量，治愈在过程中自然生成。3例中度孤独症，艺术干预后，艺术治疗师在曼陀罗过程中发现，其认知的偏差和社交的孤立。曼陀罗展现了逐步修正其自我概念的过程，画面比例由此呈现；曼陀罗色彩把孩子们带入一个更丰富、更充实的想象空间，刻板行为在曼陀罗过程中显弱性；在曼陀罗的圆形构图中隐匿着中度孤独症的各种特征，曼陀罗的包容性开始发挥治愈作用；在曼陀罗艺术干预中，画面表征较低龄段中度孤独症各功能有增加，画面倔强表征减弱；艺术干预后，曼陀罗给中度孤独症提供了一种安全的场域来表达内在的真实感受，孤独和刻板被曼陀罗隐蔽。1例重度孤独症，艺术干预后，自发性曼陀罗，由中心展开的色彩涂鸦可以拓展重度孤独症的意识边界，画面比例由此呈现；曼陀罗过程中色彩使用被主观束缚，这也体现了其选择的意向性；在曼陀罗圆形构图中，较低龄段的重度孤独症表现出更为稳定的创作状态；在曼陀罗艺术干预中，画面表征较低龄段重度孤独症有改善，更容易进入曼陀罗的状态；艺术干预后，曼陀罗将孤独、刻板和画面无意识隐秘起来，呈现出一个朴素的曼陀罗

12~15岁（轻度3，中度2，重度0）：3例轻度孤独症，艺术干预后，曼陀罗创作过程可以帮助其提升意识层次，提供了多维度的观看视角，画面比例呈现出多维度重构关系；自发性曼陀罗色彩体现了情感视觉化，色彩能力呈现出轻度孤独症儿童期最高值；在圆形的曼陀罗构图中，放射性的构图内核被精致地处理，即带有治愈性，同时带有创造性；在曼陀罗艺术干预中，画面表征呈现出寂寞、青涩和奋发的个人图像；艺术干预后，曼陀罗译为"圆而满"，曼陀罗创作也就是在个体内在动力的驱使下，经由外在曼陀罗画面的圆满促使个体内在的圆满，在该阶段的轻度孤独症淋漓尽致地体现出来，治愈的功效也在过程。2例中度孤独症，艺术干预后， |

---

[1] 刘亚楠. 圆在建筑平面中的应用解析 [D]. 南京：南京工业大学，2018: 17.

发展阶段	2018~2019	干预内容	曼陀罗
环节	3-4		
3-4（曼陀罗）治疗后比例、色彩、构图、象征、效果	曼陀罗隐藏着巨大的能力，艺术治疗师可以对中度孤独症的曼陀罗中进行多义性的解释。画面比例在曼陀罗过程中呈现，曼陀罗色彩较低龄段中度孤独症开始增强，色彩呈现带有更多的随机性，这和潜意识有关；在圆形的曼陀罗构图中，创作思维的稳定性继续增强，构图意识在既定的图形中显现；在曼陀罗艺术干预中，画面表征较低龄中度孤独症在融合与表达方面有增进。艺术干预后，曼陀罗用艺术的方式抵达了我们用其他方式触及不到的孤独空间			
	青年（轻度0、中度3、重度0）：3例中度孤独症，艺术干预后，将生活事件、内心情感真实地隐秘在曼陀罗中，在曼陀罗创作的过程中意识层级等到提升，认知得到重整。画面比例在曼陀罗过程中呈现，曼陀罗过程中展现了左右脑分工工作的能力，色彩和意向联系了情感和潜意识。画面色彩呈现出丰富的内心世界和青春期的映照，在既定的曼陀罗的构图中展开了精心的设计。一个细胞是曼陀罗，一个宇宙是曼陀罗，青春期的一段日常也是曼陀罗，构图是曼陀罗形成的核心；在曼陀罗艺术干预中，画面表征呈现苗壮、成熟和宽容的个人图像。艺术干预后，日常性工作在曼陀罗中展开，艺术思维和生活维度的融合，在曼陀罗过程中解决困扰，治愈也在过程中自然发生			
3-4（曼陀罗）其他	发展阶段3-4的艺术干预，2例处于青年阶段			

（二）第三期家长问卷收集结果统计分析

对对照组和干预组所有患者各项指标的测评结果进行统计，数据用IBM SPSS Statistics软件分别做了成对样本 t 检测。

孤独症儿童ABC量表和CARS量表得分均低于干预前所测量表的得分，干预组在进行干预后，具有统计学意义（ $P < 0.05$ ），表明对孤独症儿童实施艺术治疗干预有效。对照组比较无统计学意义，见表6-18。从ABC量表的各因子得分可以看出，干预组在进行艺术治疗干预以后均有降低，但感觉因子、交往因子、躯体运动、语言因子、生活自理没有统计学意义（ $P > 0.05$ ）（表6-19）。

表6-18 第三期艺术治疗干预前后两组得分比较（ $\bar{x} \pm S$ ）

项目		干预前	干预后	t	P
ABC总分	干预组	59.05 ± 31.746	52.10 ± 32.020	3.390	0.003
	对照组	42.80 ± 39.945	41.30 ± 35.160	0.266	0.793
CARS总分	干预组	27.70 ± 6.860	30.15 ± 7.307	−3.995	<0.001
	对照组	29.40 ± 8.822	29.80 ± 9.006	−0.266	0.793

表6-19　第三期艺术治疗干预前后两组ABC量表各因子得分比较（$\bar{x}\pm S$）

因子得分	对照组		t	P	干预组		t	P
	干预前	干预后			干预前	干预后		
感觉因子	7.8500 ± 8.86908	7.4000 ± 7.63923	0.320	0.753	8.9000 ± 7.32623	7.0000 ± 7.06362	2.607	0.017
交往因子	9.5000 ± 10.10732	8.6500 ± 9.33175	0.624	0.540	12.6500 ± 10.08529	10.3000 ± 9.90534	1.938	0.068
躯体运动	6.9500 ± 8.10766	5.9500 ± 7.10430	1.067	0.300	6.6500 ± 6.16676	5.7500 ± 6.82777	1.706	0.104
语言因子	11.8000 ± 9.81192	11.9500 ± 9.91795	−0.078	0.939	14.3000 ± 7.87468	13.2500 ± 8.00575	1.377	0.185
生活自理	7.2000 ± 5.97010	7.3500 ± 6.18381	−0.148	0.884	9.6000 ± 5.14424	7.8000 ± 5.85437	2.912	0.009

五、第四期干预结果分析

（一）第四期作品对比分析

第四期作品对比分析如表6-20～6-23所示。

表6-20　作品对比分析4-1

巩固阶段	2019～2020	干预内容	来自星星的艺术衍生品	
环节	4-1			

巩固阶段	2019~2020	干预内容	来自星星的艺术衍生品		
环节	4-1				

4-1（来自星星的艺术衍生品）干预组年龄	干预组实验年龄：平均年龄10.6岁。干预组1年龄分别为：6岁2人，7岁1人，8岁3人，9岁1人，10岁1人，11岁2人；干预组2年龄分别为：10岁1人，12岁1人，13岁3人，14岁2人，17岁1人，18岁2人
4-1（来自星星的艺术衍生品）治疗前比例、色彩、构图、象征	4~7岁（轻度4，中度1，重度1）：4例轻度孤独症，艺术干预前，能从曼陀罗作品的比例关系中看到一个隐秘的心理空间比例，一个有趣的心理世界，带有疗愈功能；在曼陀罗的色彩过程中可以拓展其意识，画面色彩呈现出色彩斑斓的反射性特征；曼陀罗以圆来启动，在圆的构图中由中心向外进行游戏；在曼陀罗艺术干预中，画面表征呈现出幼稚和天真的个人图像。1例中度孤独症，艺术干预前，画面比例关系在主题塑造曼陀罗的过程中产生，放射性的曼陀罗色彩呈现出单一性，呈现出不能用语言描述的压抑经验；构图在曼陀罗游戏中产生，在这个塔式和完整的过程中，对中度孤独症有完型的作用；画面表征呈现出孤独、迷茫和倔强的个人图像。1例重度孤独症，艺术干预前，在曼陀罗填色中，画面比例直接的对此产生；曼陀罗色彩相对单一，在曼陀罗着色过程中，促使了无意识和有意识的融合；曼陀罗的圆形构图和由中心向外的方式，给了重度孤独症一个"圆而满"的舒适创作场域。在曼陀罗艺术干预中，画面表征呈现出孤独、刻板和单一的内在世界特征 8~11岁（轻度2，中度3，重度1）：2例轻度孤独症，艺术干预前，自发性地曼陀罗创作带有表面的随机性和内在的必然性，画面存在这个过程中呈现；曼陀罗色彩完整地体现了该阶段中轻度孤独症的自我意识和心理机制，在曼陀罗的圆形构图中，反射性的游戏被趣味化，画面出现了不同的元素，这是他们生活中的喜爱之物；在曼陀罗艺术干预中，画面表征呈现出幸福、美丽和童真的个人图像。3例中度孤独症，艺术干预前，曼陀罗展现了逐步修正其自我概念的过程，画面比例由此呈现；曼陀罗色彩把孩子们带入一个更丰富、更充实的想象空间，刻板行为在曼陀罗过程中显弱性；在曼陀罗的圆形构图中隐秘着中度孤独症的各种特征，曼陀罗的包容性开始发挥治愈作用；在曼陀罗艺术干预中，画面表征较低龄段中度孤独症有增加，画面倔强表征减弱。1例重度孤独症，艺术干预前，自发性曼陀罗，由中心展开的色彩涂鸦可以拓展重度孤独症的意识边界，画面比例由此呈现；曼陀罗过程中色彩使用被主观束缚，这也体现了其选择的意向性；在曼陀罗圆形构图中，较低龄段的重度孤独症表现出更为稳定的创作状态。在曼陀罗艺术干预中，画面表征较低龄段重度孤独症有改善，更容易进入曼陀罗的状态 12~15岁（轻度3，中度2，重度0）：3例轻度孤独症，艺术干预前，曼陀罗提供了多维度的观看视角，画面比例呈现出多维重构关系；自发性曼陀罗色彩体现了情感视觉化，色彩能力呈现出轻度孤独症儿童期最高值；在圆形的曼陀罗构图中，反射性的构图内核被精致地处理，既带有治愈性，同时带有创造性；在曼陀罗艺术干预中，画面表征呈现出寂寞、青涩和奋发的个人图像。2例中度孤独症，艺术干预前，可以对曼陀罗进行多义性的解释，画面比例在曼陀罗过程中呈现；曼陀罗色彩较低龄段中度孤独症开始增加，色彩呈现带有潜意识有关，在圆形曼陀罗的构图中，创作思维的稳定性继续增强，构图意识在既定的圆形中显现。在曼陀罗艺术干预中，画面表征较低龄中度孤独症在融合与表达方面有增进 青年（轻度0，中度3，重度0）：3例中度孤独症，艺术干预前，将生活事件、内心情感真实地隐秘在曼陀罗中，在曼陀罗创作的过程中意识层级得到提升，认识得到重整。画面比例在曼陀罗过程中呈现；在曼陀罗过程中展现了左右脑分工工作的能力，色彩和意向联系了情感和潜意识。画面色彩呈现出丰富的内心世界和青春期的映照。在既定的曼陀罗构图中展开了精心的设计。一个细胞是曼陀罗，一个宇宙是曼陀罗，青春期的一段日常也是曼陀罗，构图是曼陀罗形成的核心。在曼陀罗艺术干预中，画面表征呈现茁壮、成熟和宽容的个人图像

巩固阶段	2019～2020	干预内容	来自星星的艺术衍生品
环节	4-1		

4-1（来自星星的艺术衍生品）治疗后比例、色彩、构图、象征、效果	4～7岁（轻度4，中度1，重度1）：4例轻度孤独症，艺术干预后，在抱枕套绘制过程中，画面比例关系在自由涂鸦中确立，存在主观控制比例的意识；画面色调由抱枕本色所决定，其根据背景颜色进行色彩涂鸦，能选择合适的色彩进行创作；画面构图在游戏和随机性中决定，游戏式构图相对完整，幼稚的符号、涂鸦色彩和象征给人温暖的抱枕融合在一起，画面表征呈现出童真般的温暖感，治愈人心；游戏的抽象符号作为人类理性思维的传达之物进入抱枕之中，同时抱枕给孩子们传达出温暖之意。1例中度孤独症，艺术干预后，在抱枕套绘制过程中，画面比例关系主要由色彩涂鸦所确立，主观控制比例意识较弱；在被限定的背景色彩上进行创作，画面色彩容易出现灰色系，色彩选择上把控较难；画面构图更多地呈现出重复画面元素和零碎性构图；画面表征呈现出温暖的治愈感，画面内容显现孤独和刻板特征。艺术干预后，在抱枕套绘制过程中，刻板的、孤独的和单一的符号在象征温暖的抱枕上显现。艺术治疗师观察，孩子们可以从抱枕游戏中获得团队的温暖。1例重度孤独症，艺术干预后，在抱枕套绘制过程中，画面比例关系无主观控制意识，比例关系在主观无意识中产生；画面色彩无主观控制意识，无意识的色彩选择与混合容易产生灰调子；画面构图无主观意识，构图由涂鸦的随机性所决定；画面表征在治愈过程中显现，抱枕本身给重度孤独症带来治愈。艺术干预后，在抱枕套绘制过程中，色彩被涂抹到抱枕套上，把情绪发泄到抱枕游戏中，在团队游戏和颜料涂鸦的过程中治愈身心。 8～11岁（轻度2，中度3，重度1）：2例轻度孤独症，艺术干预后，在毛巾绘制过程中，画面比例关系受长条形的毛巾影响，在长卷式的书写图像之间的比例关系确立，物象比例关系接近完整；在白色背景上，画面色彩把控能力开始增强，能控制几种色调；长条的毛巾比例关系确定了新的画面图式，画面形成从左到右或从上到下的线性构图样式；画面表征呈现温暖和关爱的个人图像。艺术干预后，在毛巾绘制过程中，逻辑思维被重塑，自主权得到放大。是团队毛巾游戏中表现最活跃的团体。3例中度孤独症，艺术干预后，在毛巾绘制过程中，物象比例关系与现实之物发生偏差，画面比例关系确立；画面色彩，较低龄段中度孤独症色彩选择和控制能力有增进；长条的毛巾比例限定了其创作习惯，画面构图在刻板习惯和预设限定的对峙中产生。艺术治疗师认为，多材料和多界面的使用对中度孤独症的艺术干预非常有效。在毛巾绘制过程中，画面表征呈现出单一、变形、重复特征。艺术干预后，在毛巾绘制过程中抽象符号被毛巾治愈，在团队毛巾游戏中隔离与认同机制启用，表现出边缘的，独自的奋发状态。1例重度孤独症，艺术干预后，在毛巾绘制过程中，画面比例无主观意识，物象比例关系混沌，模糊不清；画面色彩无主观控制意识，较低龄段重度孤独症，控制色彩的能力有所增强；画面构图无主观意识，构图由涂鸦的随机性所决定，但较低龄段重度孤独症有所增强。艺术干预后，在毛巾绘制过程中，较低龄段重度孤独症各项功能都有增进，毛巾温暖的象征得到显现。 12～15岁（轻度3，中度2，重度0）：3例轻度孤独症，艺术干预后，在帆布袋绘制过程中，物象比例关系准确，画面比例关系清晰；画面色彩对比强烈，能根据预设主题进行绘制，能画出完整的色彩关系；画面构图依据帆布袋的使用功能进行设计，构图能较好地呈现出自定义主题意图；画面元素更多地反映了和时代密切相关的信息，画面表征呈现出一种潮流意识。艺术干预后，在帆布袋绘制过程中，复杂的思维和形式运算能力在纺布袋上显现。帆布袋作为一种时尚和潮流的象征，在纺布袋的绘制和制作过程中间接培育了自主权和社交规则意识。2例中度孤独症，艺术干预后，在帆布袋绘制过程中，物象比例关系较低龄段中度孤独症有增进，画面比例关系确立；画面色彩控制能力加强，对在不同材质上着色表现出新鲜和好奇感；画面构图意识较低龄段中度孤独症有所增强；画面表征较低龄段中度孤独症在单一、变形、重复特征方面有所减弱。艺术干预后，在帆布袋绘制过程中，较低龄段中度孤独症各项功能有了明显的进步。 青年（轻度0，中度3，重度0）：3例中度孤独症，艺术干预后，在T恤绘制过程中，物象比例关系严谨，画面比例关系明确；画面色彩能根据自定义主题进行设计。在艺术治疗师的引导下，T恤如进行义卖，其在创作时能考想哪类色调更易于画面；画面构图依据T恤的形状和装作时的呈现所设计，体现出青年期中度孤独症的各项能力增强；强烈的主观意识被融入，画面表征呈现出成熟机制。艺术干预后，在T恤绘制过程中，T恤更多的是象征着青春，它是万能的单品，一种寻找自我的希望和失去自我的恐惧在此现象。T恤涂鸦安慰了年少的心灵，治愈着不安的青春

巩固阶段	2019~2020	干预内容	来自星星的艺术衍生品
环节	4-1		
4-1（来自星星的艺术衍生品）其他	发展阶段4-1的艺术干预，2例处于青年阶段		

表6-21 作品对比分析4-2

巩固阶段	2019~2020	干预内容	中国艺术家牵手星孩合作创作公益计划1
环节	4-2		
1号作品	2号作品	1号作者合作艺术家陈天龙：温州肯恩大学荣誉教授	
		2号作者合作艺术家辜居一：中国美术学院版画系教授	
3号作品	4号作品	3号作者合作艺术家张敏杰：中国美术学院壁画系教授	
		4号作者合作艺术家于小冬：天津美术学院油画系教授	
5号作品	6号作品	5号作者合作艺术家王家增：中国人民大学艺术学院教授	
		6号作者合作艺术家沈敬东：艺术家	
4-2（中国艺术家牵手星孩合作创作公益计划1）干预组情况	1号作者：10岁，中度孤独症；2号作者：14岁，中度孤独症；3号作者：14岁，中度孤独症；4号作者：14岁，轻度孤独症；5号作者：10岁，中度孤独症；6号作者：8岁，重度孤独症		
1号作品介绍	星孩丨轩轩（化名），艺术家丨陈天龙，纸本丙烯，53.5cm×77cm，2019年 星孩轩轩举办过个展，她有一个自己最喜欢的兔子布偶，这也是她唯一的玩具。在她的画作中重复出现兔子的各种造型。在这幅画作中，她分离式地画了一只兔子、一个房子、一个太阳和几个圆圈。中华人民共和国第一代油画家陈天龙先生说："拿到画后，我考虑了一上午没有动笔，原因是我不能破坏轩轩小朋友原先的画意，于是我尝试用轩轩的用笔方式，去完善这幅作品。"陈天龙先生用轩轩的绘画方式把轩轩分离式的物象连接起来。没有破坏、没有覆盖、没有变意，这也体现了陈天龙先生广博的艺术思想和"大爱"所在		
2号作品介绍	星孩丨翔翔（化名），艺术家丨辜居一，纸本丙烯，53.5cm×77cm，2019年 星孩翔翔画了一片蓝天、一条红色的河、一排树木、一片草地和两个爱心，这两个爱心一个代表妈妈，另一个是他。中国美术学院版画系辜居一教授在翔翔画作的基础上进行了意义的深化。辜居一教授把爱心画成了烟花，洒向了天空、树木和绿草地。这也是辜居一对翔翔的美好祝愿		

巩固阶段	2019～2020	干预内容	中国艺术家牵手星孩合作创作公益计划1
环节	4-2		

3号作品介绍	星孩丨新新（化名），艺术家丨张敏杰，纸本丙烯，53.5cm×77cm，2019年 星孩新新喜欢画家乡朱寨的风景，他的画作中有池塘、小桥、假山、江南民居。朱寨的风景是新新最近最喜欢的绘画主题。与新新合作的是中国美术学院张敏杰教授。张敏杰教授曾在1976年的唐山大地震中身受重伤，那时他只有17岁，几十万人的生命在地震中转眼即逝，使他感受到个体生命在大自然中的孤独脆弱。所以，他认为："一个人的生存空间其实依赖于一个民族与社会的生存空间。"张敏杰教授用"童话世界"丰满了新新的"朱寨风景"。画面中，我们看到了3个太阳、水果上的米老鼠、游园的小朋友、池塘中的小鱼、飞翔的小鸟、长满果实的树，连成了一个生机勃勃的自然生存空间。笔者认为，此寓意和张敏杰教授的作品立意异曲同工，也蕴含张敏杰教授希望新新早日融入社会的深深祝愿
4号作品介绍	星孩丨雨雨（化名），艺术家丨于小冬，纸本丙烯，53.5cm×77cm，2019年 星孩雨雨画了彩色的山，这很容易让人联想到风马。于是，笔者把雨雨的这张作品交到了曾在西藏工作十三年的天津美术学院油画系于小冬教授手上。于小冬教授在这个风景上恰到好处地加上了一个藏族小姑娘。藏族小姑娘灿烂的笑容和这风和日丽的风景相映成趣。于小冬教授的添笔，给笔者的感受是：在雨雨空无一人的风景中，于小冬教授的再创作有某种神圣的、仪式感的召唤，寓意着"我来了，笑得如此灿烂"。该作品试图让观者凝神进入星孩的世界，与星孩为伴
5号作品介绍	星孩丨伊伊（化名），艺术家丨王家增，纸本丙烯，53.5cm×77cm，2019年 星孩伊伊涂鸦了一个风景，类似夜晚的雪山，或许不远处还有极光。中国人民大学艺术学院王家增教授的作品色彩深沉，他用这种色彩去质询现存的深层次问题，唤醒当代世界的人们。王家增教授用线条重构了伊伊的"夜晚雪山"。笔者从该作品看到了王家增教授的线条和伊伊涂鸦的交融，呈现了一个新世界。这是我们和星孩共处的一个世界，这种大爱就叫作"交融"
6号作品介绍	星孩丨枫枫（化名），艺术家丨沈敬东，纸本丙烯，53.5cm×77cm，2019年 星孩枫枫和艺术家沈敬东先生的作品，我们无法从画面找出哪里是枫枫画的，哪里是沈敬东画的。沈敬东先生有过18年文工团的军旅生涯，他的经历使他的作品将英雄主义和童趣相结合。于是，笔者开始在画面寻找"英雄主义"，是万丈光芒的太阳。墨镜式的眼睛和月牙般的微笑散发着红色的光芒，云朵像精灵，奇特而又温暖；如星孩呈现其中，却又无法解读。沈敬东先生用他特有的幽默鼓励着星孩，这种幽默伴随着"存在"的感同身受
4-2（中国艺术家牵手星孩合作创作公益计划1）治疗后比例、色彩、构图、象征、效果	1号作者（10岁，中度孤独症）：艺术干预后，画面出现叠加的比例关系。艺术家没有对星孩的作品进行了覆盖，而是按星孩的绘画手法进行了元素的叠加，使画面更加丰满，对自我表达的色彩更加自信。艺术家没有改变画面色调，画面构图更加丰富。艺术家主要在构图上进行微调，使合作的作品构图思上更加完整，画面象征意义增强，唯一的玩具兔子占据了整个画面，左右一边是家，一边是学校，太阳升起，心情愉悦。艺术家用铅笔添加了一些线条，观者很难发现，这源于艺术家从星孩的角度出发就进行创作。艺术干预后，增强了协调合作和参与社交活动的自信心。这与艺术家陈天龙先生合作创作的出发点有密切的关系。陈先生和艺术治疗师说："我思考了许久，决定在不破坏原画整齐氛围的基础上，学着星孩的手法添加少许元素。" 2号作者（14岁，中度孤独症）：艺术干预后，画面比例关系发生变化，艺术家在只有树林的画面放出了烟花，画面比例关系发生变化，烟花的出现使得画面色调发生了些许变化，画面慢慢取向暖色调。这也是艺术家对星孩在色彩上的一种指导和期望。画面构图发生变化，在星孩的构图基础上，艺术家进行了更加丰满的构图设计，画面象征意义发生变化，从寂静、孤独的落日松针林转向黄昏的烟花盛宴，预示着森林里除了植物，还有精灵般生物的存在，烟花放出了大爱之心。艺术干预后，星孩的心灵得到抚慰，艺术家通过合作的方式，给星孩传递了一个积极、乐观、向上的信号，世界处处充满"爱" 3号作者（14岁，中度孤独症）：艺术干预后，画面比例关系从"空"转向"满"。艺术家将星孩的家园描绘成一个童话般的乐园，画面色彩更加丰满。艺术家给星孩的家园增加了色彩斑斓的生命精灵；画面构图发生了质的变化，艺术家将简单的画面构图引向"五谷丰登"的构图；画面从原有的象征着对寂寥的、模糊又清晰的

巩固阶段	2019～2020	干预 内容	中国艺术家牵手星孩合作创作公益计划1
环节	4-2		

4-2（中国艺术家牵手星孩合作创作公益计划1）治疗后比例、色彩、构图、象征、效果	家园的记忆转向丰富多彩的、乐园般的美好回忆。艺术干预后，星孩对家园的思念之情得到了安慰。艺术家采用丰满的构图、丰富的色彩和"大爱"之心填满了星孩寂寥的家园记忆。艺术家认为这是用"爱"去疗伤的典范 4号作者（14岁，轻度孤独症）：艺术干预后，画面比例改变。星孩画出了空旷的关于山的背景，艺术家在背景上增加了西部少女的人物形象；星孩画出了五彩的山，蓝色的河流。艺术家巧妙地在画面添加了一个西部藏族女孩的形象，同时将背景色彩与衣服色彩进行了楼空借用处理。艺术家的色调映照了另外一个画面氛围，画面构图由横向的"黄金分割线"构图转向横竖交加的"黄金分割线"构图，因为人物的出现，画面象征发生了根本性的变化。五彩山的风景象征着星孩有着快乐幸福的家庭生活，也衍射了星孩对于细节的无法把控。艺术家增加了更具体的象征，西藏人物是艺术家最拿手的技术。艺术家把自己最好的东西在画面呈现出来，同时描绘了一位面带微笑的藏族小女孩。艺术干预后，星孩对画面塑造的理解能力增强了，也读懂了画面藏族小女孩的微笑 5号作者（10岁，中度孤独症）：艺术干预后，画面大的比例关系未发生变化。艺术家在原有画面比例的基础上局部进行了微调，使画面微观比例关系达到了完美统一，画面色彩更加具有调和性。远景、中景和近景色彩关系清晰，层次分明；画面构图发生很大变化，艺术家将星孩原有混沌的构图进行梳理，同时画面出现了很多穿插的线条，抽象符号给意象图景带来意味未尽的想象；星孩的原稿的象征更多从色彩方面得以显现，艺术家则利用抽象符号加以升华。艺术干预后，星孩对抽象符号在意象图像中的运用感兴趣。这两种表达方式，在后续的艺术干预中被星孩简单操作使用 6号作者（8岁，重度孤独症）：艺术干预后，画面比例关系未发生变化。艺术家给太阳和云朵增加了表情，寄托着艺术家对星孩的美好祝福；画家增强了太阳的色彩，用代表能量的红色做阳光绽放于蓝天。画面中心的暖色和与背景的冷色进行了强烈的对比，点和面构成了画面构图的中心，太阳将画面趣味上移，云朵在画面下方遥相呼应；太阳象征着能量，太阳和云朵呼应的关系隐喻着客体与主体的依附感，指向爱心。艺术干预后，星孩感受到了温暖和欢乐，如同画面中的小白云沐浴着阳光一样
4-2（中国艺术家牵手星孩合作创作公益计划1）其他	发展阶段4-2的艺术干预，2例处于青年阶段 完成与艺术家陈天龙先生、辜居一先生、张敏杰先生、于小冬先生、王家增先生、沈敬东先生的合作

表6-22 作品对比分析4-3

巩固阶段	2019～2020	干预 内容	中国艺术家牵手星孩合作创作公益计划2
环节	4-3		

 7号作品	 8号作品	7号作者合作艺术家王达瀛：中国台湾油画家
		8号作者合作艺术家梁克刚：艺术家、策展人
 9号作品	 10号作品	9号作者合作艺术家马一鹰：艺术家、策展人
		10号作者合作艺术家施少平：艺术家

巩固阶段	2019～2020	干预内容	中国艺术家牵手星孩合作创作公益计划2
环节	4-3		

 12号作品	 11号作品	11号作者合作艺术家宋永进：浙江师范大学美术学院教授
		12号作者合作艺术家孙华卫：艺术家

4-3（中国艺术家牵手星孩合作创作公益计划2）干预组情况	7号作者：5岁，轻度孤独症；8号作者：14岁，中度孤独症；9号作者：14岁，轻度孤独症；10号作者：7岁，轻度孤独症；11号作者：11岁，重度孤独症；12号作者：14岁，中度孤独症
7号作品介绍	星孩丨旭旭（化名），艺术家丨王达瀛，纸本丙烯，53.5cm×77cm，2019年 星孩旭旭的色彩生烈，让人想起高更的原始色彩。中国台湾艺术家王达瀛先生用手指画画，作品极具现代的内在原始性。或许，这是一种不谋而合。王达瀛先生在画作中添加了具象的3个动物和原始符号般的太阳。鹦鹉、长颈鹿、鳄鱼，在画面用带有"原始意味"的造型手段统一，它们之间的空间是错乱的，这指向孤独症儿童各自孤立的内心世界。王达瀛先生希望，星孩们像鹦鹉一样听世界，像长颈鹿一样看世界，像鳄鱼一样懂得保护自己
8号作品介绍	星孩丨航航（化名），艺术家丨梁克刚，纸本丙烯，53.5cm×77cm，2019年 星孩航航用亮丽的颜色试图涂鸦有几何图形的城市和公园草坪。这一隐匿在画面中的意图被观念艺术家和策展人梁克刚先生一眼发现。于是，梁克刚先生轻松自如地按着航航的意图完成了这幅作品。笔者认为，理解对方意图在此显得尤为重要，我们要和星孩交流就要进入星孩的世界。所以，观念艺术家和策展人梁克刚先生用画面提示我们，"对话方式"的重要性。从这幅作品我们得到了启示：我们把绘画语言转化为文字语言，那我们的文字语言和星孩的文字语言是协调的，我们实现了对话的可能性
9号作品介绍	星孩丨禹禹（化名），艺术家丨马一鹰，纸本丙烯，53.5cm×77cm，2019年 星孩禹禹涂抹了一个有黑色背景的蓝色世界。马一鹰先生是当代陶艺家、也是策展人。他用浓重的带有矿色陶料色彩的红色冲击了禹禹的蓝色世界。这幅作品呈现的是色与色之间的融合与对话，浓烈温暖的红色包围了星空的蓝，更像宇宙和生命的对话。笔者认为，马一鹰先生冷静地展现了星孩的内在世界和外在世界共存的大空间。没有口号、没有主张、没有征兆，存在即是合理，星孩和我们共存在一个世界中
10号作品介绍	星孩丨铭铭（化名），艺术家丨施少平，纸本丙烯，53.5cm×77cm，2019年 星孩铭铭喜欢漂亮的调和色彩和纹样，蓝色、紫色、粉色等都是她常用的颜色。铭铭似乎在画一个抽象的符号化的孔雀。艺术家施少平对这些带有民族化的符号进行延伸，赋予它更加吉祥的寓意。于是有了这幅"鱼跃龙门"之作。施少平先生用娴熟的粗线条和"刻板"的小线条，画成了一条鲤鱼。绘画中的符号化的"刻板"是星孩作品中最大的特征。显然，施少平先生是有准备的。笔者在画面的右下角发现了一只"眼睛"，视觉从画面上方的鲤鱼身上，被拉回到画面右下角。"鱼跃龙门"不是跃出画面，而是跃出后的一种回归
11号作品介绍	星孩丨豪豪（化名），艺术家丨宋永进，纸本丙烯，53.5cm×77cm，2019年 星孩豪豪用波洛克滴彩画的方式创作了一幅作品。浙江师范大学美术学院宋永进教授用毕加索的符号图像进行对话。让我们想起波洛克未成名时，在学习毕加索期间的郁闷情景。宋永进教授用溯源和对话的方式与星孩进行画面上的交流，笔者认为，这是建议在平等性上的对话，画面带有溯源情节的冲破与重构新世界的期许

巩固阶段	2019~2020	干预	中国艺术家牵手星孩合作创作公益计划2
环节	4-3	内容	

12号作品介绍	星孩丨霖霖（化名），艺术家丨孙华卫，纸本丙烯，53.5cm×77cm，2019年 　　星孩霖霖的泼墨涂鸦和艺术家孙华卫先生的添笔构建了一幅"出淤泥而不染的荷花"，这是我们用视觉看到的场景。就像了解星孩一样，我们需要更深入地了解这幅作品。于是，笔者翻阅了艺术家孙华卫先生近年常用的创作方式。2012年孙华卫先生创造了用香薰的形式进行艺术活动的作品。我们暂不展开讨论，该作品是否用香薰技法创作的。其画面带有"香墨"气味，画面中展现了一种由物向精神的转发和升华。孙华卫先生说："升华的烟是香的脱胎换骨，是涅槃。"孙华卫先生用这种方式在提示我们，对人、社会、自然有更多的思考和对星孩的世界有更大的包容
4-3（中国艺术家牵手星孩合作创作公益计划2）治疗后比例、色彩、构图、象征、效果	7号作者（5岁，轻度孤独症）：艺术干预后，画面比例发生了很大变化，画面动物的出现，场景的营造改变了原有的画面氛围，更像是进入了野生动物园，画面基础色调没有变化，为了描绘动物的轮廓，画面中增加了黑色的线条，画面整体色调更加饱满；画面从原先的无中心构图转向了对角线构图，画面象征从无意识的涂鸦转向有意识的设计，艺术家用原生画法塑造了象征着童趣的动物乐园；星孩在和艺术家的合作过程中对于原生艺术画法有了了解。艺术家用手指画出进行创作，画出动物的形象，引起了星孩的关注 　　8号作者（14岁，中度孤独症）：艺术干预后，画面增加了很多代表建筑物的几何图形，比例关系发生变化；艺术家保持了画面原有的色调，增加了黑色和灰色的线条，画面色彩变得丰富；画面对角线构图没有变化，构图的局部构成元素增加，使构图更具意味；画面从抽象的平面符号涂鸦转向有具体信息的都市，其象征意涵也从抽象的变成具象的；艺术家带着星孩整理了画面的抽象元素，使其产生一幅美丽的都市风景。这种引导性创作是艺术治疗实操的常用方法 　　9号作者（14岁，轻度孤独症）：艺术干预后，画面比例关系发生根本性变化。艺术家用漫山的红色遮掩了大部分底色，露出了蓝色的山岗，因为红色占据了画面的大部分面积，画面从冷色调变成了暖色调。艺术治疗师认为，这是艺术家想用红色温暖孤独症儿童冰冷的蓝色世界，画面从无意识构图变成了X形构图，画面呈现了一种鲜花漫山岗的美好景象，寓意这在孤独的世界中人心温暖，象征着艺术家对星孩的美好祝愿。在与艺术家共同创作的过程中，艺术家用红色刺激星孩的视觉，在冷暖的强烈对比上产生一种视觉和谐。艺术治疗师认为，色彩刺激是一种治疗手法 　　10号作者（7岁，轻度孤独症）：艺术干预后，一条大鱼和带有民族风情的浪花纹样的出现改变了画面原有的比例关系，画面呈现带有民族特色的色调。画面色彩丰富，层次分明，意涵明晰；画面呈现"五谷丰登"的中国式构图，横中线和斜线让画面充满张力；画面呈现"鱼跃龙门"的图景。在中国古代神话传说中，黄河鲤鱼跳过龙门，就会变化成龙，象征着艺术家对星孩的美好寄托。艺术家在改变画面意义的同时，保留了星孩画面的基础色调。艺术治疗师认为，这是一种非常易于星孩接受的合作方式，艺术家用地域性的民族文化符号带领星孩进行创作，这也是艺术治疗师在本案中研究的重点之一 　　11号作者（11岁，重度孤独症）：艺术干预后，艺术家在星孩平刷的蓝色基地和"波洛克式"的滴彩上，加入了"毕加索式"的立体派风格图案，画面比例关系因此发生变化；艺术家在蓝色调中加入了大块面的黄色，画面起到了调和作用；画面从无中心的构图变成了带有趣味中心的构图样式，画面出现了一个呐喊的侧脸，象征着冲破冷寂的一种力量的出现；星孩在这次合作创作中，感知到了外界另外一种力量的存在。艺术治疗师认为，这种"投石问路"打破式的刺激方式，对星孩艺术干预非常有效 　　12号作者（14岁，中度孤独症）：艺术干预后，艺术家在星孩的涂鸦基础上创作了荷花图像，画面比例关系重新呈现，画面色彩呈现出温韵的香薰基调。在合作的过程中，艺术家给星孩加入了浓烈的中国文化的色彩；对角线构图的画面中呈现了完美的荷花图景，里面有星孩的浓墨和艺术家的淡彩；荷花在亚洲文化中被看作纯洁象征物，艺术家借'荷花'来寄托对星孩的美好祝愿。星孩在和艺术家合作的过程中看到了中国文化艺术中的韵律和节奏，因为荷花中包含着星孩自己的涂鸦，所以星孩会对此表现出特殊的好奇心
4-3（中国艺术家牵手星孩合作创作公益计划2）其他	发展阶段4-3的艺术干预，2例处于青年阶段 完成与艺术家王达瀛先生、梁克刚先生、马一鹰先生、施少平先生、宋永进先生、孙华卫先生的合作

表6-23　作品对比分析4-4

巩固阶段	2019~2020	干预内容	中国艺术家牵手星孩合作创作公益计划3
环节	4-4		

13号作品	14号作品	13号作者合作艺术家张啸天：艺术家
		14号作者合作艺术家王风华：西安美术学院油画系副教授
15号作品	16号作品	15号作者合作艺术家项仕中：西安美术学院油画系副教授
		16号作者合作艺术家马琳：博士、上海美术学院副教授
17号作品	18号作品	17号作者合作艺术家张占占：艺术家
		18号作者合作艺术家潘罗敏：艺术家、公益人、策展人
4-4（中国艺术家牵手星孩合作创作公益计划3）干预组情况	13号作者：9岁，重度孤独症；14号作者：12岁，轻度孤独症；15号作者：8岁，轻度孤独症；16号作者：6岁，轻度孤独症；17号作者：7岁，轻度孤独症；18号作者：6岁，轻度孤独症		
13号作品介绍	星孩｜羽羽（化名），艺术家｜张啸天，纸本丙烯，53.5cm×77cm，2019年 星孩羽羽惯用的方式是用画笔沾上不同的色彩在画面做平行线的来回涂画，就像一幅极简主义的抽象作品。张啸天先生也是位抽象艺术家。他作画的过程就像是先砌起一道墙，然后在画室里模仿时间对它所作的一切——曝晒、风化、侵蚀，他一遍遍地"开片""剥蚀""打磨"，最终作品显现。然而，张啸天先生却用反其道而行的手法，在羽羽的画上，重塑了一个充满幻想的世外桃源的景象。笔者认为，这种绘画表现方式的背离，是一种回归，是艺术家对星孩发自内心的、更具安全感的，回归大众视野的做法		
14号作品介绍	星孩｜林好（化名），艺术家｜王风华，纸本丙烯，53.5cm×77cm，2019年 星孩林好的画面总让人感觉到幸福和温馨。西安美术学院油画系副教授王风华先生在林好的作品上重建了一个温馨的房间，巧妙地融合了林好的作品。在这个温馨的空间里打开窗，看到了林好的作品。房间里有绿植，窗台上有白色蝴蝶，窗户把手上挂着一个寄予美好祝福的红色香囊。王风华先生曾说起，自己的夫人在残疾人联合会工作。或许，满幅的温馨源于此。一个绘画空间、一个现实空间，在王风华所营造的构图中，没有对话、没有静观、没有冷漠，而是用一种更加积极的态度，去给星孩营造温暖的世界		
15号作品介绍	星孩｜涵涵（化名），艺术家｜项仕中，纸本丙烯，53.5cm×77cm，2019年 星孩涵涵也喜欢温馨、幸福的色彩。西安美术学院油画系副教授项仕中先生用涂鸦方式在画面中间留下一个标语"LOVE"，极具象征意义。在画面下方有一块肉色的平面，艺术家用去除平和画面中红色所带来的视觉冲击。这种图章式的标语，就像盖在每个人的内心深处，让我们时刻铭记用"LOVE"去和星孩共处。项仕中先生的"LOVE"即使绘画语言又是文字语言，就像星孩即在我们的世界里，又在她自己的世界里		

巩固阶段	2019～2020	干预内容	中国艺术家牵手星孩合作创作公益计划3
环节	4-4		

16号作品介绍	星孩丨王炜（化名），艺术家丨马琳，纸本丙烯，53.5cm×77cm，2019年 星孩王炜喜欢用旋转式的笔触去涂鸦，画面充满了某种线条，没有更多指向。上海大学美术学院副教授马琳博士是位理论工作者，她用广博的艺术理论背景和女性视角去审视这幅画作。画面从原先的不确定性旋转式转向符号图解式，但未发展到具象图像，被马琳博士有意识地控制在了这个中间阶段。笔者从画面看到了，海面的浪花、日出的太阳、被孩子拉扯过的彩虹。理解另一个世界，不一定是做得更多，而是更加理解对方。笔者认为，这是马琳博士特有的方式
17号作品介绍	星孩丨董鑫阳（化名），艺术家丨张占占，纸本丙烯，53.5cm×77cm，2019年 星孩董鑫阳涂鸦了一个公园，艺术家张占占用他个人化的"童真"幽默，构建一个儿童乐园。张占占是位年轻的艺术家，年轻意味着轻松和愉悦。带轮子的七星瓢虫乐园空间，举起双手的大黑熊、纷纷扬扬的绿叶，笔者猜想，这是一个春光明媚的午后儿童乐园。艺术家张占占试图用画面构建一个心中的儿童乐园，和星孩一起在这个乐园里玩耍
18号作品介绍	星孩丨彭致佳（化名），艺术家丨潘罗敏，纸本丙烯，53.5cm×77cm，2019年 星孩彭致佳刚接触绘画，他开始用颜料在画面随意涂抹。但我观察到，整个过程他极其谨慎和小心翼翼，画面最后呈现了他的心理活动迹象。我用有意识和无意识的方式对画面进行再度涂鸦，我在寻找一个重合点，是不是能像乐章一样，我们在一个节奏中重合、重逢。我试图放弃画面的呈现效果，去追求过程中和星孩彭致佳的契合点。用相同的方式，同样的色彩，同样的思路，不同的两个人能不能在画面艺术语言符号中重合。这幅作品所呈现的，就是这种实验的结果。如同艺术治愈中的作品，它所追求的不是画面的结果，而是疗效的结果。在我看来，此处过程比结果显得尤为重要而深刻
4-4（中国艺术家牵手星孩合作创作公益计划3）治疗后比例、色彩、构图、象征、效果	13号作者（9岁，重度孤独症）：艺术干预后，画面比例关系发生变化，草地和天空，树木和远山，形成了梯队式的比例对比关系；艺术家在星孩作品上，描绘出农村生活的景象，用大自然的色彩治愈星孩；艺术家使用对角线构图，制造了一个孩童远眺山野的视角；画面的象征意义从无主观意识转向乡间田野的大自然。艺术治疗师认为，亲近大自然是最好的治愈方法，艺术家给星孩呈现了一个艺术世界的大自然，意在让星孩亲近大自然，在大自然中慰藉心灵，孕育智慧 14号作者（12岁，轻度孤独症）：艺术干预后，艺术家增加了窗户和室内的场景，画面比例关系发生变化；画面增加了室内的灰色系列，与星孩描绘的彩色童话世界遥相呼应；画面从无中心化的涂鸦式构图转向几何图形化，画面的象征意义从儿童视角转向成人视角。艺术家设计了窗户，窗门微微敞开，窗户把手上挂着美好祝愿的锦袋，一只蝴蝶停在窗台上，带着艺术家的爱，欲将飞进星孩的童话世界；艺术家在画面制造了新的空间，房间内有新的世界，艺术家预留的美好祝愿。星孩在与艺术家的合作过程中，看到了新空间的新奇 15号作者（8岁，轻度孤独症）：艺术干预后，艺术家用了综合材料，画面呈现了抽象、平面和文字直接的关系，画面比例关系发生变化；画面色彩在原有暖色调的基础上，色彩浓度增加，变成浓烈的"爱"；画面构图按艺术家想法进行改变，构图中文字的出现，这类画面中的新奇可以刺激星孩的视觉；画面出现了强烈的文字、色彩象征意义，表达了艺术家对星孩强烈的"大爱"；艺术家给星孩呈现了一个文字图式的信息，犹如星孩打开一封信件，"爱"字映入眼帘 16号作者（6岁，轻度孤独症）：艺术干预后，艺术家将漫无边际的涂鸦变成了海浪纹样，画面比例关系发生变化；画面增加了重色，画面整体色调变浓重；画面呈现纹样化的构图，暗存一种原始的力量；画面带有浓厚的原始力量，海浪、太阳、远方象征着能量、圆满和希望；画面中纹样符号所呈现出来的神秘力量引发了星孩的好奇心，艺术家则用这种方式和星孩进行非语言的沟通 17号作者（7岁，轻度孤独症）：艺术干预后，画面中出现了巨大的七星瓢虫游乐车和装可爱的熊，画面保了成熟的比例关系；运用了红、黄、蓝三原色作为基调，加以绿色和其他灰色系调和，画面显得既活泼又浓重；画面呈现了趣味中心式构图，熊的局部剪影使得画面构图更加生动活泼；星孩非常喜欢游乐园场景，艺术家抓住了星孩的兴趣点，合作过程中氛围愉悦。画面具有强烈的童趣含义，森林里的儿童乐园承载着艺术家的美好寄托

巩固阶段	2019～2020	干预内容	中国艺术家牵手星孩合作创作公益计划3
环节	4-4		
4-4（中国艺术家牵手星孩合作创作公益计划3）治疗后比例、色彩、构图、象征、效果		18号作者（6岁，轻度孤独症）：艺术干预后，艺术家在保留原话特质的基础上，将零碎的画面涂鸦进行整合，最后呈现出信息的并置。画面呈现一种共存的比例关系；艺术家将星孩原有的色彩进行了一定程度的技法上的拓展，画面整齐整体色彩高调，局部色彩浓重，有类印象派和意象的色彩技法；画面依据呈现无中心化涂鸦式的构图，但画面构图涵指更丰富；画面中象征着理性的笔触和象征无意识的笔触交融，艺术家暗指星孩与外界存在一种特殊的沟通渠道；星孩和艺术家的合作创作时非常愉悦的，也应为合作的艺术家就是熟悉的治疗师。星孩会更加主动地在画面上表达自己的想法，画面上更多地呈现了一种平等对话的可能性	
4-4（中国艺术家牵手星孩合作创作公益计划3）其他		发展阶段4-4的艺术干预，2例处于青年阶段完成与艺术家张啸天先生、王凤华先生、项仕中先生、马琳先生、张占占先生、潘罗敏先生的合作	

（二）第四期家长问卷收集结果统计分析

对对照组和干预组所有患者各项指标的测评结果进行统计，数据用IBM SPSS Statistics软件分别做了成对样本t检测。

孤独症儿童ABC量表和CARS量表得分均低于干预前所测量表的得分，干预组在进行干预后，具有统计学意义（$P < 0.05$），表明对孤独症儿童实施艺术治疗干预有效。对照组比较无统计学意义，见表6-24。从ABC量表的各因子得分可以看出，干预组在进行艺术治疗干预以后均有降低，但感觉因子、交往因子、躯体运动、语言因子、生活自理没有统计学意义（$P > 0.05$）（表6-25）。

表6-24　第四期艺术治疗干预前后两组得分比较（$\bar{x} \pm S$）

项目		干预前	干预后	t	P
ABC总分	干预组	44.10 ± 32.067	34.40 ± 25.545	4.004	<0.001
	对照组	41.30 ± 35.160	51.95 ± 35.356	−2.115	0.048
CARS总分	干预组	26.85 ± 6.515	31.15 ± 6.991	−3.874	0.001
	对照组	27.15 ± 8.610	29.80 ± 9.006	−2.627	0.017

表6-25　第四期艺术治疗干预前后两组ABC量表各因子得分比较（$\bar{x} \pm S$）

因子得分	对照组		t	P	干预组		t	P
	干预前	干预后			干预前	干预后		
感觉因子	7.4000 ± 7.63923	9.2500 ± 7.82624	−1.816	0.085	7.0000 ± 7.06362	6.1500 ± 6.81542	0.943	0.357

因子得分	对照组		t	P	干预组		t	P
	干预前	干预后			干预前	干预后		
交往因子	8.6500 ± 9.33175	10.9000 ± 8.82520	−1.708	0.104	10.3000 ± 9.90534	7.9500 ± 7.42311	1.807	0.087
躯体运动	5.9500 ± 7.10430	8.0500 ± 9.13337	−1.901	0.073	5.7500 ± 6.82777	3.7500 ± 3.41629	1.515	0.146
语言因子	11.9500 ± 9.91795	14.1500 ± 8.43723	−1.198	0.246	13.2500 ± 8.00575	10.3500 ± 7.46412	2.554	0.019
生活自理	7.3500 ± 6.18381	9.6000 ± 5.77107	−1.768	0.093	7.8000 ± 5.85437	6.2000 ± 4.77493	2.748	0.013

第二节 总体对比分析

一、总体作品对比分析

总体作品对比分析如表6-26所示。

表6-26 总体作品对比分析

起始阶段	典型案例
整体干预效果	2016～2017年起始阶段，我们的干预计划以总体艺术治疗取向为主导，主要以开放工作室的艺术干预开展，让孩子们感知艺术的快乐、美好，从艺术中获得幸福和安全感 　　起始阶段的艺术干预技法方向主要以滴彩、流彩、废品利用、自由行走四个主题展开。起始阶段采用整体的艺术干预方式，包含在工作室的艺术创作、以艺术为媒介参与社会互动、举办艺术展览等。在这个过程中，我们的干预以个体干预和团体干预进行，小幅的作品都是个体干预的成果，大型作品基本都是团体干预成果。从开放的工作室中进行艺术干预或者说艺术创作，主要以宣泄情绪为主。在开放的展厅中孤独症儿童看到自己的作品像艺术家的作品一样悬挂在美术馆供观众欣赏，让孤独症儿童用艺术的媒介和社会互动 　　整体干预成果： 　　1.起始阶段参与艺术治疗干预实验的孤独症儿童整体倾向以下状态：发现艺术的魅力、找到爱好、获得社会认可、获得一定的精神满足感 　　2.艺术让孤独症儿童获得一种在私立空间与之对话、表达的场域，治疗师和家长明显感觉孤独症儿童找到一种社会存在的幸福感

探索阶段	典型案例

整体干预效果	2017～2018年探索阶段，我们的干预计划以"总体艺术治疗"取向为主导，主要以"空间沉浸式"艺术治疗开展，重点探索孤独症儿童创作和环境空间的关系 　探索阶段的艺术干预内容方向主要以色彩搭配、几何图形、想象空间、我们一家人四个主题展开。探索阶段采用"总体艺术治疗"，包含大场域团体艺术干预、大场域个体艺术干预、社会志愿者介入艺术干预等。在大场域做艺术干预，给予给孤独症儿童一种不同于以往在治疗室中，拿着一张小纸在上面作画的感受。这里的大场域包含场域的艺术布置，比起始阶段的开放工作室的干预还要大，孤独症儿童可以在艺术场域中奔跑。大场域的艺术干预更容易发挥孩子们的想象力，犹如在一个大草原上，能呼吸道从远处飘来的艺术的气息。同时大场域亦是空的场域，空代表了想象力产生的更多可能性 　整体干预成果： 　1.探索阶段参与艺术治疗干预实验的孤独症儿童整体倾向以下状态：大部分星孩面对大场域艺术干预现场从困惑到习以为常，个别星孩面对大场域艺术干预现场从排斥到接纳，逐步在大场域空间中找到自己的艺术创作舒适区 　2.探索阶段的大场域艺术干预技法了孤独症儿童潜在的艺术想象力，创作中一些潜意识的符号开始出现。孤独症儿童开始对自我的艺术创作者的身份开始明晰和有认同感 　3."空间沉浸式"带来诸多的可能性与不可计划性，有时却恰巧吻合星孩某种状态，星孩们在各自舒适的状态中自由创作，干预能量和效果被放大

发展阶段	典型案例

整体干预效果	2018～2019年发展阶段，我们的干预计划以总体艺术治疗取向为主导，主要以"想象力的整合艺术治疗"开展，重点探索孤独症儿童的各种潜在的未发展出来的想象力 　发展阶段的艺术干预内容方向主要以互动创作之用线条、形状、色彩或图像进行互动、互动创作之身体映像、互动创作之通过艺术腾出空间、互动创作之自发性曼陀罗四个主题展开。艺术治疗师认为想象力需要通过细节去呈现，还需找到适合每位星孩的艺术细节方法。为此，艺术治疗师不设限，为星孩提供最多的符号样板和最大的创作自由度。由此，展开了想象力的整合艺术干预计划 　整体干预成果： 　1.发展阶段参与艺术治疗干预实验的孤独症儿童整体倾向以下状态：因为经过了一年左右的艺术干预，星孩们似乎都知道艺术治疗师每次都会给他们提出不同的艺术创作构想，所以星孩们每次到达艺术干预现场前，都是比较兴奋，且带有一种"寻找某物"的状态 　2.儿童孤独症"想象力的整合"的前提是艺术治疗师提供尽可能多的艺术创作的可能性，最终目的让星孩把各种的原生艺术能力展现出来，然后，艺术治疗师根据其特点，进行适当的引导和培养。在艺术治疗师的带领下，星孩们都能发挥出其原有的艺术创造能力

巩固阶段	典型案例

巩固阶段	典型案例
整体干预效果	2019～2020年巩固阶段，我们的干预计划以总体艺术治疗取向为主导，主要以实践"总体艺术治疗"设计开展艺术干预，重点探索儿童孤独症总体艺术治疗的各种可能性 　　巩固阶段的艺术干预内容方向主要以来自星星的艺术衍生品、中国艺术家牵手星孩合作创作公益计划两个主题展开。巩固阶段采用"总体艺术治疗"包含着实验各种治疗取向如何高效率整合运用，有别于"整合"概念。艺术治疗师需深刻理解"整合"和"总体"的区别，在干预中实践，在实践中将艺术疗愈效果最大化。星孩们把艺术干预当成了游乐场，艺术创作不再是唯一目的。释放情绪、游戏创造、艺术表达、互动对话等都有可能成为每个星孩各自的干预中心，艺术治疗师则是给孩子们提供这种多维度干预可能性的精神中心。在以"总体艺术治疗"为取向的艺术干预后，星孩们心情愉悦、状态平和，各项功能有所改善 　　整体干预成果： 　　1.巩固阶段参与艺术治疗干预实验的孤独症儿童整体倾向以下状态：情绪稳定、能自行制定艺术创作方法、对于创作区域有强烈敏感性、部分星孩能与家长和专业志愿者进行合作创作、和艺术治疗师能进行简单的互动 　　2.在和专业艺术家的合作创作中，在社交方面有了提升。同时通过艺术创作在作为"小画家"的自信心方面建立迅速

二、总体家长问卷收集结果统计分析

对对照组和干预组所有患者各项指标的测评结果进行统计，数据用IBM SPSS Statistics软件分别做了成对样本t检测。

孤独症儿童ABC量表、CARS量表和ATEC量表得分均低于干预前所测量表的得分，干预组在进行干预后，具有统计学意义（$P<0.05$），表明对孤独症儿童实施艺术治疗干预有效。对照组比较无统计学意义，见表6-27。从ABC量表的各因子得分可以看出，干预组在进行艺术治疗干预以后均有明显降低，但感觉因子、交往因子、躯体运动、语言因子、生活自理有统计学意义（$P<0.05$）（表6-28）。

干预组2016年孤独症治疗评估表检测结果：平均值147.5分。干预组2020年孤独症治疗评估表检测结果：平均值141.2分。干预后比干预前平均值降低了6.3分。

表6-27　2016～2020艺术治疗干预前后两组得分比较（$\bar{x}\pm S$）

项目		干预前	干预后	t	P
ABC总分	干预组	71.50 ± 32.707	34.40 ± 25.545	8.074	<0.001
	对照组	42.40 ± 27.850	51.95 ± 35.356	−1.845	0.081
CARS总分	干预组	26.40 ± 6.168	31.15 ± 6.991	−4.446	<0.001
	对照组	31.35 ± 9.103	29.80 ± 9.006	1.027	0.317
ATEC总分	干预组	147.5000 ± 17.63221	141.2000 ± 14.90885	4.839	<0.001

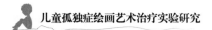

表6-28　2016～2020艺术治疗干预前后两组ABC量表各因子得分比较（$\bar{x} \pm S$）

因子得分	对照组		t	P	干预组		t	P
	干预前	干预后			干预前	干预后		
感觉因子	7.5000 ± 7.79676	9.2500 ± 7.82624	−1.191	0.248	12.9500 ± 8.41349	6.1500 ± 6.81542	4.992	<0.001
交往因子	8.5500 ± 7.45142	10.9000 ± 8.8252	−1.448	0.164	15.2500 ± 8.91997	7.9500 ± 7.42311	5.108	<0.001
躯体运动	6.4500 ± 7.89053	8.0500 ± 9.13337	−1.031	0.315	15.2500 ± 8.91997	6.4500 ± 6.99981	5.471	<0.001
语言因子	11.0500 ± 6.32851	14.1500 ± 8.43723	−2.061	0.053	19.5500 ± 7.68097	10.3500 ± 7.46412	6.660	<0.001
生活自理	8.8500 ± 5.90517	9.6000 ± 5.77107	−.554	0.586	13.2500 ± 5.48563	6.2000 ± 4.77493	7.116	<0.001

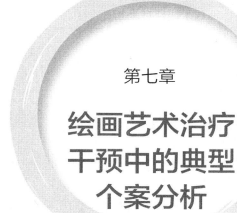

第七章

绘画艺术治疗干预中的典型个案分析

第一节　典型个案分析——轻度孤独症

一、个案基本情况

涵涵（化名），女，轻度孤独症，2011年出生于浙江省温州市，父亲为仓库管理员，母亲为行政文员，喜欢画画和游泳。2013～2017年在温州某儿童成长中心参加干预训练，目前就读于温州某特殊教育学校。2016年6月参与艺术治疗干预，2020年12月结束艺术治疗干预（包居家艺术创作）。涵涵患有先天性的肢体残疾，在艺术干预的过程中，我们对接了相关医院对涵涵进行了几次免费的手指分离手术，手术非常成功。

二、治疗方案

经过家长同意，对涵涵进行每周2次的计划内艺术治疗和2次计划外的居家艺术创作，计划内艺术治疗每次整体过程在120～180分钟，计划外居家艺术创作每次不少于30分钟，总共4年时间，4个阶段，计划内艺术治疗共64次，计划外根据实际情况而定。在每阶段治疗前后对涵涵进行了儿童孤独症评定量表和孤独症行为检测量表测量。

三、治疗过程

（一）起始阶段（2016～2017年）

完成计划内艺术干预和艺术治疗师建议的居家艺术实践，在起始阶段涵涵表现出乐于且积极参与的状态。初步实践了工作室艺术干预，绘制了约50幅计划内的艺术作品，计划外的居家作品未统计，画面整体呈现出明亮调子和材料使用的丰富性。涵涵掌握了用丙烯颜料进行滴彩、涂抹等技法进行自由创作，同时能自如地根据喜好对曼陀罗和其他图案进行填色，开始尝试解决复杂的问题。这个阶段对涵涵喜欢明亮色彩一事得到了再确定，这是皮亚杰行为常模中防御机制理智化的体现，在起始阶段的前几次涵涵遇到了整体的灰色系列，涵涵哭了，她拒绝了灰色，那天涵涵没有参与到艺术干预中去。起始阶段很好地完成了情绪宣泄的计划，相对涵涵本人，这里的宣泄更多地指"表达"。

（二）探索阶段（2017～2018年）

完成计划内艺术干预和艺术治疗师建议的居家艺术实践，在探索阶段涵涵继续表现出积极参与的状态。艺术干预过程在材料和艺术治疗取向上有所调整。材料和艺术表达的丰富性，也使得涵涵对艺术产生了更加深厚的兴趣。对于客观事物的概括性描绘，在探索阶段显得特别重要。符合皮亚杰行为常模中的逻辑思维和现实主义在具体运算中的体现。选择合适且喜欢的色彩对物体进行着色是探索阶段一个很重要的干预成果指标，涵涵能根据物体本身的色彩，选择符合客观和个人审美要求的色彩进行创作，涵涵的自主权开始重视。这个阶段涵涵能自如地使用水彩颜料，渲染绘制出漂亮的颜色。

（三）发展阶段（2018～2019年）

完成计划内艺术干预和艺术治疗师建议的居家艺术实践，在发展阶段涵涵的造型和色调意识有明显进步，更多地运用水彩和铅笔进行作画，这种作画步骤使规则变得更加重要。在家长的辅助下愿意与同龄人交往，符合弗洛伊德行为常模中的防御机制中的取消隔离，开始认同。绘画时的耐心度开始提高，会做一些剪纸和揉纸团的精细动作，耐心度的提高和皮亚杰行为常模中的内疚感的发展有关联。例如，涵涵完成了一幅《我们一家人》的素描作品，作品中的主题意图明显，人物关系清晰，空间比例合理，同时注重画面中一些细节的处理。在发展阶段我们更早注重涵涵的情感和社会对她成长的影响，如同埃里克森常模中的社会帮助个体满足他的需求，通过生产力获得认可，同时包含对限制的接纳。这个阶段涵涵能自如地根据干预主题画出一幅相对完整的作品。

（四）巩固阶段（2019～2020年）

完成计划内艺术干预和艺术治疗师建议的居家艺术实践，在巩固阶段涵涵可以将小幅作品进行反射性延伸进行创作，例如，将大水母进行反射性地延展，在这个过程中涵涵的创作安全区域自然而然被打破了，这和下一步的艺术干预产生关联。一段时间后，涵涵离开小幅作品，在大幅作品上全局地调整作品，例如，在团体艺术干预过程中，所有人和涵涵在完成自己所在区域的作品后，艺术治疗师引导涵涵去给整幅作品进行调整，这时涵涵开始，琢磨这里加点什么形状，那里加点什么颜色。这是一个艺术创作视角上的大进步。涵涵的各项发展指标都是落后于普通孩子的，在前面三个艺术干预阶段我们参考皮亚杰、弗洛伊德和埃里克森的行为常模对涵涵的各项功能的发展进行比对，涵涵的艺术作品成了这些发展阶段的见证。我们分析涵涵画面的特征和平时对涵涵母亲的访谈，使我们可以根据具体情况实施下一步的艺术干预，让艺术干预更加有效用。

四、个案的变化（前后对比）

（一）家长与艺术治疗师的评价

1.母亲评价

干预前：孩子参加这个画画，我一直都是让她自由发挥，不去干涉的，希望她在颜色的运用上能越来越熟练，对画画的热情能越来越高，参加绘画助力梦想，也是因为爱绘画，才让她去参加的。平时在家用白纸画画，喜欢用亮色画线条。喜欢游泳，听音乐，听故事，可以做手工剪纸。规则意识一般，有时候家长说了不能做，她会去做。耐心度不是很好。社交意识一般，不怎么喜欢别人靠近。干预后：在绘画方面有很大进步，依旧喜欢亮色和画线条，会使用丙烯、水彩、水粉、蜡笔等绘画材料。耐性度比前几年好多了。规则意识稍微有变通，使用物品进行强化后，规则意识有所改善。社交方面，开始对大人比较热情，对其他同龄孩子接触时间久了，看到后就会打招呼。

2.艺术治疗师评价

干预前：涵涵第一次来到艺术治疗师的工作室，瘦小的身体，一身粉亮色调的穿着格外引人注目。涵涵手指和脚趾带有先天畸形。涵涵很快就进入艺术治疗师设计的干预课程中，能看出来她非常喜欢画画。干预后：经过4年的艺术干预和家庭绘画，涵涵能使用各种绘画材料，同时掌握了一些绘画技巧，能用她喜欢的材料创作出色调明亮的绘画作品。艺术干预过程中，涵涵结识了一些画友，从一开始漠不关心，到最后开始打招呼。每次来工作室进行艺术干预心情特别愉悦。在艺术干预的过程中，涵涵也得到了社会的帮助，进行了几次手指矫正手术，恢复得非常好。我们以涵涵作为主角，进行了艺术干预的纪录片拍摄。在这个过程中涵涵母亲袒露了关于孤独症家庭的忧伤和沉重的负担，她们艰难地走了过来，最后一切都在向好的方向发展。艺术治疗对于轻度孤独症儿童是有效的，但是干预的结果有时会与美术教育混淆，所以在这个过程中我们要强化艺术干预的特点，对于轻度孤独症儿童的艺术治疗过程做更多的心理分析。

（二）儿童孤独症评定量表、孤独症儿童行为检查量表和孤独症治疗评估表检测结果

2016年儿童孤独症评定量表检测结果：其中人际关系得分3，模仿（词和动作）得分4，情感反应得分3，躯体运用能力得分4，与非生命物体的关系得分3，对环境变化的适应得分3，视觉反应得分3，听觉反应得分3，近处感觉反应得分3，焦虑反应得分3，语言交流得分4，非语言交流得分3，活动水平得分3，智力功能得分3，总的印象得分3；总分为48分。2020年儿童孤独症评定量表检测结果：其中人际关系得分1，模仿（词和动作）得分1，情感反应得分1，躯体运用能力得分1，与非生命物体的关系得分1，对环境变化的适应得分1，视觉反应得分1，听觉反应得分1，近处感觉反应得分1，焦虑反应得分2，语言交流得分2，非语言交流得分2，活动水平得分1，智力功能得分2，总的印象得分2；总分为20分，比前测降低28分。

2016年孤独症儿童行为检查量表检测结果：其中感觉因子得分22，交往因子得分29，躯体运动因子得分30，语言因子得分26，生活自理得分15；总分为122。2020年孤独症儿童行为检查量表检测结果：其中感觉因子得分0，交往因子得分8，躯体运动因子得分4，语言因子得分3，生活自理得分11；总分为26分，比前检降低96分。

2016年孤独症治疗评估表检测结果：总分143分。2020年孤独症治疗评估表检测结果：总分139分。干预后比干预前减低4分。

（三）作品的变化

涵涵2016～2020年作品变化及分析如表7-1～表7-5所示。

表7-1 2016年涵涵的作品分析

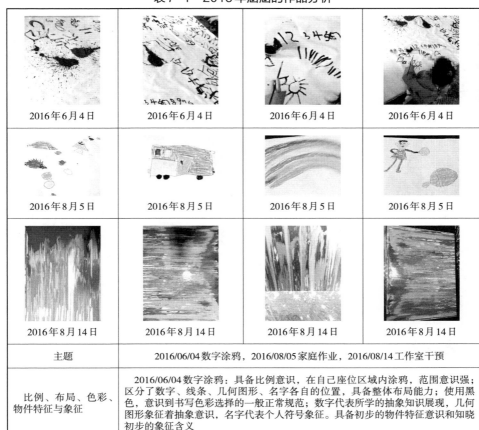

	2016年6月4日	2016年6月4日	2016年6月4日	2016年6月4日
	2016年8月5日	2016年8月5日	2016年8月5日	2016年8月5日
	2016年8月14日	2016年8月14日	2016年8月14日	2016年8月14日
主题	2016/06/04数字涂鸦，2016/08/05家庭作业，2016/08/14工作室干预			
比例、布局、色彩、物件特征与象征	2016/06/04数字涂鸦：具备比例意识，在自己座位区域内涂鸦，范围意识强；区分了数字、线条、几何图形、名字各自的位置，具备整体布局能力；使用黑色，意识到书写色彩选择的一般正常规范；数字代表所学的抽象知识展现，几何图形象征着抽象意识，名字代表个人符号象征。具备初步的物件特征意识和知晓初步的象征含义			

续表

比例、布局、色彩、物件特征与象征	2016/08/05家庭作业：比例意识强，喜欢小巧的形体，易于把握的形体；作品吐泡泡的鱼体现了线性布局意识，作品打乒乓体现了空间布局意识；彩虹、彩色的巴士、吐泡泡的彩色小鱼、打乒乓的人，这是涵涵生活中出生的事物，对她记忆深刻。彩虹象征着对美好事物的向往，使用蓝色、粉色、绿色、橙色、红色，意识到色彩搭配产生的不同色彩快感；巴士是涵涵的经常乘坐的交通工具，彩色的巴士是美好旅程的象征。涵涵喜欢游泳，或许彩色小鱼象征着她在游泳时的各种姿态。打乒乓的人，用了亮粉色调，画面中2个乒乓球拍，一远一近象征涵涵有着与其他小朋友交流的欲望 2016/08/14工作室干预：实操了色彩在画面流动的时间和色彩比例之间的关联，在流动色彩之前，画面的色彩搭配布局非常重要，懂得先前布局和后续色彩流动的关联；使用黄色、橙色、绿色、粉色、白色，意识到色彩混合会产生色彩变化；这是涵涵和父亲母亲一起在艺术干预工作室完成的2幅流彩作品。色彩在画面流动，需要3人共同写作和控制。此刻流动的色彩就象征着一家人交流互动的喜悦
行为特点	
1	涵涵为轻度孤独症，喜欢听音乐、听故事，不是特别有耐心，社交意识比较弱，规则意识一般
2	在和艺术治疗师的基本交流不存在太大障碍
3	涵涵喜欢亮丽的色彩，喜欢画线条，在一次工作室治疗开始前，因为艺术治疗师设计了大量的灰色调，涵涵现场拒绝进入工作室，现场哭泣。艺术治疗师针对涵涵更改了干预色彩的使用，把灰色部分去掉，涵涵愉快地加入绘画干预现场
4	运动：喜欢游泳，非常不错。精细运动：画画和手工剪纸。规制意识：一般
以上行为特点的总结是根据艺术治疗师的日常观察和对其母亲的调查问卷所得	

表7-2　2017年涵涵的作品分析

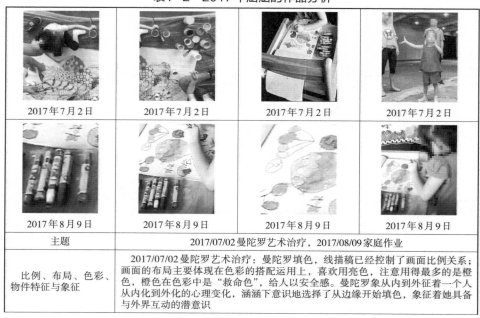

2017年7月2日	2017年7月2日	2017年7月2日	2017年7月2日
2017年8月9日	2017年8月9日	2017年8月9日	2017年8月9日
主题	2017/07/02曼陀罗艺术治疗，2017/08/09家庭作业		
比例、布局、色彩、物件特征与象征	2017/07/02曼陀罗艺术治疗：曼陀罗填色，线描稿已经控制了画面比例关系；画面的布局主要体现在色彩的搭配运用上，喜欢用亮色，注意得最多的是橙色，橙色在色彩中是"救命色"，给人以安全感。曼陀罗象从内到外征着一个人从内化到外化的心理变化，涵涵下意识地选择了从边缘开始填色，象征着她具备与外界互动的潜意识		

续表

比例、布局、色彩、物件特征与象征	2017/08/09家庭作业：涵涵在家绘制的梦想的气球主题作业，画面重点是氢气球，所以她把氢气球画的最大，其余小气球、太阳、蝴蝶、鱼都画的小小的，画面的比例意识开始细化；画面开始出现中心化构图，画面的趣味中心开始意识建立；喜欢用亮色，除了日常事物本身的色彩按所见填色，其余自己自由发挥的色彩用于按序排列上色，例如，氢气球用了粉色、蓝色、橙色、绿色，小气球也用了粉色、绿色、橙色、蓝色。在色彩搭配方面显示了刻板的特点，画面中心的氢气球象征着涵涵自己，周边的4只小气球象征着和涵涵一起治疗的同伴，蝴蝶和小鱼象征着涵涵的兴趣和喜好，她希望自己向蝴蝶一样漂亮，像小鱼一样自由地在水里漫游，最下面草地上的房子，象征着涵涵的一家
行为特点	
1	涵涵在绘画方面的表现，较之前在材料选择上增加了蜡笔、铅笔等绘画工具
2	通过2年的艺术治疗在耐心度比之前有进步，规则意识一般，有时候会犟，听不进去，社交不主动
3	运动方面增加了跑步，手部精细动作方面开始做手工画
4	自主意识增强，做了她要做的事就发脾气

以上行为特点的总结是根据艺术治疗师的日常观察和对其母亲的调查问卷所得

表7-3　2018年涵涵的作品分析

2018年10月5日	2018年10月5日	2018年10月5日	2018年10月5日

主题	2018/10/05家庭作业
比例、布局、色彩、物件特征与象征	2018/10/05家庭作业：水果填色练习，黑色线描稿已经确定画面比例关系；填色练习，画面布局方面和色彩相关；在颜色使用上，根据记忆中物体本身的色彩作为参考，说明涵涵平时具有与外界色彩的互动性观察能力；在色彩填色练习中涵涵能准确判断每个物体的原生色彩，并能准确地选择色彩。反向推理分析，涵涵熟悉这些物体的特征，通过物体的特征给予着色
行为特点	
1	涵涵在接受艺术治疗的第3年，开始喜欢用水粉、水彩颜料画画
2	这一年涵涵开始喜欢跳舞，规则意识有进步，在家长辅助下，慢慢接受与朋友（兄弟姐妹）交往
3	运动方面开始喜欢跑步，手部精细动作方面开始喜欢剪纸、手揉纸团
4	有时候喜欢一成不变，稍微改变就不乐意

以上行为特点的总结是根据艺术治疗师的日常观察和对其母亲的调查问卷所得

表7-4　2019年涵涵的作品分析

2019年1月20日	2019年1月20日	2019年1月20日	2019年1月20日
2019年2月22日	2019年2月22日	2019年2月22日	2019年4月2日
2019年3月23日	2019年3月23日	2019年3月23日	2019年3月23日

主题	2019/01/20我的一家人（艺术干预），2019/02/22有红霞的绿草坪（艺术干预），2019/03/23水母（艺术干预）
比例、布局、色彩、物件特征与象征	2019/01/20我的一家人（艺术干预）：画面人物大小比例符合常理，房子和人的空间比例意识较强；画面采用中心化构图，三位主人公在画面的中心为止占据了画面2/3的画面，月亮和房子分别被安排在了左右角，显现了涵涵在现实社交中自我边缘化的潜在意识；单色素描稿，父亲、母亲和我一家人手拉手在月夜中回家，右上角的家象征温暖的归宿，左上角的月亮照亮了回家的路 　　2019/02/22有红霞的绿草坪（艺术干预）：画面种草地、树木和天空的比例都参考大自然的原生模板，涵涵用了黄金分割线的构图意识，画面种草地占了1/3，天空占了2/3；纸本水彩，使用了红色、黄色、绿色、赭石四种颜色，在水的流动调和中，产生了朦胧唯美的色彩意境；草地是儿童最喜欢的游戏场所之一，在草地上我们能找到童年记忆，同时草地也给予了我们无限的想象空间。此处，草地象征着过去时光的记忆，红色则把这个记忆定格在某一时段，且红霞象征着美好，我们能判断出涵涵关于这个记忆的潜在意识是一个美好的关于草地上游戏的记忆 　　2019/03/23水母（艺术干预）：水母的主体和外延部分比例正常，一只大水母从涵涵坐着画的位置开始向外发散，这是一种自我中心无意识的布局观；主要使用了绿色和暗红色，加以蓝色和黄色的视觉调和，当色彩在画面交融时总能从中找到控制的乐趣。两种对比色在画面种相互对峙，产生了原生的色彩感受；画面种的水母是用点和线条组成的，水母象征浪漫无限，水母的特殊含义是女人，水母外表温柔，内心却无比坚强；连续的线条和点象征着一种原生的、由次序组成的力量感在画面产生。2019年4月2日，作品在福建省孤独症和心智障碍青少年书画展，涵涵作品获二等奖，并在展厅留影
行为特点	
1	绘画方面能使用丙烯、水彩、水粉、蜡笔、铅笔等材料作画
2	耐心度有明显好转，开始变得主动，不害怕陌生人
3	手部精细动作方面开始喜欢用手拿东西（手部残疾）

表7-5 2020年涵涵的作品分析

2020年7月18日	2020年7月18日	2020年7月18日	2020年7月18日
主题	2020/07/18涂鸦（艺术干预）		
比例、布局、色彩、物件特征与象征	2020/07/18涂鸦（艺术干预）：涵涵参加的集体艺术干预活动，在大幅作品的共同涂鸦，涵涵个人区域意识很强，画面中抽象符号的比例现对纸面上有所减弱；涵涵在所有人完成了各自所在区域的艺术干预后，在艺术治疗师的指导下对整幅作品进行了调整，大幅作品的构图意识开始加强；涵涵喜欢明亮的颜色、粉色系列；涵涵在集体干预涂鸦中出现具体的符号，比如星星、粉红色的小圆圈、西瓜、萝卜等都是日常化的一种象征物		
行为特点			
1	能综合使用之前所学的绘画工具和材料，按每次作画按自己喜好所定，艺术治疗师有特殊安排，只要在她已学范围内，也非常乐意接受		
2	耐心度明显增强，社交方面变得主动，开始会主动和熟悉的人打招呼		
3	以上行为特点的总结是根据艺术治疗师的日常观察和对其母亲的调查问卷所得		
以上行为特点的总结是根据艺术治疗师的日常观察和对其母亲的调查问卷所得			

第二节 典型个案分析——中度孤独症

一、个案基本情况

轩轩（化名），女，中度孤独症，2009年出生于浙江省温州市，父亲无职业，母亲为学校志愿者。2016年6月参与艺术治疗干预，2020年12月结束艺术治疗干预（包居家艺术创作）。其他康复历程：2014年～2016年1月在福建泉州某康复机构，2016年3月～8月在温州某康复机构，2016年8月～2017年3月杭州浙江省康复医院，2017年5月～2018年温州某康复机构。举办和参加艺术展览：2017年9月16日著名油画家陈天龙与孤独症儿童现场绘画展，2018年4月2日温州市龙湾区文博馆雨轩绘画展，2018年7月30日苍南文化馆绘画展《雨轩和他的小伙伴们关爱星孩公益画展》，2018年作品《四重奏（组合）》获浙江省第二届残疾人书画摄影大赛美术类三等奖，2019年是4月《寻找"毕加索"福建省孤独症和心智障碍青少年书画比赛优秀奖，2019年4月2日爱在蓝天下2019水立方少儿美术展，

2019年8月2019中德慈善文化交流展暨中国艺术家和星孩合作创作展览在德国汉堡展出，2021年1月温州市特殊教育学校第十二届艺术节绘画比赛三等奖，2021年温州市特殊教育学校第十二届科技节智力美化板三等奖，2021年6月在2020年第二学期劳动实践活动中获劳动绘画比赛三等奖，2021年8月作品《公主的生日》获2021年龙湾区"残疾预防日主题绘画活动优胜奖"。

二、治疗方案

经过家长同意，对轩轩进行每周2次的计划内艺术治疗和2次计划外的居家艺术创作，计划内艺术治疗每次整体过程在120～180分钟，计划外居家艺术创作每次不少于30分钟，共4年时间，4个阶段，计划内艺术治疗共64次，计划外根据实际情况而定。在每阶段治疗前后对轩轩进行儿童孤独症评定量表和孤独症行为检测量表测量。

三、治疗过程

（一）起始阶段（2016～2017年）

完成计划内艺术干预和艺术治疗师建议的居家艺术实践，在起始阶段将涂抹、滴彩作为该阶段的主要艺术干预手段，目的是在开放的工作室让轩轩喜欢上艺术创作。在这个阶段轩轩基本没有拒绝任何干预方法和材料，在干预的4年中有3～4次因个人情绪问题拒绝参与艺术干预。根据艺术治疗师的观察和轩轩母亲的描述，波洛克技法是第一种让轩轩感受到技法带来的艺术愉悦感，在这一年多的时间里轩轩一直在用波洛克技法创作各种作品。按照行为常模皮亚杰阶段，轩轩在这个阶段处于具体运算阶段，显现出来的更多是轩轩热衷于象征性和固定仪式的游戏，这与她的实际年龄相差4～5年。艺术治疗师判断，因轩轩母亲在艺术方面对轩轩的鼓励和艺术治疗师提供了丰富的艺术干预资源，同时源于轩轩本能的喜好，轩轩把艺术创作当作自己生命中最拿手的事情，也是最重要的活动。在艺术干预的起始阶段，轩轩不仅获得的是艺术干预带来的情绪上的宣泄，更重要的是通过艺术创作和举办展览活动，轩轩在和社会接触时，有了"小艺术家"这么一种身份的认同感。这使得后续阶段的艺术干预在轩轩这里进行得非常顺畅。

（二）探索阶段（2017～2018年）

完成计划内艺术干预和艺术治疗师建议的居家艺术实践，在探索阶段从涂鸦到符号的转换过程是这个阶段艺术干预画面的主要征兆。起始阶段的涂抹、滴彩大部分是在一个上肢控制范围内进行艺术创作活动。探索阶段艺术治疗师让轩轩用行走的方式扩大涂鸦的范围，促使轩轩在进行象征性和固定仪式的游戏时，其范围空间得到拓展。这得到了很好效果，轩轩掌握了真正的波洛克行动绘画技法。与此同时，这个时期轩轩的艺术创作开始从涂抹向符号化、具体化转变，例如，画面中经常出现一只"兔子"，这只兔子的原型是轩轩家中唯一的毛绒玩偶。此外，画面中还经常出现"小禾苗"。在艺术治疗师的指引下，轩轩的画面中出现了几何图形的色彩分割，这有利于增强轩轩对色块对比和小区域化分类工作的能力。在色彩涂鸦方面轩轩也有了明显的改善，色彩对比、色彩层次，都有别于之前的无意识涂鸦状态。参考埃里克森行为常模，这个年龄阶段应该处于通过生产力获得认可，自我掌控的感觉，对限制的接纳。轩轩处于自我中心行为逐渐削弱，游戏变得更加重要、更有反向性和目的性，这通过轩轩在家门口展示艺术得以显现。在艺术干预的探索阶段，轩轩的规则意识有进步，耐心比之前要好，开始渴望交朋友，喜欢做自己的事情让别人围观，开始主动和别人分享自己喜欢的东西。

（三）发展阶段（2018～2019年）

完成计划内艺术干预和艺术治疗师建议的居家艺术实践，在发展阶段轩轩的作品主题内容的丰富性和单体的自由建构有了明显的进步。大面积地使用蓝色、红色、绿色、黄色，使用水彩、水粉材料喜欢画弧线，使用丙烯材料喜欢混合色彩、叠加色彩。探索阶段中的符号化在发展阶段有了多维空间的拓展，这使轩轩的作品看起来犹如一个成熟艺术家的作品，例如，轩轩在《有太阳的蓝色风景》这幅作品中，把太阳布局在黄金分割线上，成为画面的趣味中心。山坡托住了画面的下部，山坡上树木排列有大小、前后、疏密的对比关系，使画面看起来层次丰富。作品《以兔子为主的联想》是轩轩这一时期单体联想创作的典型代表，画面中最主要的小主题是兔子，就是我们前文提到的轩轩家中唯一的毛绒玩偶。轩轩就这个兔子展开了一系列的解构联想，在轩轩自我随机的重构下，我们始终能看出兔子的原型。这个阶段轩轩开始展露出埃里克森阶段行为常模特点，"通过生产力获得认可，自我掌控的感觉，对限制的接纳"。发展阶段的艺术干预给轩轩建立起非常大的自信心，轩轩开始可以完成用剪刀剪直线，可以折纸盒、衣服等，可以完成100片的拼图，同一个拼图的第二次拼连速度非常快，可以和好朋友和睦相处，出去游玩能保持安静。

（四）巩固阶段（2019～2020年）

完成计划内艺术干预和艺术治疗师建议的居家艺术实践，在巩固阶段轩轩的创作数量加大，主题趋于精细化，手法多样化，写生模式开始出现。开始绘制大量线描稿，联想能力继续加强，每天画画时间加长。系列作品的主题中经常出现青蛙、人、雨衣、鸡、圣诞老人、树、礼物盒、海绵宝宝等元素。巩固阶段轩轩的艺术创作更像一个有计划的艺术家为作品积累大量草图的阶段。例如，《自由创作42幅》，即便对于职业艺术家来说，创作一件42小幅连续而不雷同的作品也不是一件不易的事情。这可以验证轩轩具备很好的艺术创作才能。这件作品中房屋、兔子、鸡、小女孩、玩偶和其他动物都各具姿态，我们也找不出轩轩参考或借鉴哪个摹本，所以可以确定这些图形是轩轩对现实周边世界直接观察所得，然后加上自己的理解。参考行为常模中的皮亚杰阶段，对应轩轩这个年龄，通过轩轩的作品，我们可以看出轩轩开始了自我的探索，画面开始出现复杂的思维，但未发现有批判性的思维。同时参考行为常模中的弗洛伊德阶段，如同轩轩母亲担心的一样，青春期如期到来，这可以从轩轩创作的"裙子系列"作品中证实。

轩轩把画架搬到了家门口，然后写生了一幅《春天的树》，这个举动是值得赞赏的。轩轩更乐于向大家展示自己，同时绘画观察方式和工作方式有了很大的进步。从原来的由内向外的表达，转而变成外向内，再内向外的表达。这个进步对于中度孤独症患者是非常喜人的。在作品《鸡与鹅》中我们中艺术治疗师注意到，这个主题可以与性本能和青春期联系到一起，大公鸡的美丽象征着女性，水里的2只同步游玩的鹅代表着男性小伙伴。这也符合行为常模中弗洛伊德的理论。轩轩的《给妹妹的小玩意》中，有蝴蝶、青蛙和西瓜，轩轩把剪纸和绘画结合起来给妹妹制作了礼物。我们可以发现2个要点，一个是结合，一个是表达爱意。结合是对艺术手法的探索，对妹妹表达爱意则是情感的依附。

巩固阶段是最后一个阶段，轩轩参加过不少展览，也获过一些奖项。此外，艺术治疗师给轩轩举办过个人展览。显然，轩轩已是艺术家的状态。这是我们艺术干预最好的结果，当然，我们对轩轩的艺术干预还会持续下去。

四、个案的变化（前后对比）

（一）家长与艺术治疗师的评价

1.母亲评价

干预前：没有特别喜好，规则意识差，耐心一般，不喜欢与人交往，亲子之间关系很淡。在绘画方面，自我意识还不是很强烈，没有特别想要表达的东西，对于颜色的理解，还处于别人给什么颜色，就用什么颜色。不太喜欢运动，可以自己完成蹲起。模仿比较差，瞬间记忆差，简单的手指操，如果速度快，她只能完成部分动作。希望绘画能成为她的一技之长，通过艺术干预能与人更好地交流。干预后：喜欢绘画，每天画画的时间比较长，一有时间就坐下来画。绘画主题比较丰富，颜色一般都是亮色系，作品画面比较丰富，能看出近期想到表达的。愿意跑，但是速度很慢。可以拿笔写字，但是笔的控制还是有点问题。不怎么与妹妹玩，但是妹妹有需求，会主动帮忙。画画变成了她每天必做的事情。

2.艺术治疗师评价

干预前：轩轩第一次到工作室进行艺术干预是父亲和母亲一起陪着来的，那时妹妹还没有出生。通过艺术治疗师观察，轩轩之前基本接触过艺术，对艺术工作室有很强的新鲜感，这也是大部分中国地级市孤独症儿童家庭艺术教育的情况。母亲的积极参与、乐于分享、乐于助人的品格，对艺术干预起至关重要的作用。干预后：在长达4年的艺术干预过程中，轩轩学会了很多艺术技巧，创作了千幅作品，举办过个人展览。轩轩对自我作为艺术家的身份有了肯定，并通过艺术与周边有了更多的联系。通过艺术干预，轩轩的大运动和精细动作有了很大的进步；社交方面也懂得了观察妹妹的心思和举动。艺术治疗师认为对于中度孤独症轩轩的艺术干预显然是最成功的，后续对轩轩的艺术干预将是个长期计划。

（二）儿童孤独症评定量表、孤独症儿童行为检查量表和孤独症治疗评估表检测结果

2016年儿童孤独症评定量表检测结果：其中人际关系得分2，模仿（词和动

作）得分2，情感反应得分2，躯体运用能力得分2，与非生命物体的关系得分2，对环境变化的适应得分2，视觉反应得分3，听觉反应得分2，近处感觉反应得分3，焦虑反应得分2，语言交流得分4，非语言交流得分2，活动水平得分1，智力功能得分3，总的印象得分3；总分为35分。2020年儿童孤独症评定量表检测结果：其中人际关系得分1，模仿（词和动作）得分1，情感反应得分1，躯体运用能力得分1，与非生命物体的关系得分1，对环境变化的适应得分1，视觉反应得分1，听觉反应得分1，近处感觉反应得分1，焦虑反应得分2，语言交流得分2，非语言交流得分2，活动水平得分1，智力功能得分2，总的印象得分2；总分为21分，比前测降低14分。

2016年孤独症儿童行为检查量表检测结果：其中感觉因子得分6，交往因子得分7，躯体运动因子得分9，语言因子得分13，生活自理得分13；总分为48。2020年孤独症儿童行为检查量表检测结果：其中感觉因子得分3，交往因子得分0，躯体运动因子得分3，语言因子得分9，生活自理得分2；总分为17分，比前测降低31分。

2016年孤独症治疗评估表检测结果：总分149分。2020年孤独症治疗评估表检测结果：总分142分。干预后比干预前减低7分。

（三）作品的变化

轩轩2016～2020年作品变化及分析如表7-6～表7-10所示。

表7-6　2016年轩轩的作品分析

2016年6月4日	2016年6月4日	2016年6月4日	2016年6月4日
2016年7月16日	2016年7月16日	2016年7月16日	2016年7月16日

主题	2016/06/04涂抹、滴彩（艺术干预），2016/07/16涂抹、滴彩（团体艺术干预）
比例、布局、色彩、物件特征与象征	2016/06/04涂抹、滴彩（艺术干预）：涂抹阶段无画面比例可参考，对小画板的边缘意识很强，单色涂抹会把整个画面涂抹均匀平整。轩轩选择了治疗师事先调好的粉绿色，做画面的背景色彩，然后按治疗师事先给予的色彩顺序从深色开始滴彩到浅色，最后一步是白色的滴彩。这个过程是艺术治疗师设定的，轩轩并无作画材料和色彩先后次序意识。在这个整体作画次序布局中，轩轩在开始滴完深色后，脱离滴彩方法，开始在画面涂抹开来，这时治疗师介入引导，轩轩又重新回到滴彩手法。绿色是来自大自然的色彩，这是人类最初的本能选择的色彩，粉色代表青春、娇嫩、明快。综上所述，此刻粉绿色象征着春天的大自然，或许轩轩刚结束在春天和大自然的拥抱。后续治疗师让轩轩选择的滴彩色彩，更多的是在滴彩过程中的无意识，这种无意识能把轩轩本能的喜好在画面呈现出来。观画面全局，我们可以看到中度孤独症的轩轩有青春的色彩、也有个性中硬朗的色彩，在混沌的滴彩过程中，呈现了轩轩的潜在色彩观。涂抹、滴彩主要用于宣泄潜在的情绪，其色彩和创作行为特征也是潜在的暗含
比例、布局、色彩、物件特征与象征	2016/07/16涂抹、滴彩（团体艺术干预）：涂抹阶段无画面比例可参考，在大尺寸画布上涂抹、滴彩，轩轩基本还是在自己事先选择的地方创作。此次大尺寸艺术干预中，轩轩在构图布局上无任何明显特征，只是找到了绘画的点，对于画面的整体和作画区域的边缘无太多意识。这次涂抹、滴彩干预中，治疗师没有事先设定色彩选取的顺序，由轩轩自由选择色彩。在这个过程中，轩轩期初会选明亮的色彩，但是在各种色彩无序的混合后发现产生了灰色，轩轩在这种变化中体会到了快乐。治疗师最后发现轩轩对自己今天的创作并不十分满意，但也不知道为何会如此。主要体现在通过滴彩，将色彩混合后产生变化的乐趣中。这类作品呈现的象征在抽象的绘画行为和内心活动的链接中产生
行为特点	
1	对于绘画感兴趣，2016年6月开始接触丙烯，接触波洛克绘画方式。初步接触丙烯时，感觉新鲜，对于颜色的理解，还处于别人给什么颜色，就用什么颜色，自我意识还不是很强烈，没有特别想要表达的东西
2	大运动：不太喜欢运动，可以自己完成蹲起。跑步，动作非常缓慢，跑不动。跑得时候会摇头晃脑，模仿方面也是比较差，会跳，但是跳绳不会，可以骑小的儿童自行车。手部精细动作：模仿比较差，瞬间记忆差，简单的手指操，如果速度快，她只能完成部分动作
3	喜好：没有特别爱好。耐心度：一般，不会持续太长时间。规则意识：规则意识差，很多时候不考虑规则。与朋友（兄弟姐妹）交往：不喜欢与人交往，亲人之间的关系很淡
4	其他需要说明的：刚开始对图片有兴趣，会拼9～16块的拼图
以上行为特点的总结是根据艺术治疗师的日常观察和对其母亲的调查问卷所得	

表7-7　2017年轩轩的作品分析

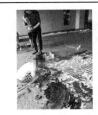	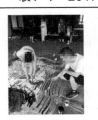	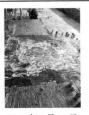	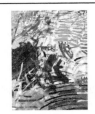
2017年7月15日	2017年7月15日	2017年7月15日	2017年7月15日

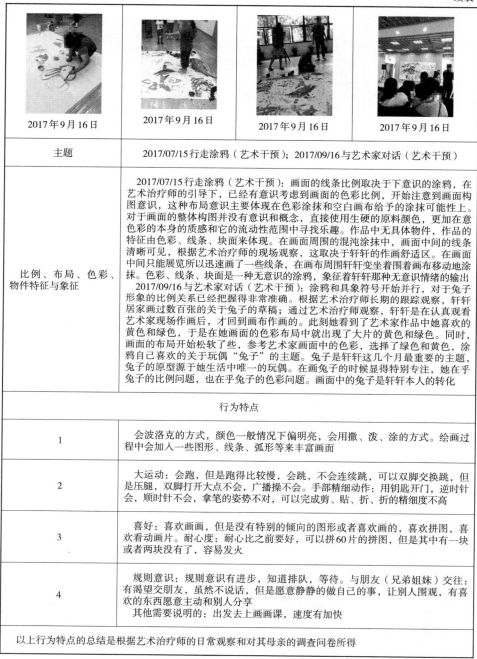

2017年9月16日	2017年9月16日	2017年9月16日	2017年9月16日

主题	2017/07/15行走涂鸦（艺术干预）；2017/09/16与艺术家对话（艺术干预）
比例、布局、色彩、物件特征与象征	2017/07/15行走涂鸦（艺术干预）：画面的线条比例取决于下意识的涂鸦，在艺术治疗师的引导下，已经有意识考虑到画面的色彩比例，开始注意到画面构图意识，这种布局意识主要体现在色彩涂抹和空白画布给予的涂抹可能性上。对于画面的整体构图并没有意识和概念，直接使用生硬的原料颜色，更加在意色彩的本身的质感和它的流动性范围中寻找乐趣。作品中无具体物件，作品的特征由色彩、线条、块面来体现。在画面周围的混沌涂抹中，画面中间的线条清晰可见，根据艺术治疗师的现场观察，这取决于轩轩的作画舒适区。在画面中间只能展览所以迅速画了一些线条，在画布周围轩轩变坐着围着画布移动地涂抹。色彩、线条、块面是一种无意识的涂鸦，象征着轩轩那种无意识情绪的输出 2017/09/16与艺术家对话（艺术干预）：涂鸦和具象符号开始并行，对于兔子形象的比例关系已经把握得非常准确。根据艺术治疗师长期的跟踪观察，轩轩居然画过数百张的关于兔子的草稿；通过艺术治疗师观察，轩轩是在认真观看艺术家现场作画后，才回到画布作画的。此刻她看到了艺术家作品中她喜欢的黄色和绿色，于是在她画面的色彩布局中就出现了大片的黄色和绿色。同时，画面的布局开始松软了些，参考艺术家画面中的色彩，选择了绿色和黄色，涂鸦自己喜欢的关于玩偶"兔子"的主题。兔子是轩轩这几个月最重要的主题，兔子的原型源于她生活中唯一的玩偶。在画兔子的时候显得特别专注，她在乎兔子的比例问题，也在乎兔子的色彩问题。画面中的兔子是轩轩本人的转化

行为特点	
1	会波洛克的方式，颜色一般情况下偏明亮，会用撒、泼、涂的方式。绘画过程中会加入一些图形、线条、弧形等来丰富画面
2	大运动：会跑，但是跑得比较慢，会跳，不会连续跳，可以双脚交换跳，但是压腿，双脚打开大点不会，广播操不会。手部精细动作：用钥匙开门，逆时针会，顺时针不会，拿笔的姿势不对，可以完成剪、贴、折、折的精细度不高
3	喜好：喜欢画画，但是没有特别的倾向的图形或者喜欢画的，喜欢拼图，喜欢看动画片。耐心度：耐心比之前要好，可以拼60片的拼图，但是其中有一块或者两块没有了，容易发火
4	规则意识：规则意识有进步，知道排队，等待。与朋友（兄弟姐妹）交往：有渴望交朋友，虽然不说话，但是愿意静静的做自己的事，让别人围观，有喜欢的东西愿意主动和别人分享 其他需要说明的：出发去上画画课，速度有加快

| 以上行为特点的总结是根据艺术治疗师的日常观察和对其母亲的调查问卷所得 ||

表7-8 2018年轩轩的作品分析

2018年3月23日	2018年3月23日	2018年3月23日	2018年3月23日
2018年11月25日	2018年11月25日	2018年11月25日	2018年11月25日

主题	2018/03/23 自由创作展示（居家创作）；2018/11/25 体恤涂鸦（艺术干预）
比例、布局、色彩、物件特征与象征	2018/03/23 自由创作展示（居家创作）：轩轩在家门口展示自己的作品，作品整体呈现出来的比例意识较强，从绿色的小禾苗可以明显看出；在这批展示的作品中，看出轩轩在无意识的构图布局意识有较明显的显进步；在丙烯颜料的使用中，颜色已原色为主，间色开始增多，同时在色彩的明度上也开始有变化的需求；绿色的小禾苗占据了画面的中心，象征着轩轩孤独而自我绽放的同年；色彩的无意识涂鸦和符号的逐渐形象化，象征着轩轩在自己的世界里的任性和快乐。 2018/11/25 T恤涂鸦（艺术干预）：画面的比例体现在色块对比上，背景大面积的紫色调和趣味中心黄绿色的对比；画面构图由远背景的线和留白，中景的大色块，近景的中心色组组成；整体色调能体现孤独症儿童的特点。粉红色的运用，可以判断是一位女孩，黄绿色的运用代表着她有一定的艺术创作经验，涂鸦色彩的象征从涂鸦线条、块体和色彩显现。从画面的色彩象征性来看，轩轩处在自我封闭的紫色空间里，这个空间处在留白的背景中，象征着外部的光线可以照射进来，在紫色调区域暗藏着一块黄绿色的色彩，那象征着轩轩本人

行为特点	
1	绘画：主题比较丰富，经常会画一些动画片中看过的东西，颜色很多时候会用蓝色。大面积使用蓝色、红色、绿色、黄色。波洛克的方式运用比较多。水粉画一般以画弧形为主。丙烯画，颜色会经常混一起，颜色会叠加涂上去
2	大运动：不喜欢跑，基本上都是走路，走得比较慢。喜欢原地双脚跳。不愿意做蹲起或者爬行。手部精细动作：用剪刀剪直线基本都能符合要求，折纸有进步，可以完成折纸盒、折衣服、折塔等
3	喜好：对绘画的喜欢进一步加强，可以画一些抽象的作品，比较喜欢画花，画树，喜欢拼图。耐心度：耐心有加强，可以静坐一个小时以上，可以完成100片的拼图，如果有缺失，不会发脾气，只会发出声音表示缺少一部分
4	规则意识：规则意识有加强，愿意听老师的话去做、等待。与朋友（兄弟姐妹）交往：可以好小伙伴们睦相处，不会发脾气，一起出去玩的时候很安静。和妹妹一起很安静。其他需要说明的：观察力有增强，100片的拼图能做，同一个图，拼第二次的时候速度很快。做拼豆很有耐心，有自己的想法去做拼豆，颜色也是有自我意识地穿插在拼豆作品中。拼豆以5mm的为主，2~3mm的很少

以上行为特点的总结是根据艺术治疗师的日常观察和对其母亲的调查问卷所得

表7-9　2019年轩轩的作品分析

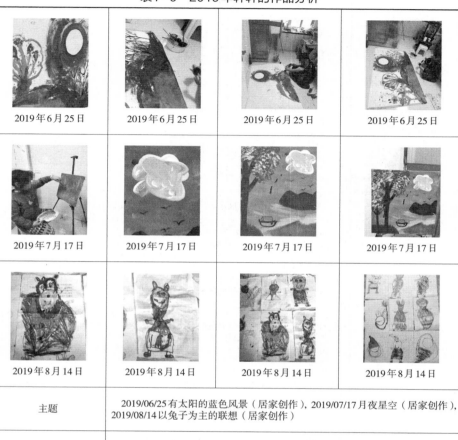

2019年6月25日	2019年6月25日	2019年6月25日	2019年6月25日
2019年7月17日	2019年7月17日	2019年7月17日	2019年7月17日
2019年8月14日	2019年8月14日	2019年8月14日	2019年8月14日

主题	2019/06/25有太阳的蓝色风景（居家创作），2019/07/17月夜星空（居家创作），2019/08/14以兔子为主的联想（居家创作）
比例、布局、色彩、物件特征与象征	2019/06/25有太阳的蓝色风景（居家创作）：画面比例正常，太阳是画面的中心，山丘、树丛、小动物，都趋向于一种艺术趣味的画面比例；画面构图现对完整，趋向趣味性。山丘、树丛、小动物，都被安放在合理的位置上，使用了蓝色、绿色、红色、黄色，出现了灰蓝色、粉红色，使画面的色彩层次更加丰富。太阳象征着轩轩自己的小宇宙中心，蓝色调指向孤独症的自我世界，在这个世界中，天地交融、自然和谐。树木被按序排列在画面中，有大小变化、蝴蝶在飞舞。值得注意的是，太阳的光辉变成了蓝色，照耀着这个自我的世界 　　2019/07/17月夜星空（居家创作）：画面比例正常，飞鸟画大了，最后改成了远山；画面构图相对完整，有近景、中景、远景，但是云朵、远山、近处的岸、飞鸟都很孤立；近景的两颗树木层次关系清晰，使用了灰蓝色、黑色、黄色、白色，特别要注意的是轩轩将黄色和黑色混合调成了橄榄绿，作为沙滩的色彩；两颗树木象征着轩轩和妹妹，港湾象征着家，飞鸟群象征着特殊教育学校的同学们，白色的云朵象征着轩轩自己的世界 　　2019/08/14以兔子为主的联系（居家创作）：这是由16幅小画组成的系列作品，以兔子为主，有人物还有牛。各种自我的想象变形，仍然保持着完整的结构比例关系。这个系列作品中，每个小幅作品都非常完整，大部分是对兔子的不同演绎，每一幅作品都不一样。轩轩在系列作品的布局方面表现出了天赋，黄色系列的马克笔是使用最多的，着色没有规则，打破了我们对色彩的现实认识，更多地表现出了内心潜意识的色彩。兔子是轩轩唯一的玩具，兔子就是轩轩的象征，轩轩给兔子进行各种涂鸦和打扮，也象征着轩轩内心的外化

	行为特点
1	绘画：绘画主题比较丰富，有发箍等形状，或者上课过程中学的人、雨衣、圣诞老人、树、礼物盒子、海绵宝宝等，颜色一般都是亮色系，作品画面比较丰富，能看出近期想到表达的。用铅笔或者马克笔画的比较多
2	大运动：愿意跑，但是速度很慢，只能蹦蹦跳跳地跑几步，蹲起做起来很费力，举双手挥动，手臂会弯，广播操不会，压腿不会，双脚交替跳很慢。手部精细动作：可以拿笔写字，但是笔的控制还是有点问题，写字、画画的时候，有时会特别用力
3	喜好：喜欢画画。耐心度：耐心很好，可以一整个早上或者下午都坐在位置上画画或者写字。规则意识：规则意识比之前有进步。与朋友（兄弟姐妹）交往：不怎么与妹妹玩，但是妹妹有需求，会主动帮忙。偶尔有时会生气，有时会笑嘻嘻地用手去拍妹妹
以上行为特点的总结是根据艺术治疗师的日常观察和对其母亲的调查问卷所得	

表7-10　2020年轩轩的作品分析

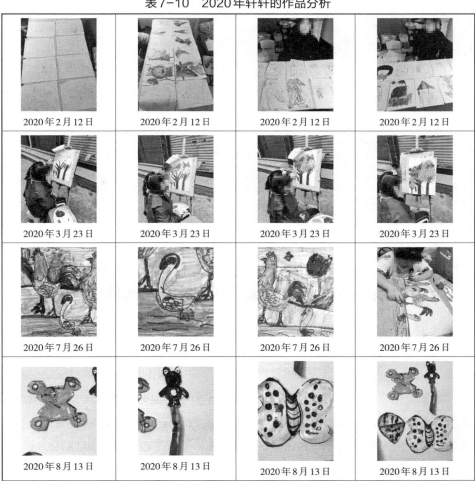

2020年2月12日	2020年2月12日	2020年2月12日	2020年2月12日
2020年3月23日	2020年3月23日	2020年3月23日	2020年3月23日
2020年7月26日	2020年7月26日	2020年7月26日	2020年7月26日
2020年8月13日	2020年8月13日	2020年8月13日	2020年8月13日

主题	2020/02/12自由创作42幅（居家创作），2020/03/23春天的树（居家创作），2020/07/26鸡与鹅（居家创作），2020/08/13给妹妹做的小玩意（居家创作）
比例、布局、色彩、物件特征与象征	2020/02/12自由创作42幅（居家创作）：画面比例基本处于联想和现实比例之间，画面基本都是一个主体，进行"顶天立地"的饱满构图。原色、间色和灰色的合理运用，同时有大量的线描稿出现。房屋、兔子、鸡、小女孩、玩偶和其他动物都有对应的象征，展现了轩轩这段时间丰富的日常活动和想象力 2020/03/23春天的树（居家创作）：画面中的4棵树前后关系比例合理，轩轩的比例空间意义进步明显；构图方面轩轩用树叶把画面的中心部位画满，上下进行了留白，树木的前后遮叠关系合理；用了粉绿和赭石色，且粉绿和赭石色的深浅变化在画面有了较明显的运用；四棵树，前面两颗大树象征着父亲和母亲，后面两棵树木象征着轩轩和妹妹，这是他们一家人的写照 2020/07/26鸡与鹅（居家创作）：画面2只鸡比例合理，河流、岸边、远处的地面和天空进行有趣的比例分割；2只鹅看起来比例有点不对劲，更像2只鸭，但是造型非常有趣；这幅作品构图非常好，主次、远近、大小等层次关系非常合理，让人产生视觉上的舒适感；主要使用蓝色和红色，鹅的红掌用了粉红色。画面整体色彩呈现了夏日感，2只大公鸡象征着父母，2只鹅象征着轩轩和妹妹，2只鹅在水里嬉戏，2只大公鸡在岸上关照着。远处一直逆行的飞鸟，象征着她们一家独自欢乐而不在意不被常人理解的自在感 2020/08/13给妹妹做的小玩意（居家创作）：蝴蝶、青蛙和西瓜比例合理，蝴蝶、青蛙和西瓜单个构图完整，西瓜用了红色和绿色，蝴蝶绿色和粉红色，青蛙绿色，用了熟褐等暗色进行了边缘线的勾勒，蝴蝶象征着自由和美丽，青蛙则与蝴蝶有着相对的象征意义，它代表了男性小伙伴，西瓜象征着童年小小愿望的达成
行为特点	
1	绘画主题呈现出多样化、阶段化、系列化的特点。青蛙、鸡、服装是几个重要主题。材料运用丰富，除了绘画，还开始给妹妹剪纸制作玩具
2	运动：愿意慢跑手部精细动作：拿笔写字有改善，控笔有时会特别用力
3	在画画方面，耐心度特别好。规则意识：规则意识进步较大。与朋友（兄弟姐妹）交往：会主动帮助妹妹，变得有耐心
4	其他需要说明的：每天仍然坚持长时间的画画

以上行为特点的总结是根据艺术治疗师的日常观察和对其母亲的调查问卷所得

第三节　典型个案分析——重度孤独症

一、个案基本情况

豪豪（化名），男，重度孤独症，2008年出生于温州市龙湾区，目前就读于某特殊教育学校。父亲打散工，母亲为家庭主妇。喜欢听儿歌，有短暂康复机构治疗经历，但无明显改善。2016年6月参与艺术治疗干预，2020年12月结束艺术治疗干预（包括居家艺术创作）。

二、治疗方案

经过家长同意，对豪豪进行每周2次的计划内艺术治疗和2次计划外的居家艺术创作，计划内艺术治疗每次整体过程在120~180分钟，计划外居家艺术创作每次不少于30分钟，总共4年时间，4个阶段，计划内艺术治疗共64次，计划外根据实际情况而定。在每阶段治疗前后对豪豪进行了儿童孤独症评定量表和孤独症行为检测量表测量。

三、治疗过程

（一）起始阶段（2016~2017年）

完成计划内艺术干预实践，在起始阶段豪豪在母亲的陪同下共同参与。初步实践了工作室艺术干预，在母亲的协助下完成了课程内的作品，计划外的居家艺术创作较少，画面呈现出无意识的涂抹状态。豪豪能在母亲和志愿者的协助和指引下完成艺术创作，对于色彩的选择起初并无主观意识，在多次干预后，对色彩有了一点要求。在一次艺术干预过程中，豪豪将自己坐在沾满颜料的画布上，用手部和足部在上面舞蹈，脸上、身上都沾满了颜料。有时，用身体在画布上打滚。豪豪沉浸在色彩的涂抹和身体对颜料的触感上面，艺术治疗师认为这是一种发育迟缓的表现。豪豪在此阶段，大小便还无法控制，经常在课堂上无意识排泄。

（二）探索阶段（2017~2018年）

完成计划内艺术干预实践，在探索阶段豪豪在母亲的陪同下参与度较高。在艺术干预材料和工具上的丰富，给豪豪也带来了一定的关注力，但很快就消失了。艺术治疗师在努力寻找着这个年龄段重度孤独症在艺术上的兴趣点，发现通过母亲或专业志愿者以游戏的方式进行艺术画面对话是一个很好的方法。每次用不同的艺术媒介干预，以简单游戏对话的方式进行，没有太多语言上的表达，艺术和行动的对话成了对豪豪开展艺术干预的最好方法。根据豪豪母亲的描述，这段时间里豪豪对于来工作室艺术创作活动表现出积极参与的状态。

（三）发展阶段（2018～2019年）

完成计划内艺术干预实践，在发展阶段豪豪在母亲的陪同下共同参与。豪豪对于艺术创作形成了一个概念，但对于没有触摸感和游戏感的艺术干预仍然表现冷淡，参与度不高。在发展阶段，豪豪仍然需要通过专业志愿者的带领来完成艺术干预任务。对于色彩的选择有了明显的进步，偶尔会主动需要某种色彩。艺术治疗师让母亲和专业志愿者鼓励其所有的原始艺术表达。例如，机械式的单线排列。豪豪画出了很多彩色的交织的，如彩虹般的线条。经历了发展阶段，艺术治疗师认为，对于重度儿童孤独症需设计一对一的艺术干预方案，才使得每次艺术干预能有效地进行。

（四）巩固阶段（2019～2020年）

完成计划内艺术干预和家庭干预实践，在巩固阶段豪豪在母亲的陪同下共同参与。艺术治疗师给豪豪设计了以"森林疗法"为主的干预方案。每当周末豪豪的父母都会带豪豪去爬山、步行接近大自然。根据豪豪母亲描述，每到周末豪豪都会自己主动跑去站在父亲的车旁。他们一家去过很多地方，豪豪在大自然中更容易放松和自在，有时也会边跑边哼着歌。艺术治疗师认为，大自然能孕育出生命，也能修整生命中的不足；大自然中有五彩斑斓的色彩，这是画布上色彩的源泉；大自然的疗愈才是真正的"总体艺术治疗"的最大化。

四、个案的变化（前后对比）

（一）家长与艺术治疗师的评价

1.母亲评价

干预前：喜欢听儿歌。规则意识不好，没有主动语言。一般不喜欢跑步等大运动，偶尔爬爬山。没有和其他小朋友玩耍的经历。大小便无法控制，需要家长提醒。希望画画能让孩子的心静下来，喜欢上画画，让他心里有个寄托。干预后：依旧喜欢听儿歌。规则意识变化不大，没有主动语言。青春期到了，开始发脾气，喜欢出去玩，但又不喜欢运动。绘画方面没有太大进步。会自己主动上厕所，但有时也需要家长提醒。对画画基本有了认识，没有主动想去画画的冲动，但是画画的事情基本是接受的。

2.艺术治疗师评价

干预前：豪豪为重度孤独症。手部无精细动作，可以胡乱剪纸，但是无法剪出一个要求的形状。对于艺术没有任何视觉、触觉经验。干预后：艺术创作方面变化不大，还是能看到一些变化。给出了更多与大自然接触的方案，用沉浸式的方式与孕育我们生命的自然融合，希望能够找到更好的答案。

（二）儿童孤独症评定量表、孤独症儿童行为检查量表和孤独症治疗评估表检测结果

2016年儿童孤独症评定量表检测结果：其中人际关系得分3，模仿（词和动作）得分3，情感反应得分3，躯体运用能力得分3，与非生命物体的关系得分2，对环境变化的适应得分2，视觉反应得分3，听觉反应得分3，近处感觉反应得分3，焦虑反应得分3，语言交流得分3，非语言交流得分3，活动水平得分4，智力功能得分4，总的印象得分3；总分为45分。2020年儿童孤独症评定量表检测结果：其中人际关系得分2，模仿（词和动作）得分2，情感反应得分3，躯体运用能力得分3，与非生命物体的关系得分2，对环境变化的适应得分2，视觉反应得分3，听觉反应得分3，近处感觉反应得分2，焦虑反应得分2，语言交流得分3，非语言交流得分3，活动水平得分3，智力功能得分3，总的印象得分2；总分为38分，比前2016年检测结果降低7分。

2016年孤独症儿童行为检查量表检测结果：其中感觉因子得分18，交往因子得分16，躯体运动因子得分8，语言因子得分13，生活自理得分9；总分为64。2020年孤独症儿童行为检查量表检测结果：其中感觉因子得分6，交往因子得分14，躯体运动因子得分5，语言因子得分9，生活自理得分3；总分为37分，比前测降低27分。

2016年孤独症治疗评估表检测结果：总分203分。2020年孤独症治疗评估表检测结果：总分180分。干预后比干预前减低23分。

（三）作品的变化

豪豪2016～2020年作品变化及分析如表7-11～表7-15所示。

表7-11　2016年豪豪的作品分析

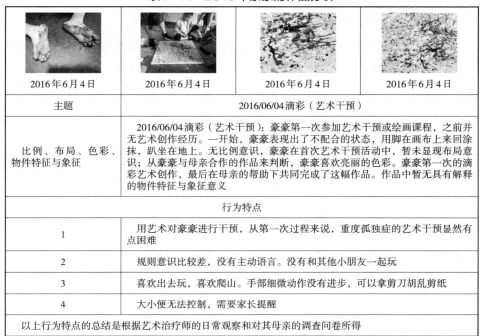

2016年6月4日	2016年6月4日	2016年6月4日	2016年6月4日
主题	2016/06/04滴彩（艺术干预）		
比例、布局、色彩、物件特征与象征	2016/06/04滴彩（艺术干预）：豪豪第一次参加艺术干预或绘画课程，之前并无艺术创作经历。一开始，豪豪表现出了不配合的状态，用脚在画布上来回涂抹，趴坐在地上。无比例意识，豪豪在首次艺术干预活动中，暂未显现布局意识；从豪豪与母亲合作的作品来判断，豪豪喜欢亮丽的色彩。豪豪第一次的滴彩艺术创作，最后在母亲的帮助下共同完成了这幅作品。作品中暂无具有解释的物件特征与象征意义		
行为特点			
1	用艺术对豪豪进行干预，从第一次过程来说，重度孤独症的艺术干预显然有点困难		
2	规则意识比较差，没有主动语言。没有和其他小朋友一起玩		
3	喜欢出去玩，喜欢爬山。手部细微动作没有进步，可以拿剪刀胡乱剪纸		
4	大小便无法控制，需要家长提醒		
以上行为特点的总结是根据艺术治疗师的日常观察和对其母亲的调查问卷所得			

表7-12　2017年豪豪的作品分析

2017年7月2日	2017年7月2日	2017年7月2日	2017年7月2日
主题	2017/07/02曼陀罗填色（艺术干预）		
比例、布局、色彩、物件特征与象征	2017/07/02曼陀罗填色（艺术干预）：豪豪与母亲共同进行曼陀罗填色艺术干预，经过一年的艺术干预活动，豪豪已经习惯了艺术创作，豪豪可以和母亲一起给曼陀罗填写。此处无直接显现的比例特征，已确定的曼陀罗比例给豪豪在上色过程中一种需要控制的"潜比例"意识。曼陀罗给豪豪一种由内向外的，同时极具向心力的图案布局力量，这是一种灌输式的艺术布局刺激。豪豪使用了红色、蓝色、紫色、绿色。豪豪感受到了曼陀罗的一种神秘感		
行为特点			
1	豪豪开始接受用色彩去涂抹		
2	规则意识比较差，没有主动语言。没有和其他小朋友一起玩		
3	喜欢出去玩，但不喜欢跑步等运动。手部细微动作没有进步，可以拿剪刀乱剪纸		
4	大小便无法控制，需要家长提醒		
以上行为特点的总结是根据艺术治疗师的日常观察和对其母亲的调查问卷所得			

表7-13　2018年豪豪的作品分析

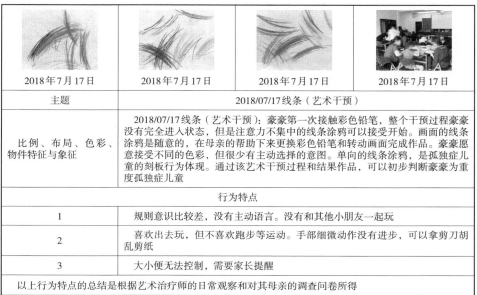

2018年7月17日	2018年7月17日	2018年7月17日	2018年7月17日
主题	2018/07/17线条（艺术干预）		
比例、布局、色彩、物件特征与象征	2018/07/17线条（艺术干预）：豪豪第一次接触彩色铅笔，整个干预过程豪豪没有完全进入状态，但是注意力不集中的线条涂鸦可以接受开始。画面的线条涂鸦是随意的，在母亲的帮助下来更换彩色铅笔和转动画面完成作品。豪豪愿意接受不同的色彩，但很少有主动选择的意图。单向的线条涂鸦，是孤独症儿童的刻板行为体现。通过该艺术干预过程和结果作品，可以初步判断豪豪为重度孤独症儿童		
行为特点			
1	规则意识比较差，没有主动语言。没有和其他小朋友一起玩		
2	喜欢出去玩，但不喜欢跑步等运动。手部细微动作没有进步，可以拿剪刀胡乱剪纸		
3	大小便无法控制，需要家长提醒		
以上行为特点的总结是根据艺术治疗师的日常观察和对其母亲的调查问卷所得			

表7-14　2019年豪豪的作品分析

2019/01/20	2019/01/20	2019/01/20	2019/01/20
主题	2019/01/20我们一家人（艺术干预）		
比例、布局、色彩、物件特征与象征	2019/01/20我们一家人（艺术干预）：此次艺术干预需要亲子共同参与完成，主题是我们一家人。此次创作基本由豪豪母亲完成，对于具象的图形，豪豪没有把控能力。此处无比例意识显现无布局意识显现。恰巧的是豪豪母亲在构图的布局上也将人物和线条进行了简单的排列，画面中可以看出，父亲母亲很爱豪豪，豪豪还有一个姐姐。用铅笔单色勾勒；无物件特征与象征。豪豪母亲的描绘，象征着豪豪有一个幸福而温馨的大家庭		
行为特点			
1	规则意识比较差，没有主动语言		
2	没有和其他小朋友一起玩		
3	喜欢出去玩，但不喜欢跑步等运动，小时候喜欢爬山。手部细微动作没有进步，可以拿剪刀胡乱剪纸		
4	大小便无法控制，需要家长提醒，今年稍微有进步		
以上行为特点的总结是根据艺术治疗师的日常观察和对其母亲的调查问卷所得			

表7-15　2020年豪豪的作品分析

2020年10月5日	2020年10月5日	2020年10月5日	2020年10月5日
主题	2020/10/05走进大自然（家庭干预）		
比例、布局、色彩、物件特征与象征	2020/10/05走进大自然（家庭干预）：在永嘉茗岙梯田游玩，与自然接触可能提供一系列的人类健康益处。虽然已经有了很多证据，但仍有很多未知的东西（Frumkin，2017）。[❶]在艺术治疗师的建议下，采用森林疗法，希望豪豪更多地参与到与大自然的接触中，从而去感受内外沟通的过程。在这个与大自然的沟通过程中，犹如流沙计时器，两个不同的空间比例在交流的过程中有着不同的变化。在森林疗法中，我们可以摄取大自然中产生的大量健康的东西。如果把大自然当作一个大作品，我们在其中行走游玩，我们走过的地方连起来就形成了自然画卷的个体因素布局。这种布局的导向是，个体希望去到的地方，所以这种讨论和研究是非常有意义和价值的。绿色是自然界的基础色，绿色象征着清新、希望、安全、平静、舒适、生命、和平、宁静、自然、环保、成长、生机、青春、放松。我们从自然界获取改善健康的途径一部分和绿色相关。在大自然中，如果假设大自然为画卷，豪豪便象征着这幅随时灵动变化的画卷的趣味中心		
行为特点			
1	喜欢出去玩，但不喜欢跑步等运动，走几步就像坐在那里		
2	规则意识比较差，没有主动语言。这几年没有太大进步，每年情况基本差不多。但是今年青春期、叛逆期，有脾气。没有和其他小朋友一起玩		
3	最大的进步，今年开始大小便会主动自己去厕所了，有时候也需要提醒。手部细微动作没有进步，吃饭拿筷子没有问题，拿剪刀胡乱剪东西可以，精细一点不行		
4	我们不能确定艺术干预对重度孤独症儿童的效力，但与轻、中度孤独症比较而言，重度孤独症的艺术干预效果并不是很明显，还有很多需要研究的空间，需要更大的艺术干预场域和设计		
以上行为特点的总结是根据艺术治疗师的日常观察和对其母亲的调查问卷所得			

❶ Frumkin H，Bratman G N，Breslow S J，et al.Wood，S.A..Nature contact and human health：A research agenda［J］.Environmental Health Perspectives（Online）.2017：125.

第八章
研究总结与相关问题探究

第一节　研究总结

　　本书围绕中心议题，指出问题的背景和研究意义。遵循拟定的研究方法，以孤独症儿童为对象，针对温州地区的40名孤独症儿童进行4年的田野调查，分干预组20名和对照组20名，然后进行问卷调查和作品分析。在实验研究过程中，首先梳理了艺术治疗的历史、理论和研究方法；再者，针对干预组孤独症儿童制定了艺术治疗干预方案，从阶段、整体、个体三个维度进行研究和分析。本书用一种探索性的艺术治疗实验寻求儿童孤独症艺术治疗的可行性和有效性，研究的亮点在儿童孤独症艺术作品分析和材料运用上，同时提出"总体艺术治疗"的方案。因而，本书取得主要结论有以下几点。

　　艺术治疗用于儿童孤独症的可行性和有效性。艺术治疗是由1930～1940年精神医学运动发展而来。同一时期，约翰·霍普金斯医院精神病医生利奥·坎纳首次描述孤独症。艺术治疗是儿童孤独症治疗的主要方法之一，运用多维度治疗取向。本实验研究在2016～2020年，对温州地区40名孤独症儿童进行调查研究，通过田野调查，400份孤独症儿童ABC量表和CARS量表得分均低于干预前所测量表的得分，干预组在进行干预后，具有统计学意义（$P < 0.05$），表明对孤独症儿

童实施艺术治疗干预有效。对照组比较无统计学意义。

轻度、中度孤独症相比重度孤独症艺术治疗的效果更具显性。艺术治疗在轻度孤独症中较容易开展，同时治疗效果显著。对中度孤独症开展艺术治疗难度较高，需要对中度孤独症有更加精准的认识和艺术治疗方法上的灵活运用，能取得显著的效果。在重度孤独症中开展艺术治疗较难取得显著效果，总体性、整合性的、沉浸式的艺术疗愈方法更适合重度孤独症。

侧重艺术治疗的材料运用和对作品的分析，增进艺术治疗的效果，拓宽艺术治疗的研究维度。艺术治疗师在艺术治疗过程中对材料的运用较单一和古板，一些当代的艺术材料和理念未进入艺术治疗师的使用范畴。这可能基于以下两个原因：第一，艺术治疗师的身份并非前沿艺术家；第二，艺术治疗师所掌握的艺术理论难以支撑分析使用当代艺术材料进行艺术治疗的作品。在本实验研究过程中，以绘画材料为主，使用了多元素艺术材料，并未像传统绘画那样使用这些材料，材料使用寓意当下并有所指。在艺术干预创作理念上与当代艺术并行。将当代艺术创作理论和对材料的理解融入艺术治疗中，本实验研究进行了这方面的尝试，这也是当下艺术治疗发展的必经之路。

大场域艺术治疗的整合性。在孤独症艺术治疗实证研究的过程中，大场域艺术治疗为主要取向之一。在大场域中绘画，虽然使用传统的绘画材料，但并非传统意义上的绘画，是一种沉浸式、全身心联动的艺术行为，对于孤独症儿童带来强烈的艺术视觉刺激和包裹性的身心参与。大场域艺术治疗的解读对艺术治疗师提出很高的要求，主要体现在以下三点：和孤独症儿童长期交往了解互动、对实施艺术本身的深度理解和心理行为的高度解析。

"总体艺术治疗"的可行性。"总体艺术治疗"的概念在"整合艺术治疗"的背景下提出。"整合"是把零散的东西彼此衔接，从而实现信息系统的资源共享和协同工作，形成有价值有效率的一个整体。"总体"是若干个体所合成的事物。相比"整合"，"总体"具有更高一层的统一性。"总体艺术治疗"给艺术治疗师提出了更高的要求，艺术治疗师对实施干预方案和对象的理解和了解程度，决定了艺术治疗的效果。

第二节 研究贡献

实验研究都具有时代性，且适用于当下。毫无疑问，笔者认为绘画治疗是一个过去的词汇，绘画艺术治疗则是一个妥协的词汇，我们应该称为艺术治疗，在此艺术有所指，艺术治疗和音乐治疗并列，而不是艺术治疗包含音乐治疗，这是一个跨学科的概念问题需要厘清。该概念问题的厘清有益于我们对孤独症儿童作品做当下的艺术层面的深入分析。

艺术治疗师身份概念的丰富。通常艺术治疗师有两种来源，在艺术院校艺术治疗专业中学习的人员和从心理学专业转为艺术治疗师。以上这两种学习和职业经历者都要在实践过程中不断加强跨专业的知识。普通人通过一段时间的学习基本可以掌握心理分析的能力，至于掌握和使用的程度因人而异。然而，对艺术的学习和理解，往往多了一个要素，那就是"艺术天赋"，也就是说，不是所有人学习了艺术，都能掌握艺术的奥秘。笔者认为艺术的密码更多地存在于人的右脑。人们对艺术的理解、表达和解读，受限于其左右脑的使用占比。笔者将其分类为以下两种模式，左脑的"计算式"和右脑的"抽象式"。例如，人们喜好欣赏照相写实类的作品，在左右脑同时启动下，其左脑优于右脑。人们喜好欣赏"抽象式"的作品，在左右脑同时启动下，其右脑优于左脑。当然，"计算式"和"抽象式"是以一种交融、混沌的方式存在。分类是为了更容易地阐明观点，而非呈现科学实验的结果。综上所述，我们有理由认为活跃的当代艺术家在掌握一定的艺术治疗专业知识外参与艺术治疗实验研究，有助于艺术治疗师身份概念的丰富。笔者正在做这种方面的尝试。

在孤独症艺术治疗的研究进程上，本书论证的是艺术治疗对孤独症儿童干预的有效性，关注的是通过尽可能放大艺术治疗中"艺术"的作用，在"艺术即治疗"的基础上将"开放的工作室""大场域艺术治疗"等作为艺术干预的主要任务开展孤独症儿童艺术治疗实证研究。在孤独症艺术治疗的研究历史中，本书有五个显著特质，这是以往孤独症艺术治疗研究文献中所没有的。第一，针对40位孤独症儿童开展长达4年的艺术干预，同时分阶段和层次地进行问卷调查结果分析和作品分析。第二，对轻度孤独症、中度孤独症和重度孤独症个案，进行了计划内和计划外的问卷调查和作品分析。第三，同时以当代艺术家和艺术治疗师的身份进行艺术干预研究。第四，结合了艺术干预、孤独症社会参与、孤独症展览、政府和社会介入活动的多维度进行艺术治疗，以增加艺术治疗实验维度和治疗效果。第五，根据长期经验，总结概括了孤独症艺术治疗的特点，提出了"总体艺术治疗"的干预设计。以上五点，较好地弥补了当下孤独症艺术治疗发展历程中的缺失。

第三节　研究的局限性和未来研究方向

一、研究的局限性

本书主要对孤独症儿童艺术治疗的有效性进行研究，限于内容和对象的某些特殊性，以及本人经验的有限，在研究的深度和广度上不免存在不足。

本书的研究对象为温州地区的孤独症儿童，具有区域代表性，但不能代表中国国内孤独症儿童的普遍性特征和其他地区的特性。

限于本人专业的局限，在心理学方面的研究还缺乏长期的理论和实践经验的积累，也使这一方面的研究还不够深入。任何研究都是观察者对事物的认识，具有主观性，不可能做到主观完全等于客观。因而，在实验方法和结果上可能会由于本人的文化背景及对特定现象的个人主张而产生偏差。

本书体现了在艺术治疗的过程中，借用材料来达到治疗的有效性是非常有利的一种途径。相关内容有涉及但未对艺术治疗材料这一方面进行深入探讨。

依据本书论证的实践案例，笔者提出的"总体艺术治疗"的构想和策略得到了证实，但还需要经过长时间、多维度的实践来进一步论证"总体艺术治疗"的可能性和普遍适用性。

二、未来研究方向

本书获得了一些发现，取得了上述成果，也为孤独症儿童艺术治疗研究提供了一些参考。但限于个人能力和一些因素的制约，不免存在一些不足，在未来相关论题的研究中，还可以在以下方面进一步实践和探索。

孤独症艺术治疗基础理论的推进。众所周知，艺术治疗基础理论一直停滞不前，目前还停留在弗洛伊德和荣格的理论上。后来的艺术治疗师们更多地只做一些融合和实践研究，在艺术治疗的基础理论上并未有拓荒式的进展。西方艺术治疗界更加奉行弗洛伊德理论，而荣格理论因为与东方文化中的玄学存在共通之处，受到东方人追捧。笔者认为，任何学科发展，实践先行，理论是基础，我们期盼着理论大师的出现，为此我们要不遗余力地为其添砖加瓦。

孤独症艺术治疗师的培养。据笔者所知，目前国际上各高校未设立专门的孤独症艺术治疗师培养专业。孤独症目前是个未解的世界难题。笔者认为孤独症艺术治疗师不应该只是一个专才，而是一个通才。首先，艺术治疗需要一个全方位的诊断，取决于治疗师的专业能力、见识和知识等综合修养。其次，地文化地域差异，对孤独症艺术治疗师的培养也应该有所针对。所有的实践研究都要通过艺术治疗师去实施，孤独症艺术治疗师的培养为孤独症艺术治疗发展起根本性作用。

孤独症艺术治疗中当代艺术的广泛介入。当代艺术是当下最鲜活的艺术，是当下人生产、生活、思考的结晶，把当代艺术融入艺术治疗，有其时代的必要性。当代艺术在表达上手法多样，材料丰富，可以是平面的，可以是空间的，也可以是时间性的。笔者认为，当代艺术在的先锋和前沿性有助于拓宽艺术治疗的研究思路。我们要在艺术治疗老方法的基础上，根据当代艺术家的个人见解，结合艺术治疗师的实践经验，为孤独症儿童创造更多的干预方案、方法和理论积淀。在这里笔者需要重述的是，当代艺术并不是一种形式上的整合，而是艺术精神上的高度一致。整合艺术治疗更多指向方法上多样性的整合，总体艺术治疗更多指向精神上的高度统一。所以，当代艺术介入孤独症艺术治疗有其专业的必要性和时代的趋向性。

孤独症艺术治疗中地域性艺术元素的运用。每一种文化都有其地域适用性，我们直接移植美国的艺术治疗标准，不一定完全符合所在地区的情况。例如，我们在西藏地区开展孤独症艺术治疗，治疗师可以利用藏文化中的一些艺术元素进行干预设计。再例如，我们在云南少数民族地区开展孤独症艺术治疗，治疗师可以用少数民族的文化艺术符号进行艺术治疗设计。这些当地艺术元素的介入对当地的治疗对象会有一种文化上的亲切感和认同感，同时艺术元素的特质也会产生其独特的心理疗效。如果将西藏文化元素的干预设计运用到中国沿海地区的治疗对象上，其亲切感和认同感会减弱或消失，另外会产生一种好奇感。所以说，孤独症艺术治疗地域性艺术元素的运用是一个实践积累和综合分析的过程。

孤独症艺术治疗中地域差异影响理解和疗效。基于文化背景的不同，会在对异域文化的理解上发生偏差，这种偏差也体现在孤独症艺术治疗上。艺术治疗师应该准备把握这种偏差发生的理解和疗效问题。例如，中国孤独症儿童在艺术治疗时画面较容易显现出国画趣味元素，而在西方孤独症儿童艺术治疗中未见此特征。由此带来的西方艺术治疗师该如何解读中国孤独症儿童作品中出现的国画趣味元素呢？显然，这里出现了地域差异的理解围墙。我们要拆除这堵围墙，就要在通晓艺术治疗基础理论和国际研究进展的基础上，在当地培养艺术治疗师。如此，才能抹去地域差异性影响的理解偏差和艺术治疗的效果减弱。

自20世纪后半叶至今，艺术治疗并未得到蓬勃的发展，孤独症艺术治疗的研究有其群体的针对性，更具有人类精神艺术救助的普遍意义，也影响全人类的文明发展走向。总的来说，孤独症"总体艺术治疗"融合了当代艺术所有先进的技术、思想和理论，促使艺术治疗师做出更加总体性的艺术治疗诊断。孤独症艺术治疗研究本身是一个开放性的课题，具有延续性。因而，本书中的缺憾与不足，笔者会在后续的研究中继续探索。

第四节　相关问题探究

一、影响发展的社会性因素和家庭因素

社会性因素影响孤独症艺术治疗的发展。

在美国，孤独症患儿享有的完善保障：出生后的及时诊断，医疗费用报销，特殊教育服务，与普通孩子融合的教育环境，以及成年后的平等就业权。孤独症患者的就业比例达到了30%。[1] 在法国，孤独症患儿家庭平均每年在教育、医疗等方面支出高达1.5万欧元。为了给孤独症患儿家庭提供切实的保障，法国政府通过四个阶段的孤独症国家战略计划，历经25年不断修正并完善对孤独症患儿及

---

[1] 破芊. 自闭症发病率是如何被社会因素影响的？［J］. 社会政策研究, 2017(6)：143–145.

其家庭的保障政策。❶ 2018年，法国政府推进了第四阶段的孤独症国家战略，其中包括5个承诺与20项施政措施，并承诺在这第四阶段的五年计划中，国家拿出3.44亿欧元资金作为实施这项国家战略的资金保障。这次计划中的4项针对孤独症早期阶段的施政措施值得我国借鉴，它们分别是：孤独症的早期诊断、孤独症的早期干预、孤独症的教育融入、孤独症的家庭教育。❷

家庭因素影响孤独症艺术治疗的发展。每个孤独症儿童身后影响的是整个家庭，只有了解整个家庭的困难才能更好地为他们提供帮助。随着社会的发展与进步，孤独症患者数量不降反增，孤独症儿童及其家长这一庞大的数量引起各界的广泛关注，然而人们对孤独症的认识程度和研究程度与这一庞大群体并不匹配。❸

研究认为，孤独症与家庭功能、病程、患儿的性别、父母的婚姻状况、父母文化水平、经济状态等因素有关❹。随着病程的延长，则容易出现极端型问题，男性患儿的家庭功能受损影响较小。父母离异更容易出现极端型，独生子女也容易出现极端型、中间型。家庭对独生子女更为关注，患病后也容易激化矛盾。❺父母文化水平较高，特别是母亲文化水平较高，则更容易出极端型、中间型，这可能与母亲往往是患儿的主要照料者。父母文化水平较低，容易在治疗方式选择、家庭康复治疗开展方面与其他家庭成人存在争议，从而影响家庭功能。❻

研究发现孤独症儿童家长不仅存在经济压力大、社会支持不足、缺乏专业知识等问题，更为困扰孤独症儿童家长的是其心理的病态化以及家庭的消极化与破裂化❼。在孤独症家庭中，家庭总收入仅用于支付孩子的医疗和康复费用就占家庭总收入的一半及以上，此类家庭占总数的33.6%，其中母亲全职照顾孩子的占

---

❶ 徐一叶. 法国儿童自闭症患者的政策演进及对我国的启示［J］. 当代青年研究,2021(6):33-38.

❷ E. Philippe. discours du Premier Ministre［EB/OL］.Stratégie nationale pour l'autisme. 2018-4-9.

❸ 华红琴,曹炎. 信念、沟通与联结:自闭症儿童家庭抗逆力生成研究［J］. 社会工作,2019(3):28-40,110.

❹ 周文娟. 自闭症谱系障碍幼儿家庭功能及其影响因素研究［J］. 数理医药学杂志,2019,32(3):455-456.

❺ 任可雨,曾碧. 家庭治疗在自闭症儿童干预中的应用综述［J］. 陕西学前师范学院学报,2016,32(7):142-144.

❻ 徐云,张宇慧. 家庭亲密度和适应性、子女教育心理控制源与自闭症儿童问题行为的关系［J］. 中国临床心理学杂志,2018,26(1):78-81,85.

❼ 刘萍. 自闭症儿童家长的困境与社会工作介入策略——以合肥市 L 康复机构为例［J］. 理论观察,2021(8):120-123.

95.25%。导致婚姻破裂的，单亲家庭的占比达到20%以上。社会支持不足导致家长心理问题。家长的心理问题会直接影响家长的行为方式，表现为家长对孤独症儿童的暴力以及家长双方的冷暴力。抑郁倾向的家长占总数的52.8%，实际去看过心理医生的只有18.4%。

二、艺术治疗资源问题

美国艺术治疗协会于1969年成立，这是艺术治疗发展成为专业的重要里程碑。1964年，英国艺术治疗师协会成立之初，尚未发展出专业人才培养框架和专业组织结构。20世纪70年代，艺术治疗的专业人才培养开始，直到20世纪80年代，这项专业才被认可。之后，英国艺术治疗协会也拟订了艺术治疗师的执业法规，建立了艺术治疗师的认证制度。此外，加拿大、荷兰等国均已建立艺术治疗师的专业人才培养和执业认证制度，而且艺术治疗师在许多国家已被认可为心理卫生专业人员之一。❶

我国艺术治疗专业发展起步较晚，尚处于理论研究和实践探索的起步阶段，研究者主要集中于艺术学、心理学和教育学等学科领域。当下，我国艺术治疗发展过程中主要存在以下问题：一是比较缺乏正规的艺术治疗专门人才培养机构或单位，二是艺术治疗专业化的人才培养体系构建和逐级管理运行机制不完善，三是专业化的艺术治疗行业标准、审定和资格认证等机制不完善。因此，艺术治疗师目前并不属于国家认可的心理卫生专业人员。❷

美国艺术治疗协会指出，艺术治疗的入门级实践需要硕士学位。教育标准要求研究生水平的课程作业，包括在创作过程、心理发展、团体治疗、艺术治疗评估、心理诊断、研究方法和多元文化多样性能力方面的培训。学生还必须完成至少100小时的监督实习和600小时的监督艺术治疗临床实习。此外，在研究生学习之前，需要在工作室艺术（绘画、黏土等）和心理学基础研究领域进行预备培训。艺术治疗研究生课程以专注艺术创作构成反思实践并促进学习的前提为指导。

---

❶ 李梅.艺术治疗历史嬗变与推进我国专业化人才培养的策略研究［J］.美术教育研究.2020(4)：
  51-55.
❷ 同❶.

三、其他相关问题

艺术治疗所追求的是过程取向，并非成就取向。艺术治疗是艺术治疗师与有困难来访者共同探索作品的含义，并非艺术治疗师独自的行为或仅是对作品的阐释。一般人误以为艺术治疗是从有困难来访者最后的作品中分析出问题所在，进而去解决问题。临床实验表明，当一个人专注于创作时，生理上即产生变化：肌肉放松、血压降低、呼吸变得深长、脑波改变、原有的疼痛或不适都会减轻。在心理上，创作可以让人释放情绪，达到放松的效果，且专注于创作时，也会暂时转移注意力，忘却了困扰，暂时超越了时空的限制，完全沉浸在创造的世界里，享受了内在的自由，身心得到了整合。因此，艺术治疗并非成就取向，而是过程取向，关注的不是有困难来访者最后的艺术作品做得好不好、像不像，而是关注有困难来访者在创作过程中的体验和感受。总之，艺术治疗师必须根据有困难来访者的问题、情绪、兴趣等诸多问题，用包容、开放的态度，鼓励他们自发性地接触不同的艺术材料和活动，这是艺术治疗的关键环节。❶

第五节　应变和策略

一、凸显艺术治疗的功能本位

2020年，新型冠状病毒感染疫情暴发，艺术治疗作为非言语的表达沟通方式被认为具有揭示潜意识的功能，从而治疗疫情所导致的"应激性心理障碍"❷并且当代艺术本身具有的治愈性理应在当下的社会与文化语境中得到足够的重视。

整个艺术界及社会都不得不探索新的模式，各大博物馆推出线上展览和课程。例如，美国旧金山亚洲艺术博物馆（亚博）为公众精心设计艺术疗愈的良方，教你宅家画曼陀罗。荣格的心理学理论认为，曼陀罗绘画具有预防和修复的功能，按提供的图案涂色，有一定的重复性和对称性的特点，可以帮助公众解决

❶ 肖晓玛.关于艺术治疗的若干问题［J］.教育评论,2009(2):99-102.
❷ 盖娅丽丽(叶丽).疫情下浅析当代艺术的艺术治愈性［J］.大众文艺,2021(2):83-84.

有意识和无意识的冲突，舒缓压力。

弗洛伊德认为有两种方式可以让潜意识中被压抑的欲望得到满足，其中一种就是将潜意识与艺术相关联，用艺术表现使其升华、释放。当代艺术已不再局限于架上绘画，超越时空的界限，呈现出装置、行为、多媒体等多元化的艺术形式和文化内涵。大众欣赏公共空间中的当代艺术在移情叙事的效应作用下，使情感与心理得到治疗性的疏导，获得艺术治疗的临时性精神愉悦与满足，从而完成艺术治愈流程。

二、遵循区域化艺术治疗特点的基本理念

将东方文化和区域文化特点融入西方艺术治疗体系理论的构建中。许多艺术治疗师强调理解西方文化规范对艺术治疗实践的主导价值观影响的重要性。笔者认为艺术治疗与所有人有关，我们以亚洲艺术治疗为例，了解亚洲艺术治疗文化价值观中的多样性，涉及健康的整体概念、创作力和艺术、宗教等领域，重新审视艺术。

艺术治疗作为一门融合学科，其学科理论植根于心理学和艺术教育，内容十分丰富。如何在这些学科理论中进行选择以构建具有中国特色的艺术治疗理论体系是本土化应变策略中必须思考的一个重要问题，同时需要妥善处理好国际化和本土化的关系问题。解决好这些问题不仅具有重要的理论意义，而且具有较强的应用价值。

第六节　构建本土化艺术治疗模式

"模式"是现代科学中普遍采用的一个术语，指解决某一类问题的方法论，把解决某类问题的方法总结归纳到理论高度。在西方学术界，通常把模式理解为经验和理论之间的一种知识系统。艺术治疗模式是构成艺术疗程，选择主题、提示治疗师活动的一种范式或计划。可见，构建本土化艺术治疗模式就是要在艺术治疗功能本位的指导下，依据相关艺术治疗理论和客观实际，确立艺术治疗机构、治疗师培养、治疗课程设计、治疗方法和考核评价五项主要内容。

一、本土化艺术治疗模式探讨

（一）艺术治疗机构设置

在中国，艺术治疗机构的城市覆盖率很低。一线城市有少数艺术治疗机构，二三线城市的艺术治疗机构基本设置在医院体系下。中国教育部门建议轻度孤独症儿童接受普通的教育，也就是我们常说的"随班就读"。随班就读模式对于轻度孤独症儿童来说也许是合适的，对于中重度孤独症儿童而言，由于与正常孩子差异较大，这类儿童通常被建议安排到特殊教育学校或特殊班级学习。在中国特殊教育学校和普通学校成了对孤独症儿童开展艺术治疗的重要场所。

（二）治疗师管理与培养

艺术治疗师的受专业教育程度和自身的文化艺术修养是衡量艺术治疗师专业能力的核心和关键，它直接影响艺术干预的效果。艺术治疗师围绕着"如何训练和培养未来的艺术治疗师"这个核心话题而展开。西方的艺术治疗师是从艺术家开始培养的，西方的美术学院中开有艺术治疗课程，中国的艺术治疗师基本上是从心理治疗专业起步的。对于艺术治疗来说，所有的治疗师应当经过规范、严格、系统的专业训练，有良好的心理素质、崇高的精神境界，富有爱心、耐心、恒心、细心，热爱艺术、热爱儿童、热爱艺术治疗事业，有崇高的责任感和奉献精神，并且善于根据每一位孤独症儿童的实际需要灵活地运用合适的治疗方法。

（三）艺术治疗师培训

在艺术治疗师培训方面，我们可以借鉴一些发达国家艺术治疗师培训模式，打破只从心理学专业培养艺术治疗师的现状，逐步改变艺术治疗师专业水平不高、人员数量不足、靠境外培养的状况。①把艺术治疗生纳入特教师范生之中，向艺术治疗生提供政策倾向和财政支持；鼓励艺术家经过艺术治疗训练后进入艺术治疗领域，充实艺术治疗师资。②加强对艺术治疗师的考核与管理，实行艺术和心理学的"双资格论证"，对不同学历、工龄、业绩和水平的艺术治疗师进行"分级管理"制度。③制定相应的鼓励政策，提高待遇和社会地位，稳定艺术治疗师队伍。④加强艺术治疗师的培养和培训工作，鼓励开展艺术治疗理论研究。

（四）艺术治疗课程设计和理论研究

艺术治疗课程是艺术干预实施的核心，艺术治疗课程集中而具体地体现了干预的目标。艺术治疗课程设计在艺术治疗实践中的地位和作用已经被越来越多的人所认识，艺术治疗理论和技术正成为艺术治疗的核心内容。针对中国艺术治疗现状，构建适合中国艺术治疗的课程体系是时下的需求。各主管部门要尽快组织专家、学者和科研人员，鼓励推进艺术治疗的理论研究，编写适合不同年龄、不同类型孤独症儿童的艺术治疗教材。改变过去艺术治疗形式单一、死板、偏难或偏易并存等弊端，体现艺术治疗课程结构的可选择性和不同年龄段之间的连接性。艺术干预教材中应当融入中华民族的传统经典艺术，和其他国家和民族的经典艺术，更应该包含现当代艺术。

（五）艺术治疗方法与原则

针对艺术治疗实践中出现的问题，我们必须提高科研实践能力，加强理论研究，从艺术治疗实践中总结经验，从经验中寻找规律，从规律中概括学科理论，将学科理论升华为基本准则，以此构建艺术治疗的理论体系和学科体系。艺术治疗机构和特校艺术治疗教研室要认真研究和完善艺术治疗教学规划，既不能将艺术治疗搞成艺术专业教育，也不能停留在艺术知识的普及和简单的心理学课程上，课程设置的面可以更广一些，内容可以更多一些，以充分发挥其自身的天赋。由于艺术治疗的特殊性，治疗师在为孤独症儿童编排课程计划时，必须遵守"因材施教""循序渐进"的原则。

（六）艺术治疗考核与评价

对艺术治疗成果的考核与评价贯彻于整个艺术治疗过程中，目的是帮助治疗师了解孤独症儿童的康复需要，有针对性地制定艺术治疗计划。艺术治疗考核与评价必须围绕疗愈康复的目的进行，明确相应的评价标准和评价方法。一般来说有安置性评价、诊断性评价、形成性评价、总结性评价、标准参照评价及常模参照评价六种。对孤独症儿童进行艺术治疗评价，大可采取上述方法。但必须采取纵向比较和横向比较相结合的办法进行，既要在同类孩子的比较中了解某个学生的总体状况，同时要对同一学生在不同艺术治疗阶段的情况进行比较，以掌握艺术治疗的实际效果，明确下一步该如何进行。

全球化是一个逐步深化和不断广延的过程，西方艺术治疗的先进理念、观念、经验和做法会对中国艺术治疗的改革与发展产生影响与渗透，有着正面推进或负面阻碍的双重作用。需要说明的是，当下，笔者立足于本土化来思考中国孤独症儿童艺术治疗体系构建的未来发展走向，不是否定艺术治疗全球化和多元化艺术治疗。主张以后现代知识型所倡导的"文化性、境域性、价值性"来审视中国孤独症儿童艺术治疗，强调遵从中国的历史和国情，在本土与全球之间建立和维护一种相互补充、相互借鉴的多元化格局。

二、儿童孤独症"总体艺术治疗"的模式设计

（一）"总体艺术"（Total Art）的概念解析

"总体艺术作品"是一个比较特殊的美学概念，它源于德语区，其艺术实践的痕迹遍布世界，但这一概念本身的发展则主要依靠德语区的艺术家或理论家。瓦格纳的总体艺术作品（Gesamt—Kunstwerk）❶概念包含两层含义：第一，内容层面，致力于综合至今为止被分而立之的单个艺术，以及将文本、音乐、舞蹈、舞台布景和灯光等融合。第二，形式层面，涉及事件本身的基本框架条件，一方面是总体艺术作品的生成条件，从歌手、演员、管弦乐团到剧院，另一方面则与社会政治领域相关，涉及艺术家及其任务，以及观众已转变的角色。❷

瓦格纳将《未来的艺术品》（*Artwork of the Future*）题献给费尔巴哈并主张"无条件地服从唯一真实的必然性：自然的必然性（Naturnot wendigkeit）"❸，与康定斯基在《艺术中的精神》（*Concerning the Spiritual in Art*）里继续阐述的"内在必然性"（innere Notwendigkeit）相映成趣。康定斯基则将瓦格纳的总体艺术作品概念又向前推进了一步，他不仅要从外部结合各类艺术，撤销"外在的差异"，

---

❶ 复合词总体—艺术作品(Gesamt—Kunstwerk)的单词内部有连字符,说明这一概念是作家的新造词,在当时还不是稳定的艺术概念,否则按照德语构词法应直接连写。

❷ Bermbach, Udo. Der Wahn des Gesamtkunstwerks：Richard Wagners politisch-aesthetische Utopie［J］. Frankfurt a. M. Fischer,1994：396.

❸ Wagner, Richard. Gesammelte Schriften und Dichtungen. Bdn. 3. Teil1［M］. Boston：Adamant Media. Corporation,2001：431.

还通过发掘各艺术"内部的声音"，使"内在统一性"显露，以便创造出内外两个维度都融为一体的总体艺术作品。

博伊斯继承了德语区浪漫派以来的总体艺术作品思想传统。他曾说："我要表达对理查德·瓦格纳作品的兴趣。我发现人们没有认清他的价值。"❶同时，他还存续着先锋派运动对创造总体艺术作品的执着。1937年，他提出"人人都是艺术家"的口号，引起了广泛的争议和讨论。1984年，他在汉堡启动的一项名叫"生态总体艺术作品"的艺术环保项目，是总体艺术作品概念在康定斯基之后的又一次重大发展。博伊斯不仅要消解生活和艺术的边界，还致力于使人与自然、个体与社会达成和解，激起了社会各界的极大反响。❷

在中国，邱志杰的《跨媒体艺术读本系列：总体艺术论》主要内容包括：一种动词性的艺术、如何成为无知者、艺术是艺术的墓志铭、艺术可以训练、总体艺术方法，作者对艺术的讨论仍然离不开关于生活的讨论，那就是——幸福如何成为可能。❸

瓦格纳的总体艺术，要把所有的事物都调动起来，同时包括对未来艺术的理解。总体艺术也是综合艺术，应该通过美学的观念，而不仅是技术层面来完整。

（二）"总体艺术治疗"的理论探讨

1."总体艺术治疗"理论依据

艺术治疗的发展有百年的历史，有完整的治疗体系，艺术治疗师通过来访者在艺术上的各种征兆，解读其性格、状态和人格特征，解开精神上的迷雾，梳理情绪上的不安。"总体艺术治疗"是在整合艺术治疗的基础上提出来的，"总体"将艺术治疗视为一个整体的概念，对艺术治疗理论、艺术治疗场地和艺术治疗师都提出了更高的要求。

"总体艺术治疗"的理论依据以弗洛伊德精神分析和荣格的分析式心理治疗为基础，结合诺姆伯格等艺术治疗师的实操理论和经验，在当代艺术语境和当代

---

❶ 理查德·汉密尔顿，约瑟夫·波伊斯.波伊斯和汉密尔顿的对话[J].霜晨，编译.雕塑，2000(2)：40–41.

❷ 陈多智.从伏尔泰酒馆的译名谈"总体艺术作品"概念的三次突破[J].文艺理论研究，2021，41(1)：208–218.

❸ 邱志杰.总体艺术论[M].上海：上海锦绣文章出版社，2012：343.

艺术理论和方法下实施艺术治疗。在艺术治疗取向方面，"总体艺术治疗"在已有的心理动向取向、人本取向、当代取向、认知与神经科学取向、系统取向、整合取向等方面，根据具体治疗方案灵活运用，整合出"总体艺术治疗取向"。

"总体艺术治疗"中的艺术理论和实践视野。笔者认为艺术理论和实践在当下的艺术治疗发展现状下有必要单独列出，作为艺术治疗理论的一部分进行探讨。当代艺术理论和实践是当下人类生产活动与精神思考的成果和结晶。艺术治疗是对当下一部分需要精神疗愈的人群进行的一种康复治疗，其中艺术治疗各维度的当代性是不可缺失的。当代艺术理论与实践必然成为当下艺术治疗基础性理论构建的一部分。

2. "总体艺术治疗"的独特性

"总体"的最本质意义在于，个体所经历的生活空间和时间上的一个集合，这种集合是具有个体特性的。"总体艺术治疗"以当代艺术理论和语言为手段，开展精神分析。用当代艺术理论和语言去构建艺术治疗理论的艺术部分，充分彰显了艺术治疗的当代性。区域化、地域性文化特点是当代艺术理论和语言中一个重要的标志，也是"总体"概念中的核心之一。例如，我们在中国内蒙古偏远地区，针对当地孤独症儿童实施"总体艺术治疗"。基于来访者家庭贫困和受教育程度不高的因素，治疗师选取了他们在日常生活中能接触到的一些文化特征和群体行为习惯特点，制订了艺术治疗的方案。这是地域维度上的"总体"概念。又如，对长期居住在上海的外籍孤独症儿童实施艺术治疗，艺术治疗师应该针对其祖籍地的文化特点和上海的生活经历制订艺术治疗方案。祖籍地的文化是一种隐藏在身体中的文化基因，生活经历是另外一种文化基因。这是文化融合角度的"总体"概念。"总体艺术治疗"的独特性更多指向"个体"，只有解决好每个"个体"，我们的"总体"方案才更加有效。

区别于"整合艺术治疗"的"总体艺术治疗"以"空间沉浸式"的方式进行。"整合艺术治疗"顾名思义，将各种有效的艺术治疗方案进行整合，以找到最合适的治疗方案。但"整合"的原意暗含着理论和方法的分裂。这里笔者提出了"空间沉浸式"的艺术治疗概念。所谓"沉浸式"，如带有"空间"的概念，强调"空间"，意在突出"空间"的特性。孤独症儿童的最大特点是自闭，与外界的沟通不在一个认知水平上。"沉浸式"给沟通提供了最大的可能性。图像、符号、行为、游戏、声音、节奏、象征、隐喻等视知觉联动参与，我们有理由相信，每位特殊的孤独症儿童，总开着一扇守望世界的小窗。

简言之，"总体艺术治疗"的独特性源于其对世界万物的包容性。针对孤独症儿童所提出的"总体艺术治疗"的独特性与孤独症的特点具有共融性。

（三）"总体艺术治疗"的解决方案设想

1. "总体艺术治疗"的工作原理

艺术表达是一种最易于接受的心理治疗活动，且受益终身。"总体艺术治疗"是针对孤独症儿童艺术治疗的特点提出，艺术治疗师应善于使用当代艺术的理论和手法，结合多维度艺术治疗取向，按区域化、地域化的文化艺术特点制订艺术治疗方案，通过"空间沉浸式"的治疗方式对孤独症儿童实施艺术干预。艺术治疗师的个人能力和修养是实施"总体艺术治疗"重要条件之一。艺术治疗师应该具备更多的社会实践经验，兼具艺术家和治疗师双重身份。艺术治疗师通过对孤独症儿童的艺术创作活动的结果和过程进行分析，从象征物、色彩涂抹、线条表达、艺术行为等方面获取信息，解读孤独症儿童的性格、能力、情绪状态、人格特点等。"总体艺术治疗"没有刻板的艺术干预框架模式，是一种因地制宜、因人制宜的灵活性治疗体系。

2. "总体艺术治疗"的实践案例

案例信息：主题，"专业守护·绘画助力梦想"。活动时间，2021年5月29日（周六）8：00～12：30。主办单位，温州医科大学附属康宁医院、潘罗敏慈善艺术工作室、温州市瓯海区星海公益中心。艺术治疗方案由笔者设计并与志愿者共同实施。

设计理念：艺术治疗师运用"总体艺术治疗"的基本理念。运用20世纪美国抽象表现主义绘画大师杰克逊·波洛克（Jackson Pollock）的滴彩画技法进行艺术干预活动。1947年波洛克开始使用"滴彩画法"，把巨大的画布平铺于地面，用钻有小孔的盒、棒或画笔把颜料滴溅在画布上。其创作不做事先规划，作画没有固定位置，喜欢在画布四周随意走动，以反复的无意识的动作画成复杂难辨、线条错乱的网，称为"行动绘画"。艺术治疗师将平面画布扩展到整个空间，将平面上的"行动绘画"推向在"空间沉浸式"中进行行动创作。

实施过程：将温州医科大学附属康宁医院3号楼一楼中医科门前大厅用塑料薄膜进行铺垫，然后在大厅内铺满油画布，准备好泼洒用的丙烯颜料。30位孤独症儿童在家长的陪同下进入"空间沉浸式"的艺术治疗场域，30位来自温州医科大学的专业志愿者协助孤独症儿童进行艺术创作。这不是30位孤独症儿童第一次进行大场域自由艺术创作，他们接受大场域艺术治疗已有4年时间。孩子们很快就进入了创作者的角色，有的在不停地挥洒颜料，有的找一个区域进行创作，有的在地上和柱子上写字，各自都进入了很舒适的状态。"总体艺术治疗"前后进行了1小时左右。

干预疗效：此次"空间沉浸式"艺术治疗，构图设计没有中心，结构无法辨识，画面具有鲜明的抽象表现主义特征，干预行为具有当代"行为艺术"的特征。艺术治疗师主要以"发泄情绪，自由思考"为设计宗旨。孩子们在这个过程中进行空间中的互动、创作上的交流、色彩和行为的刺激。家长和专业志愿者的共同参与，给孤独症儿童创造了使用语言进行艺术交流的可能性。治疗结束后，孩子们情绪稳定，心情愉悦，疗愈达到预期效果（图8-1～图8-4）。

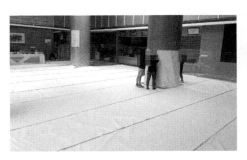

图8-1　温州医科大学附属康宁医院艺术干
预现场-1
来源：潘罗敏慈善艺术工作室

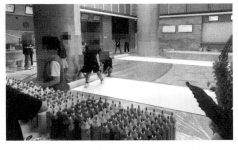

图8-2　温州医科大学附属康宁医院艺术干
预现场-2
来源：潘罗敏慈善艺术工作室

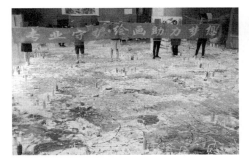

图8-3　温州医科大学附属康宁医院艺术干
预现场-3
来源：潘罗敏慈善艺术工作室·

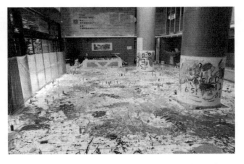

图8-4　温州医科大学附属康宁医院艺术干
预现场-4
来源：潘罗敏慈善艺术工作室

3."总体艺术治疗"的未来发展趋势

"总体艺术治疗"是笔者基于孤独症艺术治疗提出来的新概念。每一种理论和实践都难免被时间筛选，以符合这个时代的人们生活和生产要求。面对孤独症这个世界未解的难题，我们应该打开对原有概念的理解束缚，用更多元化的理论和治疗手段去实践和实验。"总体艺术治疗"的未来发展趋势可以归结为以下六点：第一，进行更多的针对孤独症儿童的"总体艺术治疗"，在艺术治疗基础理论方面进行总结和深化。第二，研究运用当代艺术理论和方法与艺术治疗之间的渊源与联系。第三，研究"总体艺术治疗"中的材料运用和理解。第四，总结各国、各地区的孤独症艺术治疗的实践成果，研究地域性文化艺术特征在"总体艺术治疗"中的效用。第五，针对轻度、中度、重度孤独症儿童制定"总体艺术治疗"的艺术方法和材料使用指导大纲。第六，研究场地内"空间沉浸式"和大自然"沉浸式"之间的共性与不同，为"总体艺术治疗"提供研究线索。

参考文献

［1］龚钵.艺术心理治疗［J］.临床精神医学杂志，1994（4）：231-233.

［2］马博森，倪文君，曾小荣.孤独症儿童与正常儿童的他发自我修正策略对比研究［J］.语言战略研究，2021，（6）：25-34.

［3］香茬聪.抽象艺术新视角：抽象艺术的心理疗愈功能探究［D］.北京：中央美术学院，2021.

［4］韦小满，刘宇洁，杨希洁.单一被试实验法在特殊儿童干预效果评价中的应用［J］.中国特殊教育，2014（4）：27-30.

［5］雷秀雅.自闭症儿童教育心理学的理论与技术［M］.北京：清华大学出版社，2012.

［6］陈雪影.儿童涂鸦中的视知觉分析［J］.长江大学学报（社科版），2013，36（6）：190-191.

［7］陈言凯.绘画艺术及团体心理游戏的干预对孤独症儿童情绪影响的研究［J］.都市家教月刊，2016（4）：167-167.

［8］陈灿锐，高艳红.曼陀罗绘画对自我和谐的评估与干预［J］.教育导刊，2014（1）：35-38.

［9］陈灿锐，尚鹤睿.曼陀罗绘画对孤独症儿童的心理评估效果［J］.医学临床研究，2016（8）：1460-1462.

［10］陈灿锐，周党伟，高艳红.曼陀罗绘画改善情绪的效果及机制［J］.中国临床心理学杂志，2013，21（1）：162-164.

［11］陈歌，严万森.罗夏墨迹测验在临床心理诊断中的效用［J］.中国健康心理学杂志，2022，30（3）：475-480.

［12］陈多智.从伏尔泰酒馆的译名谈"总体艺术作品"概念的三次突破［J］.文艺理论研究，2021，41（1）：208-218.

［13］陆雅青.从涂鸦看治疗中的危机与转化［J］.台湾艺术治疗学刊，2009，1（1）：1-13.

［14］阳怀.美术的疗愈功能探究［D］.北京：中央美术学院，2015.

［15］郝祎珩，李文凤.艺术治疗理论在新媒体艺术中的实践运用——以"点亮武汉"交互设计为例［J］.大众文艺，2020（11）：23-24.

［16］邱鸿钟，梁瑞琼，陈琳莹，等.绘画治疗在心理康复中的作用研究进展［J］.中国健康心理学杂志，2015，23（5）：788-792.

［17］邱志杰.总体艺术论［M］.上海：上海锦绣文章出版社，2012.

［18］邓欢，马梓熙.同伴介入法提升自闭症儿童社交能力的个案研究［J］.山西能源学院学报，2021，34（5）：27-29.

［19］连赟.中国特殊音乐教育：历史与现状研究［D］.南京：南京艺术学院，2010.

［20］辛自强.心理学研究方法［M］.北京：北京师范大学出版社，2012.

［21］贾会宾.孤独症谱系障碍患者脑成像信号的时空间特征分析［D］.南京：东南大学，2020.

［22］费明，范振玉，梁秀兰，等.绘画疗法对慢性精神分裂症的康复效果［J］.上海精神医学，1992（4）：219-221.

［23］费明，梁国伟，范振玉，等.精神病人集体艺术治疗的初步探讨［J］.中国康复，1991（1）：22-24.

［24］西格蒙德·弗洛伊德.梦的解析［M］.北京：国际文化出版公司，2007.

［25］苏珊·芬彻.曼陀罗的创造天地：绘画治疗与自我探索［M］.台北：生命潜能文化事业有限公司，1998.

［26］肖晓玛.关于艺术治疗的若干问题［J］.教育评论，2009（2）：99-102.

［27］罗炜.星星的孩子——孤独症儿童绘画与艺术治疗个案分析［J］.中国美术教育，2013（1）：8-11.

［28］秦曼，管雪松.室内设计艺术治疗研究［J］.家具与室内装饰，2018（9）：96-98.

［29］禄晓平.自闭症儿童"涂鸦-曼陀罗绘画干预模式"建构及其效应机理的实证研究［D］.西安：陕西师范大学，2019.

［30］禄晓平，陈青萍，郭海锟，等.自闭症儿童涂鸦画特征研究［J］.中国特殊教育，2017（4）：53-59，71.

［31］禄晓平，罗予然，陈青萍.现象学精神下的自闭症儿童绘画研究——自闭症涂

鸦画评定模式的建构［J］.陕西学前师范学院学报，2017，33（1）：63–68.

［32］破芊.自闭症发病率是如何被社会因素影响的？［J］.社会政策研究，2017（6）：143–145.

［33］盖娅丽丽（叶丽）.疫情下浅析当代艺术的艺术治愈性［J］.大众文艺，2021（2）：83–84.

［34］理查德·汉密尔顿，约瑟夫·波伊斯.波伊斯和汉密尔顿的对话［J］.霜晨，编译.雕塑，2000（2）：40–41.

［35］王维.艺术治疗在自闭症患者情绪发展中的应用研究［J］.美与时代（上），2020（12）：65–68.

［36］王红江，张同.儿童疗愈环境的空间交互式公共艺术设计新趋势［J］.公共艺术，2019（1）：62–67.

［37］王磊，贺荟中，毕小彬，等.社会动机理论视角下自闭症谱系障碍者的社交缺陷［J］.心理科学进展，2021，29（12）：2209–2223.

［38］王玉凤.浅述绘画疗法在特殊儿童社会工作中的运用［J］.美术教育研究，2021（14）：56–57.

［39］温虹.美术馆自闭症儿童绘画干预治疗项目研究［J］.现代特殊教育，2016（15）：52–55.

［40］沈玉龙.儿童自闭症治疗方法综述［J］.医学信息，2009，1（11）：223–224.

［41］毕重增.心理测量学［M］.重庆：西南师范大学出版社，2015.

［42］梁永峰.自闭症儿童多因素调查分析及绘画艺术治疗干预解析［J］.艺术科技，2016，29（1）：9–10.

［43］林岩.构建治愈性景观：当代艺术在公共空间的艺术治疗［J］.内蒙古艺术学院学报，2020，17（2）：130–136.

［44］杨开颜.学前中重度自闭症儿童湿水彩之美术疗育［J］.艺术教育，2021（6）：163–166.

［45］李雪，曹白丹，杨文，等.高功能自闭症儿童的统合型房树人绘画测验特征［J］.中国心理卫生杂志，2014，28（4）：260–266.

［46］李爱梅，李晓萍，高结怡，等.追求积极情绪可能导致消极后果及其机制探讨［J］.心理科学进展，2015，23（6）：979–989.

［47］李欧.当代美国的艺术治疗［J］.世界文化，2007（11）：6–7.

［48］李梅.艺术治疗历史嬗变与推进我国专业化人才培养的策略研究［J］.美术教育研究，2020（4）：51-55.

［49］李月月，冯斯君.强化物使用对自闭症儿童绘画创作力影响的个案研究［J］.教育导刊，2018（1）：58-62.

［50］李晓倩.艺术治疗历史起源探究［J］.知识文库，2017（7）：9-11.

［51］李姗姗，王育新.绘画治疗在自闭症儿童中的可实施性研究［J］.鞋类工艺与设计，2021（5）：27-29.

［52］曹漱芹.孤独症群体的孤岛能力［J］.心理科学进展，2013，21（8）：1457-1465.

［53］曹漱芹，方俊明.自闭症儿童汉语词汇语义加工和图片语义加工的实验研究［J］.中国特殊教育，2010（10）：57-62.

［54］文丽.浅谈儿童涂鸦过程中的无意识状态［J］.美术教育研究，2014（2）：175-175.

［55］慎玮.情绪困扰儿童艺术教育治疗的个案研究——以一个4岁自闭症儿童为例［D］.南京：南京师范大学，2017.

［56］徐云，张宇慧.家庭亲密度和适应性、子女教育心理控制源与自闭症儿童问题行为的关系［J］.中国临床心理学杂志，2018，26（1）：78-81，85.

［57］徐一叶.法国儿童自闭症患者的政策演进及对我国的启示［J］.当代青年研究，2021（6）：33-38.

［58］张雯.自闭症儿童多因素调查分析及绘画艺术治疗干预［D］.太原：山西医科大学，2009.

［59］张正芬.孤独症儿童发展测验之应用［J］.特殊教育研究学刊，2003，25：131-146.

［60］张宇琦.美术在自闭症儿童教育中的作用研究［D］.西安：陕西师范大学，2015.

［61］张亚敏.版画作为艺术治疗的媒介研究［D］.武汉：武汉理工大学，2020.

［62］廖建桥，李克志，王文弼.视觉和听觉阅读方式对人接收信息效率的比较［J］.人类工效学，1997（2）：24-27.

［63］崔建华，谢小璐.对自闭症儿童进行绘画治疗干预的实验研究［J］.唐山师范学院学报，2013，35（4）：127-130.

［64］孟沛欣.艺术疗法——超越语言的交流［M］.北京：化学工业出版社，2009.

［65］孟沛欣，郑日昌，蔡焯基，等.精神分裂症患者团体绘画艺术干预［J］.心理学报，2005（3）：403-412.

［66］周鲔，关小蕾.扫描与拼图：自闭症儿童绘画的两个维度［J］.美术观察，2018（7）：129-130.

［67］周显宝，黄迪.意象与对话——表现艺术治疗中的媒介转换与心灵表达［J］.黄钟（中国.武汉音乐学院学报），2013（3）：143-151.

［68］周文娟.自闭症谱系障碍幼儿家庭功能及其影响因素研究［J］.数理医药学杂志，2019，32（3）：455-456.

［69］周念丽，方俊明.利用绘画区分自闭症谱系障碍儿童功能的探索［J］.心理与行为研究，2012，10（4）：301-306.

［70］周小佩.艺术心理治疗:历史与现状［J］.浙江艺术职业学院学报，2009，7（1）：116-119.

［71］卡尔·古斯塔夫·荣格.转化的象征［M］.北京：国际文化出版公司，2011.

［72］卜凡帅，赵微，荆伟.学前自闭症谱系障碍儿童视觉搜索优势:来自眼动和瞳孔测量的联合证据［J］.中国特殊教育，2016（6）：52-58.

［73］华红琴，曹炎.信念、沟通与联结：自闭症儿童家庭抗逆力生成研究［J］.社会工作，2019（3）：28-40，110.

［74］刘萍.自闭症儿童家长的困境与社会工作介入策略——以合肥市L康复机构为例［J］.理论观察，2021（8）：120-123.

［75］刘芝梣，梁碧明.标准化智力测试在孤独症儿童诊断之探讨［J］.特教论坛，2008（5）：14-26.

［76］刘玮，涂燊，涂平，等.自闭症儿童"美术治疗"实践中存在的问题及对策［J］.绥化学院学报，2019，39（7）：79-83.

［77］刘承恺.空间的艺术治疗——论公共艺术在养老空间中的介入研究［J］.美术大观，2019（4）：140-141.

［78］刘学兰.自闭症儿童的教育与干预［M］.广州：暨南大学出版社，2012.

［79］冯会，雷江华.我国自闭症儿童心理研究的进展［J］.现代特殊教育，2015（4）：22-27.

［80］冬梅，张清茹.表达性艺术治疗结合家庭康复管理对自闭症患儿心理行为、

病情转归的影响［J］.中国健康心理学杂志，2021，29（7）：961-965.

［81］傅佳丽.游戏疗法对提升自闭症儿童情绪管理能力的效果［J］.心理月刊，2021，16（24）：215-216，221.

［82］余姝，林琳.自闭症儿童绘画干预治疗实验研究［J］.艺术科技，2017，30（6）：396，409.

［83］任可雨，曾碧.家庭治疗在自闭症儿童干预中的应用综述［J］.陕西学前师范学院学报，2016，32（7）：142-144.

［84］五彩鹿孤独症研究院.中国孤独症教育康复行业发展状况报告Ⅳ［R］.北京：光明日报出版社，2022.

［85］乌塔·弗里思.牛津通识读本：孤独症［M］.南京：译林出版社，2018.

［86］严虎，陈晋东.绘画艺术疗法在心理治疗中的疗效及应用现状［J］.中国民康医学，2011，23（17）：2173-2175.

［87］Rubin，J.A.艺术治疗取向大全：理论与技术［M］.新北：心理出版社，2019.

［88］刘敏娜，黄钢，章小雷.儿童游戏治疗的研究进展方式［J］.中国临床康复，2004，8（15）：2908-2909.

［89］莫斯奇里.绘画心理治疗——对困难来访者的艺术治疗［M］.北京：中国轻工业出版社，2012.

［90］劳里·拉帕波特.聚焦取向艺术治疗——通向身体的智慧与创造力［M］.北京：中国轻工业出版社，2019.

［91］劳拉·施赖布曼.追寻自闭症的真相［M］.上海：上海人民出版社，2013.

［92］维蕾娜·卡斯特.人格阴影：起破坏作用的生命力量［M］.上海：上海译文出版社，2003.

［93］布里吉特·哈里森，丽莎·圣-查尔斯，金·翠.一起聊聊自闭症：与自闭症密切相关的55个问题［M］.北京：中国工人出版社，2019.

［94］孙丽娟，朱怡霏.社会支持对孤独症谱系障碍群体生活质量的影响［J］.重庆大学学报（社会科学版），2020，26（3）：227-238.

［95］刘亚楠.圆在建筑平面中的应用解析［D］.南京：南京工业大学，2018.

［96］Emery MJ. Art Therapy as an Intervention for Autism［J］. Art Therapy-Journal of the American Art Therapy Association，2004（3）：143-147.

［97］ Osborne, J.Art and the Child with Autism: Therapy or education? ［J］. Early Child Development & Care, 2003, 173（4）: 411-423.

［98］ Aithal S, Karkou V V, Makris S, et al.A dance movement psychotherapy intervention for the wellbeing of children with autism spectrum disorders: a pilot intervention study ［J］. Frontiers in Psychology, 2021, 12: 2672.

［99］ Pat B, Allen.Art is a Spiritual Path ［M］. Boston: Shambhala, 2005.

［100］ American Psychiatric Association.Diagnostic and statistical man-ual of mental disorders.3rd ed ［M］. Washington, DC: American Psychiatric Association, 1980.

［101］ American Psychiatric Association.Diagnostic and Statistical Manual of Mental Disorders.4th ed ［M］. Washington, DC: American Psychiatric Association, 1994.

［102］ American Psychiatric Association.Diagnostic and Statistical Manual of Mental Disorders.4th ed.-text revision（TR）［M］. Washington, DC: American Psychiatric Association, 2000.

［103］ American Psychiatric Association.Diagnostic and Statistical Manual of Mental Disorders.5th ed ［M］. Washington, DC: American Psychiatric Association, 2013.

［104］ Anupan Pluckpankhajee.Edited by Debra Kalmanowitz, Jordan S.Potash and Siu Mei Chan.Art Therapy in Asia:To the Bone or Wrapped in Silk ［M］. London: Jessica Kingsley Publishers, 2012.

［105］ Atkin K, Lorch M P.Hyperlexia in a 4-year-old boy with Autistic Spectrum Disorder ［J］. Journal of Neurolinguistics, 2006, 19（4）: 253-629.

［106］ Babouchkina A, Robbins, Steven J.Reducing Negative Mood Through Mandala Creation: A Randomized Controlled Trial ［J］. Art Therapy, 2015, 32（1）: 34-39.

［107］ Backer van Ommeren T, Koot H M, Scheeren A M, et al.Reliability and validity of the interactive drawing test: A measure of reciprocity for children and adolescents with autism spectrum disorder ［J］. Journal of Autism and Developmental Disorders, 2015, 45（7）: 1967-1977.

［108］ Baker, JP.Autism at 70--redrawing the boundaries ［J］. N Engl J Med, 2013, 369 (12): 1089-1091.

［109］ Baron-Cohen S.The autistic child's theory of mind: a case of specific developmental delay ［J］. Journal of child psychology and psychiatry, and allied disciplines, 1989, 30 (2): 285-297.

［110］ Belkofer C, Konopka L.Conducting Art Therapy Research Using Quantitative EEG Measures ［J］.Art Therapy, 2008, 25 (2): 56-63.

［111］ Beres D.Symbol and object ［J］.Bulletin of the Menninger Clinic, 1965, 29: 3-23.

［112］ Boster Jamie B, Spitzley Alyson M, Castle Taylor W, et al. Music Improves Social and Participation Outcomes for Individuals With Communication Disorders: A Systematic Review ［J］. Journal of Music Therapy, 2021, 58 (1): 12-42.

［113］ Carrie Herbert.Edited by Debra Kalmanowitz, Jordan S.Potash and Siu Mei Chan. Art Therapy in Asia:To the Bone or Wrapped in Silk ［M］. London: Jessica Kingsley Publishers, 2012.

［114］ Cassirer, E.An essay on man ［M］. New Haven, CT: Yale University Press, 1974.

［115］ Celine Schweizer, Marinus Spreen, Erik J.Knorth.Exploring What Works in Art Therapy With Children With Autism: Tacit Knowledge of Art Therapists ［J］. Art Therapy, 2017.

［116］ Christopher S.Nicole martin: Art as an early intervention tool for children with autism ［J］. Journal of Autism and Developmental Disorders, 2011, 41 (5): 685.

［117］ Cohen D J, Volkmar F R.Handbook of autism and pervasive developmental disorders ［M］. New York: John Wiley & Sons Inc, 1997.

［118］ D'Amico M, Lalonde C.The Effectiveness of Art Therapy for Teaching Social Skills to Children With Autism Spectrum Disorder ［J］. Art Therapy, 2017, 34 (4): 176-182.

［119］ Donlevy J G.Jung's contribution to adult development: The difficult and misunderstood path of individuation ［J］. The Journal of Humanistic Psychology,

1996, 36（2）: 92–108.

［120］Durrani H.Facilitating attachment in children with autism through art therapy: A case study［J］. Journal of Psychotherapy Integration, 2014, 24（2）: 99–108.

［121］Durrani H.A case for art therapy as a treatment for autism spectrum disorder［J］. Art Therapy, 2019, 36（2）: 103–106.

［122］Eames K, Maureen V Cox.Visual realism in the drawings of autistic, Down's syndrome and normal children［J］. British Journal of Developmental Psychology, 1994, 12（2）: 235–239.

［123］Edelson M G.Are the majority of children with autism mentally retarded? A systematic evaluation of the Data［J］. Focus on Autism and Other Developmental Disabilities, 2006, 21（2）: 66–88.

［124］Eng H.The psychology of children's drawings: From the first stroke to the coloured drawing［J］. London: Routledge, 2013.

［125］Epp K M.Outcome–based evaluation of a social skills program using art therapy and group therapy for children on the autism spectrum［J］. Children & Schools, 2008, 30（1）27–36.

［126］Evans K, Dubowski J.Art therapy with children on the autistic spectrum:Beyond words［M］. Philadelphia PA: Jessica Kingsley Publishers, 2001, 20（20）: 263–269.

［127］Evelyna Liang Kan.Edited by Debra Kalmanowitz, Jordan S.Potash and Siu Mei Chan.Art Therapy in Asia:To the Bone or Wrapped in Silk［M］. London: Jessica Kingsley Publishers, 2012.

［128］Farnfield S.Expressive Therapies, Cathy A.Malchiodi（ed.）, The Guilford Press, New York, 2005: pp.xx + 220, ISBN 1 59385 087 5, £21.50［J］. British Journal of Social Work. 2005: 35.

［129］Farrelly–Hanson M.Spirituality and Art Therapy: Living the Connection［M］. London and Philadelphia: Jessica Kingsley Publishers, 2001.

［130］Fein D, Lucci D, Waterhouse L.Brief report: Fragmented drawings in autistic children［J］. Journal of Autism and Developmental Disorders, 1990, 20（2）: 263–269.

［131］Fellowes S.Did Kanner actually describe the first account of au-tism? The mystery of 1938 ［J］. J Autism Dev Disord, 2015, 45: 2274-2276.

［132］Folstein S E.Genetic aspects of infantile autism ［J］. Annual review of medicine, 1985, 36 (1): 415-419.

［133］Franklin M. "The yoga of art and the creative process: listening to the divine." In M.Farrelly-Hanson (ed) Spirituality and Art Therapy: Living the Connection (pp.97－114) ［M］. London and Philadelphia: Jessica Kingsley Publishers, 2001.

［134］Franklin M, Farrelly-Hanson M, Marek B, et al. "Transpersonal art therapy education" ［J］. Art Therapy: Journal of the American Art Therapy Association, 2000, 17.2: 101-110.

［135］Frazier T W, Youngstrom E A, Speer L, et al.Validationof proposed DSM-5 criteria for autism spectrum disorder ［J］. Journal of the American Academy of Child & Adolescent Psychiatry, 2012, 51 (1): 28-40.

［136］Frith U, Morton J, Leslie A M.The cognitive basis of a biological disorder: Autism ［J］. Trends in neurosciences, 1991, 14 (10): 433-438.

［137］Frumkin H, Bratman G N, Breslow S J, et al. Wood, S.A..Nature contact and human health: A research agenda ［J］. Environmental Health Perspectives (Online) .2017.

［138］Gussak D.The effectiveness of art therapy in reducing depression in prison populations ［J］. International Journal of Offender Therapy and Comparative Criminology, 2007, 51 (4): 444-460.

［139］Gong Shu.Edited by Debra Kalmanowitz, Jordan S.Potash and Siu Mei Chan.Art Therapy in Asia:To the Bone or Wrapped in Silk ［M］. London: Jessica Kingsley Publishers, 2012.

［140］Gray C A, Garand J D.Social Stories: Improving Responses of Students with Autism with Accurate Social Information ［J］. Focus on Autistic Behavior, 1993, 8 (1): 1-10.

［141］Harris C.Portrait drawing: An art therapy intervention for adults with autism spectrum disorder ［D］. Tallahassee: Master's degree dissertations, Florida State

University, 2015.

［142］Harth E.The Creative Loop: How the Brain Makes a Mind ［M］.Reading, MA: Addison-Wesley, 1993.

［143］Hartman A L, Owings P E, Guttesman T.Integrating Storytelling and Visual Arts Therapy: Case Reflections with Young Adults with autism ［J］. 신체심리연구, 2020, 6（1）: 57-73.

［144］Henley DR.Five Scribbles: An Inquiry Into Artistic Intention and Critical Empathy ［J］. Journal of Art & Design Education, 1994, 13（3）: 241-250.

［145］Horovitz E G.The Art Therapists'Primer: A Clinical Guide to Writing Assessments, Diagnosis and Treatment ［M］. Springfield, IL: Charles C Thomas Publisher, 2020.

［146］Huma Durrani.Art Therapy's Scope to Address Impaired Attachment in Children With ASD and Comorbid SID ［J］. Art Therapy, 2019.

［147］Huma Durrani.Sensory-Based Relational Art Therapy Approach（S-BRATA）: A Framework for Art Therapy With Children With ASD ［J］. Art Therapy, 2020.

［148］Huma Durrani.Sensory-Based Relational Art Therapy Approach（S-BRATA）: A Framework for Art Therapy With Children With ASD ［J］. Art Therapy, 2021.

［149］Jane Ferris Richardson, Andrea Gollub, Wang Chunhong.Edited by Debra Kalmanowitz, Jordan S.Potash and Siu Mei Chan ［M］. Art Therapy in Asia:To the Bone or Wrapped in Silk.London: Jessica Kingsley Publishers, 2012.

［150］Jolley R P, O'Kelly R, Barlow C M, et al.Expressive drawing ability in children with autism ［J］. British Journal of Developmental Psychology, 2013, 31（1）: 143-149.

［151］Jonathan, Isserow.Looking together: Joint attention in art therapy ［J］. International Journal of Art Therapy, 2008, 13（1）: 34-42.

［152］Kanareff R L.Utilizing group art therapy to enhance the social skills of children with autism and Down syndrome ［M］. MA: Ursuline College, 2002.

［153］Kanner L.Autistic disturbances of affective contact ［J］. Nervous child, 1943, 2（3）: 217-250.

［154］Kellogg J, Rae MM, Bonny HL, et al.The use of the mandala in psychological evaluation and treatment［J］. American Journal of Art Therapy, 1977, 16（4）: 123–134.

［155］Kim TH, Li EOI.Mandala Art Therapy: Intervention for Individual With Autism Spectrum Disorder（ASD）［J］. Jurnal Psikologi Malaysia, 2018, 32（1）: 97–113.

［156］Kolvin I.Studies in the childhood psychoses I.Diagnostic criteria and classification ［J］. The British Journal of Psychiatry, 1971, 118（545）: 381–384.

［157］Koo J, Thomas E.Art therapy for children with autism spectrum disorder in india ［J］. Art Therapy, 2019, 36（4）: 209–214.

［158］Kramer E, Ulman E.Postscript to Halsey's "Freud on the nature of art" ［J］. American Journal of Art Therapy, 1977, 17（1）: 21–22.

［159］Krantz P J, McClannahan L E.Social interaction skills for children with autism: A script-fading procedure for beginning readers ［J］. Journal of Applied Behavior Analysis, 1998, 31（2）: 191–202.

［160］Lachman-Chapin M.Is art therapy a profession or an idea? ［J］. Art Therapy, 2000, 17（1）: 11–13.

［161］Landgarten H B. Magazine photo collage: A multicultural assessment and treatment technique ［J］. New York: Routledge, 2017.

［162］Laura Santos, Alice Geminiani, Paul Schydlo, et al. Design of a Robotic Coach for Motor, Social and Cognitive Skills Training Toward Applications With ASD Children ［J］. IEEE TRANSACTIONS ON NEURAL SYSTEMS AND REHABILITATION ENGINEERING, 2021, 29: 1223–1232.

［163］Laury Rappaport, Akira Ikemi, Maki Miyake.Edited by Debra Kalmanowitz, Jordan S.Potash and Siu Mei Chan.Art Therapy in Asia:To the Bone or Wrapped in Silk ［M］. London: Jessica Kingsley Publishers, 2012.

［164］Lee A, Hobson R P.Drawing self and others: How do children with autism differ from those with learning difficulties? ［J］. British Journal of Developmental Psychology, 2010, 24（3）: 547–565.

［165］Lee G T, Chou W C, Feng H.Social engagements through art activities for two children with autism spectrum disorders ［J］. International Journal of Education through Art, 2017, 13（2）: 217-233.

［166］Lee Min Jung.Edited by Debra Kalmanowitz, Jordan S.Potash and Siu Mei Chan. Art Therapy in Asia:To the Bone or Wrapped in Silk［M］. London: Jessica Kingsley Publishers, 2012.

［167］Leevers H J, Harris P L.Drawing impossible entities: A measure of the imagination in children with autism, children with learning disabilities, and normal 4-year-olds［J］. Journal of Child Psychology and Psychiatry and Allied Disciplines, 1998, 39（3）: 399-410.

［168］Lewis V, Boucher J.Generativity in the play of young people with autism［J］. Journal of Autism & Developmental Disorders, 1995, 25（2）: 105-121.

［169］Liat Shamri-Zeevi, Aya Katz.The four-sided reflecting mirror: art therapists' self-portraits as testimony to coping with the challenges of online art therapy［J］. International Journal of Art Therapy, 2021.

［170］Low Jason. Generativity and imagination in autism spectrum disorder: Evidence from individual differences in children's impossible entity drawings［J］. British Journal of Developmental Psychology, 2009, 27（2）: 425-44.

［171］Maas C.Improvisational theatre and occupational therapy for children with Autism spectrum disorder［J］. International Journal of Disability, Development and Education, 2021, 68（1）: 10-25.

［172］Maenner M. J, Shaw K A, Baio J.Prevalence of autism spectrum disorder among children aged 8 years——autism and developmental disabilities monitoring network, 11 sites, United States, 2016［J］. MMWR Surveillance Summaries, 2020, 69（4）: 1-12.

［173］Malchiodi C A.Medical Art Therapy with Adults［M］. Philadelphia: Jessica Kingsley Publishers, 1999.

［174］Malchiodi C A.Handbook of art therapy［M］. New York: Guilford Press, 2011.

［175］Mandy W P L, Charman T, Skuse D H.Testing the construct validity of proposed criteria for DSM-5 autism spectrum disorder［J］. Journal of the American Academy of Child & Adolescent, 2012, 51（1）: 41-50.

［176］Meaux E, Bakhos D, Bonnet-Brilhault F, et al. "Please Draw Me a Face..."

Atypical Face Mental Concept in Autism［J］. Psychology，2014，5（11）：1392–1403.

［177］Mesibov G B.Book reviews——autism by laura schreibman / autism：Strategies for change edited by gerald groden and M.grace baron［J］. Journal of Clinical Child Psychology，1989，18（3）：273.

［178］Mintz M，Chadehumbe M，Barabas R，et al.The clinical utility of relevant exome panels for autism spectrum disorders and intellectual disabilities［J］. Annals of Neurology，2014，76：246.

［179］Naumburg M.Dynamically oriented art therapy［J］. Current psychiatric therapies.1967（7）：61–68.

［180］Naumburg M.An introduction to art therapy：studies of the" free" art expression of behavior problem children and adolescents as a means of diagnosis and therapy［M］. New York：Teachers College Press，1973.

［181］Offit P.Autism's false prophets［M］. New York：Columbia University Press，2008.

［182］Olmsted D，Blaxill M.Leo Kanner's mention of 1938 in his report on autism refers to his first patient［J］. Journal of autism and developmental disorders，2016，46（1）：340–341.

［183］Perry J W.The self in psychotic process；its symbolization in schizophrenia［M］. Berkeley，Calif.：University of California Press，1953.

［184］Quill K A.Instructional considerations for young children with autism：The rationale for visually cued instruction［J］. Journal of Autism and Developmental Disorders，1997，27（6）：697–714.

［185］Richard W.Freud［M］. London：Fontana Press，1971.

［186］Rubin J A. Approaches to Art Therapy：Theory and Technique［M］. New York：Routledge，2016.

［187］Rutter M.Childhood schizophrenia reconsidered［J］. Journal of Autism & Childhood Schizophrenia，1972，2（4）：315–337.

［188］Sacks O.An anthropologist on Mars：Seven paradoxical tales［M］. New York：Vintage Books，1996.

［189］Schleien S J，Mustonen T，Rynders J E. Participation of children with autism and nondisabled peers in a cooperatively structured community art program [J]. Journal of Autism and Developmental Disorders, 1995, 25 (4): 397–413.

[190] Schweizer C, Knorth E J, Spreen M.Art therapy with children with Autism Spectrum Disorders: A review of clinical case descriptions on "what works" [J]. The Arts in Psychotherapy, 2014, 41 (5): 577–593.

[191] Schweizer C, Knorth E J, van Yperen T A, et al. Evaluating art therapy processes with children diagnosed with autism spectrum disorders: development and testing of two observation instruments for evaluating children's and therapists' behaviour [J]. The Arts in Psychotherapy, 2019, 66: 577–593.

[192] Shah A, Frith U.An islet of ability in autistic children: A research note [J]. Journal of child Psychology and Psychiatry, 1983, 24 (4): 613–620.

[193] Shanta Serbjeet singh.Edited by Debra Kalmanowitz, Jordan S.Potash and Siu Mei Chan.Art Therapy in Asia:To the Bone or Wrapped in Silk [M]. London: Jessica Kingsley Publishers, 2012.

[194] Smitheman–Brown V, Church R P.Mandala Drawing: Facilitating creative growth in children with ADD or ADHD [J]. Art Therapy, 1996, 13 (4): 252–262.

[195] Susanne F.Fincher.The Mandala Workbook: A Creative Guide for Self–Exploration [M], Balance, and Well–Being, Shambhala Publications Inc, 2009.

[196] Thayer F, and Bloomfield, B.S.An evaluation of a developmental individual differences relationship–based (DIR) –creative arts therapies program for children with autism [J]. The Arts in Psychotherapy, 2021, 73: 101752.

[197] Tinnin L.Biological processes in nonverbal communication and their role in the making and interpretation [J]. American Journal of Art Therapy, 1990, 29 (1): 9–13.

[198] Visnola D, Sprūdža D, Ārija Baķe M et al. Effects of art therapy on stress and anxiety of employees [J]. Proceedings of the Latvian Academy of Sciences.Section B.Natural, Exact, and Applied Sciences, 2010, 64 (1–2): 85–91.

[199] Volkmar F R, State M, Klin A.Autism and autism spectrum disor–ders: diagnostic issues for the coming decade [J]. J Child Psychol Psychiatry, 2009, 50 (1–2): 108–115.

［200］Volkmar F R，Nelson D S.Seizure disorders in autism［J］. Journal of the American Academy of Child & Adolescent Psychiatry, 1990, 29（1）: 127–129.

［201］Volkmar F R，Reichow B，McPartland J.Classification of autism and related conditions: progress, challenges, and opportunities［J］. Dialogues in clinical neuroscience, 2012, 14（3）: 229–237.

［202］Wagner, Richard.Gesammelte Schriften und Dichtungen.Bdn.3.Teil1［M］. Boston: Adamant Media.Corporation, 2001.

［203］Wallace G L，Happé F，Giedd J N.A case study of a multiply talented savant with an autism spectrum disorder: neuropsychological functioning and brain morphometry［J］. Philosophical Transactions of the Royal Society B: Biological Sciences, 2009, 364（1522）: 1425–1432.

［204］Wilson L. Symbolism and art therapy: I: Symbolism's role in the development of ego functions［J］. American Journal of Art Therapy, 1985, 23（3）: 79–88.

［205］Wing L.Autism: A Neurological Disorder of Early Brain Development, International Child Neurology Association［M］. London: Mac Keith Press, 2006.

［206］Yen Chua.Edited by Debra Kalmanowitz, Jordan S.Potash and Siu Mei Chan.Art Therapy in Asia: To the Bone or Wrapped in Silk［M］. London: Jessica Kingsley Publishers, 2012.

［207］Corey G.Theory and practice of counseling and psychotherapy［M］. Belmont, CA: Brooks Cole, 1982.

［208］E.Philippe.discours du Premier Ministre［EB/OL］. Stratégie nationale pour l'autisme. 2018–4–9.

［209］Edwards M.Jungian analytic art therapy［M］. New York: Brunner/Mazel, 1987.

［210］Park J E.Effectiveness of creative arts–based parent training for parents with children with Autism Spectrum Disorder［J］. The Arts in Psychotherapy, 2021: 76.

［211］Asperger H.Die "Autistischen Psychopathen" im Kindesalter.［The "Autistic Psychopaths" in Childhood］. Archiv für Psychiatrie und Nervenkrankheiten, 1944, 117: 76–136.

［212］Herrero J F，Lledó G.L.Dibujo virtual como intervención previa educativa en el trastorno del espectro autista: un estudio de caso［J］. Aloma: revista de psicologia，ciències de l'educació i de l'esport Blanquerna，2021，39（1）：49-56.

［213］Heilpädagogik AH.Einführung in die psychopathologie des KindesfürÄrzte［M］，Lehrer，psychologen und Fürsorgerinnen.Wien:Springe，1952.

［214］YÜCESOY Y，Bağlama B，Tüzel M.Art Education，Therapy Interventions and School Management in Autism［J］. Romanian Journal for Multidimensional Education/ Revista Romaneasca pentru Educatie Multidimensionala，2020，12（1）：334-349.

［215］김도희.캐나다 미술치료학회지의 연구동향（1985-2019）：논문 제목에 대한 동시출현단어 분석기법을 중심으로［J］. 예술심리치료연구，2020，16（2）：165-195.

［216］문경아.자폐스펙트럼장애 아동 개인미술치료에서 미술치료사의 관계 맺기 체험에 관한 해석학적 현상학적 연구［J］. 예술심리치료연구，2018，14（1）：199-221.

［217］이수빈，한경아.자폐스펙트럼장애 아동 집단미술치료 현장실습에 참여한 미술치료전공 석사과정생에 대한 체험연구［J］. 문화예술교육연구，2020，15（1）：25-50.

［218］임성윤·김수경.한국 정부의 미술치료 지원 정책에 대한 고찰［J］. 예술인문사회 융합 멀티미디어 논문지，2018，8（5）：503-512.

［219］최윤영.통합예술치료를 위한 예술의 매체별 특성 연구［J］. 한국예술연구，2020，28：305-326.

［220］홍은주·김서현.미술치료 기획자와 운영자의 미술치료 정체성 인식에 대한 개념도 연구［J］. 예술심리치료연구，2021，17（1）：75-100.

附录1　美国孤独症诊断标准（DSM-Ⅳ）

一、孤独症症状标准

下列1、2、3之下症状至少符合六条：

1.人际交往存在质的损害（以下四项至少存在两项）

（1）眼神交流、面部表情、社交手势、躯体姿势等多种非言语交流行为显著受损。

（2）不能建立适合年龄水平的伙伴关系。

（3）缺乏自发地寻求与他人共享快乐、兴趣和成就的表现，例如不会向他人显示、携带或指向感兴趣的物品。

（4）与人的社会交往或感情交往缺乏，例如不会主动参与游戏活动，喜欢独自玩耍。

2.言语交流存在质的损害（下列四项至少存在一项）

（1）口语发育延迟或完全缺乏，且没有用其他交流形式例如身体姿势和哑语来代替的企图。

（2）有言语能力的孤独症患儿，缺乏主动发起或维持与他人对话的能力。

（3）语言刻板、重复或语言古怪。

（4）缺乏适合年龄水平的象征性游戏或模仿性游戏。

3.行为方式、兴趣和活动内容狭窄、重复和刻板（下列四项至少存在一项）

（1）沉湎于一种或多种狭窄和刻板的兴趣中，在兴趣的强度或注意集中程度上是异常的。

（2）固执地执行某些特别的无意义的常规行为或仪式行为。

（3）刻板重复的装相行为，例如手的挥动、手指扑动或复杂的全身动作。

（4）持久地沉湎于物体的部件。

二、年龄标准

孤独症患儿在3岁以前至少存在下列一方面的发育延迟或异常：

1.社会交往

2.社交语言的运用

3.象征性或想象性游戏

三、排除标准排除Rett综合征、童年瓦解性精神障碍

美国《精神障碍诊断和统计手册第四版》（DSM–Ⅳ）的孤独症诊断标准。

附录2 孤独症行为检查表（ABC）

编号_____

孤独症儿童行为量表由克鲁格等人编制，1989年北京医科大学杨晓玲教授将其引进并进行了修订，主要用于孤独症儿童的筛查。孤独症儿童行为量表由57个描述孤独症儿童的感觉、行为、情绪、语言等方面异常表现的项目，可归纳为5个因子：感觉、交往、躯体运动、语言、生活自理。如果受测者的量表总分等于或高于31分，可怀疑为患有孤独症；如果受测者的量表总分等于或高于62分，请及早到专业机构进行确诊，并尽早进行科学干预。

填表说明：请仔细逐条阅读以下各条项目，若您的孩子有该项表现则在项目右侧相应的数字下划"√"（无论表现轻微或严重），若无此项则不划。

1.喜欢长时间的自身旋转

2.学会做一件简单的事，但很快就"忘记"

3.经常没有接触环境或进行交往的要求

4.往往不能接受简单的指令（如坐下、过来等）

5.不会玩玩具（如没完没了地转动、乱扔、揉等）

6.视觉辨别能力差（如对某种物体的特征、其大小、颜色、位置等的辨别能力差）

7.无交往性微笑（即不会与人点头、招呼、微笑）

8.代词运用的颠倒或混乱（如把"你"说成"我"等）

9.长时间地总拿着某种东西

10.似乎不在听人说话，以至怀疑他有听力问题

11.说话不合音调，无节奏

12.长时间摇摆身体

13.要去拿那些实际上够不到的东西（即对自身与物体的距离估计不足）

14.对环境和日常生活规律的改变产生强烈反应

15.当与其他人在一起时，对呼唤他的名字没有反应

16.经常做出前冲、旋转、脚尖行走、手指轻掐、轻弹等动作

17.对其他人的面部表情没有反应

18.说话时很少用"是"或"我"等词

19.有某一方面的特殊能力，似乎与智力不相符合

20.不能执行简单的含有介词的指令（如"把球放在盒子上或放在盒子里"）

21.有时对很大的声音不产生吃惊的反应（可能让人想到儿童是聋子）

22.经常拍手、晃手、挥舞胳膊、弹指

23.发大脾气或经常发点脾气

24.主动回避与别人的目光进行接触

25.拒绝别人接触或拥抱

26.有时对很痛苦的刺激如摔伤、割破或注射没有反应

27.身体表现很僵直，很难抱住

28.当抱着他时，感到他肌肉松弛（即使他不紧贴着抱他的人）

29.以姿势、手势表示所渴望得到的东西（而不倾向于用语言表示）

30.常用脚尖走路

31.用咬人、撞人、踢人等行为伤害他人

32.不断地重复短句

33.游戏时不模仿其他儿童

34.当强光直接照射眼睛时，常不眨眼

35.有自伤行为，如咬手、撞头等

36.想要什么东西不能等待，马上就要得到

37.不能指出5个以上物体的名称

38.不能发展任何友谊（不会和小朋友来往交朋友）

39.常常喜欢捂耳朵（有许多声音的时候）

40.经常旋转碰撞物体

41.在训练大小便方面有困难（不会控制大小便）

42.一天只能提出5个以内的要求

43.经常受到惊吓或非常焦虑、不安

44.在正常光线下斜眼、闭眼、皱眉

45.要经常被帮助，才会自己给自己穿衣

46.一遍遍地重复一些声音或词

47.喜欢长时间盯着人看

48.喜欢重复别人的问话或回答

49.经常不能意识他所处的环境（或可能对危险的情况也不在意）

50.特别喜欢摆弄着迷于单调的东西或游戏、活动等（如来回地走或跑，没完没了地蹦、跳、拍、敲）

51.对周围东西喜欢触摸、嗅或尝

52.对生人常无视觉反应（对来人不看）

53.常常纠缠在一些复杂的仪式行为上，就像缠在魔圈里（如走路一定要走一定的路线；饭前或睡前或干什么事前一定要把什么东西摆在什么地方或做什么动作，否则就不睡不吃）

54.经常毁坏东西（如家具、家里的一切用具很快就弄坏了）

55.在两岁以前就发现他发育延迟

56.在日常生活中至少用15个但又不超过30个短句进行交往（注：不到15句也打"√"）

57.长时间地凝视一个地方（呆呆地看一处）

附录 3 儿童孤独症评定量表（CARS）

编号 _____

儿童孤独症评定量表由肖普伦（Schoplen）于1980年编制，是由15项内容组成，由检者使用的评定量表。本量表每项按 1 ~ 4 级评分，总分大于或等于30分可诊断为孤独症，少于36分时则为轻—中度孤独症，总分达到或大于36分时为严重孤独症。

一、人际关系

1. 与年龄相当：与年龄相符的害羞、自卫及表示不同意（1分）

2. 轻度异常：缺乏一些眼光接触，不愿意，回避，过分害羞，对检查者反应有轻度缺陷（2分）

3. 中度异常：回避人，要使劲打扰他才能得到反应（3分）

4. 严重异常：强烈地回避，儿童对检查者很少反应，只有检查者强烈地干扰，才能产生反应（4分）

二、模仿（词和动作）

5. 与年龄相当：与年龄相符的模仿（1分）

6. 轻度异常：大部分时间都模仿，有时激动，有时延缓（2分）

7. 中度异常：在检查者极大的要求下有时模仿（3分）

8. 重度异常：很少用语言或运动模仿他人（4分）

三、情感反应

9. 与年龄相当：与年龄、情境相适应的情感反应——愉快不愉快，以及兴趣，通过面部表情姿势的变化来表达（1分）

10. 轻度异常：对不同的情感刺激有些缺乏相应的反应，情感可能受限或过份（2分）

11. 中度异常：不适当的情感的示意，反应相当受限或过份，或往往与刺激无关（3分）

12. 严重异常：极刻板的情感反应，对检查者坚持改变的情境很少产生适当的反应（4分）

四、躯体运用能力

13. 与年龄相当：与年龄相适应的利用和意识（1分）

14. 轻度异常：躯体运用方面有点特殊——某些刻板运动，笨拙，缺乏协调性（2分）

15. 中度异常：有中度特殊的手指或身体姿势功能失调的征象，摇动旋转，手指摆动，脚尖走（3分）

16. 重度异常：如上述所描述的严重而广泛地发生（4分）

五、与非生命物体的关系

17. 与年龄相当：适合年龄的兴趣运用和探索（1分）

18. 轻度异常：轻度的对东西缺乏或不适当地使用物体，像婴儿一样咬东西，猛敲东西，或者迷恋于物体发出的吱吱叫声或不停地开灯、关灯（2分）

19. 中度异常：对多数物体缺乏兴趣或表现有些特别，如重复转动某件物体，反复用手指尖捏起东西，旋转轮子或对某部分着迷（3分）

20. 严重异常：严重的对物体的不适当的兴趣，使用和探究，如上边发生的情况频繁的发生，很难使儿童分心（4分）

六、对环境变化的适应

21. 与年龄相当：对改变产生与年龄相适应的反应（1分）

22. 轻度异常：对环境改变产生某些反应，倾向维持某一物体活动或坚持相同的反应形式（2分）

23. 中度异常：对环境改变出现烦躁、沮丧的征象，当干扰他时很难被吸引过来（3分）

24. 严重异常：对改变产生严重的反应，假如坚持把环境的变化强加给他，儿童可能逃跑（4分）

七、视觉反应

25. 与年龄相当：适合年龄的视觉反应，与其他感觉系统是整合方式（1分）

26. 轻度异常：有时必须提醒儿童去注意物体，有时全神贯注于"镜象"，有的回避眼光接触，有的凝视空间，有的着迷于灯光（2分）

27. 中度异常：经常要提醒他们正在干什么，喜欢观看光亮的物体，即使强迫他，也只有很少的眼光接触，盯着看人，或凝视空间（3分）

28. 重度异常：对物体和人的广泛严重的视觉回避，着迷使用"余光"（4分）

八、听觉反应

29. 与年龄相当：适合年龄的听觉反应（1分）

30. 轻度异常：对听觉刺激或某些特殊声音缺乏一些反应，反应可能延迟，有时必须重复声音刺激，有时对大的声音敏感，或对此声音分心（2分）

31. 中度异常：对听觉不构成反应，或必须重复数次刺激才产生反应，或对某些声音敏感（如很容易受惊，捂上耳朵等）（3分）

32. 重度异常：对声音全面回避，对声音类型不加注意或极度敏感（4分）

九、近处感觉反应

33. 与年龄相当：对疼痛产生适当强度的反应，正常触觉和嗅觉（1分）

34. 轻度异常：对疼痛或轻度触碰，气味、味道等有点缺乏适当的反应，有时出现一些婴儿吸吮物体的表现（2分）

35. 中度异常：对疼痛或意外伤害缺乏反应，比较集中于触觉、嗅觉、味觉（3分）

36. 严重异常：过度的集中于触觉的探究感觉而不是功能的作用（吸吮、舔或磨擦），完全忽视疼痛或过分地作出反应（4分）

十、焦虑反应

37. 与年龄相当：对情境产生与年龄相适应的反应，并且反应无延长（1分）

38. 轻度异常：轻度焦虑反应（2分）

39. 中度异常：中度焦虑反应（3分）

40. 严重异常：严重的焦虑反应，可能儿童在会见的一段时间内不能坐下，或很害怕，或退缩等（4分）

十一、语言交流

41. 与年龄相当：适合年龄的语言（1分）

42. 轻度异常：语言迟钝，多数语言有意义，但有一点模仿语言（2分）

43. 中度异常：缺乏语言或有意义的语言与不适当的语言相混淆（模仿言语或莫名其妙的话）（3分）

44. 严重异常：严重的不正常言语，实质上缺乏可理解的语言或运用特殊的离奇的语言（4分）

十二、非语言交流

45. 与年龄相当：与年龄相符的非语言性交流（1分）

46. 轻度异常：非语言交流迟钝，交往仅为简单的或含糊的反应，如指出或去取他想要的东西（2分）

47. 中度异常：缺乏非语言交往，儿童不会利用或对非语言的交往作出反应（3分）

48. 严重异常：特别古怪的和不可理解的非语言的交往（4分）

十三、活动水平

49. 与年龄相当：正常活动水平——不多动亦不少动（1分）

50. 轻度异常：轻度不安静或有轻度活动缓慢，但一般可控制（2分）

51. 中度异常：活动相当多，并且控制其活动量有困难，或者相当不活动或运动缓慢，检查者很频繁地控制或以极大努力才能得到反应（3分）

52. 严重异常：极不正常的活动水平，要么是不停，要么是冷淡的，很难得到儿童对任何事件的反应，差不多不断地需要大人控制（4分）

十四、智力功能

53. 与年龄相当：正常智力功能——无迟钝的证据（1分）

54. 轻度异常：轻度智力低下——技能低下表现在各个领域（2分）

55. 中度异常：中度智力低下——某些技能明显迟钝，其他的接近年龄水平（3分）

56. 严重异常：智力功能严重障碍——某些技能表现迟钝，另外一些在年龄水平以上或不寻常（4分）

十五、总的印象

57. 与年龄相当：不是孤独症（1分）

58. 轻度异常：轻微的或轻度孤独症（2分）

59. 中度异常：孤独症的中度征象（3分）

60. 严重异常：非常多的孤独症征象（4分）

附录4　孤独症治疗评估表（ATEC）

编号_____

一、言语/语言/沟通

N＝不真，S＝有点真实，V＝非常真实的

1.知道自己的名字

2.对"否"或"停止"做出反应

3.可以遵循一些指令

4.可以用一个字表达

5.可使用2个字表达

6.可以使用3个字表达

7.知道10个或更多的字

8.可以使用4个或更多的词的句子

9.说明他/她想要什么

10.提出有意义的问题

11.是有意义的语言

12.经常使用几个连续的句子

13.进行相当不错的谈话

14.有与他/她年龄相符合的正常交流能力

二、社交性

N＝不真，S＝有点真实，V＝非常真实的

1.孩子似乎是在一个壳里面—你不能达到他/她的

2.忽略了其他人

3.很少或根本没有注意力

219

4. 不合作，抗拒

5. 无眼神

6. 更喜欢一个人独处

7. 显示没有感情

8. 父母回家并没有欢迎父母

9. 避免与他人接触（包括身体接触）

10. 没有模仿

11. 不喜欢被抱住/拥抱

12. 不分享或显摆

13. 不摆手说再见

14. 不同意/不服从

15. 发脾气

16. 缺乏朋友/同伴

17. 很少笑

18. 对别人的感受不敏感

19. 对被人喜欢无所谓

20. 无所谓父母离开

三、感官/认知意识

N＝描述得不对，S＝描述得有点符合，V＝完全符合描述

1. 回应自己的名字

2. 回应赞美

3. 看人与动物

4. 看图片（看电视）

5. 画画，着色，手工

6. 恰当地玩玩具

7. 适当的面部表情

8. 了解故事（电视内容）

9. 明白解释

10. 意识到环境

11. 意识到危险

12. 显示想象力

13. 主动发起活动

14. 自己穿衣服

15. 好奇心，有兴趣

16. 敢于冒险、探索

17. 能够领会——没有茫然，空洞的表情

18. 看其他人正在看的东西

四、生理/体育/行为

N＝不是一个问题，MI＝小问题，MO＝中度问题，S＝严重的问题

1. 尿床

2. 尿裤子

3. 大便在裤子/尿布

4. 腹泻

5. 便秘

6. 睡眠问题

7. 吃太多/太少

8. 极有限的食物（挑食）

9. 多动症

10. 无力

11. 自伤

12. 打/伤害他人

13. 破坏性

14. 声音敏感性

15. 焦虑/恐惧

16. 快快不乐/哭

17. 癫痫发作

18. 重复讲话

19. 刻板流程

20.大吼或尖叫

21.要求千篇一律（同一性，一模一样）

22.常常激动

23.对疼痛不敏感

24."上钩"，或迷恋于特定的对象/主题

25.重复动作

分数分布

ATEC 的目的是来衡量一个孩子在干预前后的变化，即一（基线）之间的初始 ATEC 和后续 ATEC 的分数差。然而，我们经常要求正常的数据，它允许一个人与他人的比较。以下是评分的分布。

范围 轻微	语言 范围：0~28	社交 范围：0~40	感统/认知 范围：0~36	生理/行为 范围：0~75	范围： 0~180
0~9					
10~19	0~2	0~4	0~5	0~8	0~30
20~29	3~5	5~7	6~8	9~12	31~41
30~39	6~7	8~10	9~11	13~15	42~50
40~49	8~10	11	12~13	16~18	51~57
50~59	11~12	12~13	14~15	19~21	58~64
60~69	13~15	14~15	16~17	22~24	65~71
70~79	16~19	16~18	18~19	25~28	72~79
80~89	20~21	19~21	20~21	29~32	80~89
90~99	22~24	22~25	22~25	33~39	90~103
严重	25~28	26~40	26~36	40~75	104~179

附录5　绘画艺术治疗展览汇总

时间	主题	展览信息	其他
2016～2017	1.项目阶段一：《向杰克逊·波洛克致敬》	1.第一场展览：时间：2016年9月20日～10月8日，地点：温州市杨府山半山筑园美术馆 2.第二场展览：时间：2016年10月15日～10月30日，地点：苍南县图书馆 3.第三场展览：时间：2016年11月25日～12月3日，地点：洞头区图书馆 4.第四场展览：时间：2017年1月22日～2月22日，地点：龙湾区图书馆 5.第五场展览：时间：2016年10月15日～10月30日，地点：苍南县图书馆	1.主办：龙湾区慈善总会，共青团龙湾区委员会主办 2.主办：温州市苍南县文化广电新闻出版局，苍南县教育局 3.主办：温州市文化馆，温州日报，温州开心行动公益促进会 4.主办：龙湾区文化广电新闻出版局，共青团龙湾区委员会 5.主办：苍南县文化广电新闻出版局，苍南县教育局
2017～2018	项目阶段二：《自由创作》	1.第六场展览：艺术治疗实验课＋展览，时间：2017年4月08日～4月15日，实验课堂地点：中国美术学院·中德学院，展览地点：杭州天瑞医院 2.第七场展览：著名油画家陈天龙与孤独症儿童现场绘画实验展，2017年9月16日，温州市龙湾区图书馆一楼展厅 3.进校园活动： （1）温州城市大学附属小学，2017年6月21日 （2）温州市龙湾区第一小学，2017年11月10日 （3）温州市龙湾区屿田实验小学，2017年11月14日 （4）温州市龙湾区瑶溪第三小学，2017年11月23日 （5）温州市龙湾区永昌第五小学，2017年12月6日 （6）温州市灵昆街道灵南小学，2017年12月8日	1.主办：龙湾区慈善总会，中国美术学院·中德学院，杭州天瑞医院，浙江省爱贝儿童康复中心，杭州赛翁思科技有限公司 2.龙湾区慈善总会，龙湾区图书馆 3.龙湾区教育局，龙湾区慈善总会，龙湾区残疾人联合会联合主办
2018～2019	项目阶段三：《互动创作》	1.第八场展览：北京时间2019年8月3日21:00，2019中德慈善文化交流展暨中国艺术家和星孩合作创作展览在德国汉堡市Gänsemarkt 50 kunst-direkt画廊开幕 2.组队参加北京国家游泳中心（水立方）举行的"爱在蓝天下——2019水立方大型公益少儿美术展"	1.主办：龙湾区慈善总会，龙湾区残疾人联合会承办：龙湾区慈善总会潘罗敏慈善艺术工作室协办，温州医科大学第一临床医学院信息与工程学院硕博志愿团温州医科大学星海公益团队 2.主办：中国华侨公益基金会，北京文化发展基金会和北京市国家游泳中心有限责任公司共同主办，中央美术学院少儿美术教育研究中心作学术支持单位

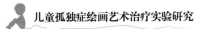
续表

时间	主题	展览信息	其他
2019～2020	项目阶段四：《合作创作》	1.第九场展览：《助力温州抗疫 I 我爱温州　温州爱我　在线慈善义卖》，项目内容：2020年2月15日，《助力温州抗疫 I 我爱温州　温州爱我　在线慈善义卖》在线举行 2.第十场展览：2020世界孤独症日："绘画助力梦想"在线展，2020年4月1日～2020年4月12日 3.第十一场展览：《绘画助力梦想·爱与艺术同行》，2020年9月26日，《绘画助力梦想·爱与艺术同行》在温州阳光党群服务中心举行	1.龙湾区慈善总会潘罗敏慈善艺术工作室，龙湾区精神文明建设指导中心潘罗敏好人工作室发起 2.善行浙里、龙湾慈善、龙湾文明、温州都市报全媒体、龙湾图书馆、龙湾青年、洞头图书馆、龙湾残联、瑶溪发布等官方平台共同发布 3.共青团龙湾区委员会、龙湾区少工委主办

附录6 各阶段政府与其他部门支持参与情况

时间	主题	政府部门与机构	高校、公益团体	展馆	其他机构
2016~2017	项目阶段一：《向杰克逊·波洛克致敬》	龙湾区慈善总会、龙湾区残疾人联合会、共青团龙湾区委员会、苍南县文化广电新闻出版局、苍南县教育局、洞头区文学艺术界联合会	温州医科大学第一临床医学院信息与工程学院、温州医科大学硕博志愿团、蒲田育英学校、温州开心行动公益促进会	温州市展览馆、苍南县图书馆、洞头区图书馆、温州市杨府山半山筑园美术馆	温州日报、温州建筑文化研究会、浙江丰众新墙材有限公司、温州市文迪服饰有限公司
2017~2018	项目阶段二：《自由创作》	温州市文明办、龙湾区慈善总会、共青团龙湾区委员会、龙湾区残疾人联合会	温州红日亭、三乐亭、和平学友会、温州医科大学第一临床医学院信息与工程学院、温州医科大学硕博志愿团、中国美术学院·中德学院、温州城市大学附属小学、龙湾区第一小学、龙湾区岬田实验小学、龙湾区瑶溪第三小学、龙湾区永昌第五小学、灵昆街道灵南小学	龙湾区图书馆、杭州天瑞医院大厅	FM100.3温州私家车音乐广播、龙湾农商银行微贷中心、杭州天瑞医院、杭州赛翁思科技有限公司、浙江省爱贝儿童康复中心、温州金色小镇、意大利米兰的华裔青少年助力绘画助力梦想现场、温州时光印记活字印刷体验馆、龙湾万达金街乐动篮球社、星海街道篮球协会、中飞医疗有限公司
2018~2019	项目阶段三：《互动创作》	中国驻汉堡总领事馆、温州市慈善总会、龙湾区慈善总会、龙湾区残疾人联合会、共青团龙湾区委员会、少先队龙湾区工作委员会、龙湾区教育局、龙湾区精神文明建设指导委员会办公室、龙湾区文化广电新闻出版局、苍南县文化广电新闻出版局、苍南县教育局、龙湾区社会组织孵化中心	温州医科大学精神医学学院、附属康宁医院艺术治疗培训部精神医学学院艺术治疗中心、精神医学学院团委·学生会、温州医科大学第一临床医学院信息与工程学院、温州医科大学硕博志愿团	温州医科大学脑学科展馆、龙湾区文博馆、苍南文化馆、中华慈善日活动松台广场	汉堡中国商会、苍南县元元艺术培训学校、星海公益中心
2019~2020	项目阶段四：《合作创作》	龙湾区慈善总会、龙湾区残疾人联合会、共青团龙湾区委员会、龙湾区精神文明建设指导中心、龙湾区社会组织孵化中心、瑶溪街道、状元街道	温州医科大学第一临床医学院信息与工程学院、温州医科大学硕博志愿团	线上展览	善行浙里、龙湾慈善、龙湾文明、温州都市报全媒体、龙湾图书馆、龙湾青年、洞头图书馆、龙湾残联、瑶溪发布

后记

这是我人生中的第一本专著，从艺术家的身份出发转而成为艺术治疗师，从2016年开始至今坚持对温州地区的孤独症儿童进行免费的艺术干预，现将研究整理成书，作为阶段性的成果总结。

感谢这些年共同参与到本研究项目中的孤独症儿童、家长以及千余人的专业志愿者和社会志愿者们，感谢温州市各级政府部门对该研究项目顺利开展给予的支持，感谢温州市龙湾区慈善总会、温州医科大学硕博志愿团、温州市瓯海区星海公益中心等社会团体对该研究项目的支持。

感谢我博士阶段的导师——韩国南首尔大学研究生院院长郑宪龙（정헌용）教授对本书写作的指导，感谢中国美术学院国际联合学院杨修憬教授、中国美术学院艺术管理与教育学院副院长单增教授对本书框架的前期指导，感谢南首尔大学郑宪龙教授、中国美术学院辜居一教授为本书撰写序言。

特别感谢南昌工学院博雅精舍博士文库出版资助项目对本书的资助，感谢南昌工学院各级领导的支持与厚爱。

此外，由于本人学术水平有限，书中难免有不足之处，恳请各位读者批评指正！

潘罗敏　博士

2023年2月26日于温州